备急千金要方

附:千金翼方

［唐］孙思邈 撰

【第一册】

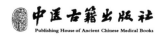

中医古籍出版社
Publishing House of Ancient Chinese Medical Books

图书在版编目（CIP）数据

备急千金要方：全4册／（唐）孙思邈撰. — 北京：中医古籍出版社，2022.7

ISBN 978-7-5152-2387-2

Ⅰ. ①备… Ⅱ. ①孙… Ⅲ. ①《千金方》Ⅳ. ①R289.342

中国版本图书馆 CIP 数据核字（2022）第 000205 号

备急千金要方（全4册）

（唐）孙思邈　撰

责任编辑　王　梅

出版发行　中医古籍出版社

社　　址　北京市东城区东直门内南小街 16 号（100700）

电　　话　010-64089446（总编室）010-64002949（发行部）

网　　址　www.zhongyiguji.com.cn

印　　刷　河北华商印刷有限公司

开　　本　880mm×1230mm　1/32

印　　张　59

字　　数　1000 千字

版　　次　2022 年 7 月第 1 版　2022 年 7 月第 1 次印刷

书　　号　ISBN 978-7-5152-2387-2

定　　价　158.00 元

出版说明

　　《备急千金要方》，又名《千金要方》《千金方》，唐代孙思邈撰，被后世誉为中医临床百科全书。作者以为"人命至重，有贵千金"，故以"千金"命名此书。唐代以前，医学典籍大多只论及中医药的某一方面，孙氏一改前例，将中医理论、方药、针灸等多方面医药知识融为一体，系统地总结了前人的医学成就。书中收录药方五千三百余个，有些至今仍被沿用，具有重要的实用价值。孙思邈晚年又撰写了《千金翼方》，共三十卷，以补《千金方》之不足，使得全书内容更加丰富。《千金方》是中国医学史上经典著作之一，是后学者研习中医必备的一部参考书。

　　本书收录了《备急千金要方》和《千金翼方》两部著作。《备急千金要方》，以日本万治二年（1659 年）敦贺屋久兵卫刊本为底本，《千金翼方》以清代翻刻元大德年间梅溪书院本为底本。整理过程中，以保持原本原貌为原则，对原书不删节、不改动。原书为繁体竖排，现改为简体横排，并加现代标点，以便读者的阅读与研究。

总目录

第一册

第二册

第三册

千金翼方

第四册

分目录

第一册

新刻千金方序

侍御祝公梓《千金方》，命不佞校而序之。《方》为孙真人所传，本自关中马伯循、乔景叔二先生序之详矣。

往游峨山，尝见思邈炼丹鼎，因取真人传读之，其言胆欲大而心欲小，智欲圆而行欲方。又云：善言天者质之人善，言人者本之天。可谓通天人之故，而达存养之旨者。上古巫咸、俞跗、华、扁诸人之精蕴在焉。然上者理于未然，善者察其病否，亦存乎脉焉耳。得其脉而方可用，不得其脉而方斯虚矣。故《周礼》一书，治天下之良方也。三代以来不能行者，岂非少关睢麟趾之意，而养痾不相关耶？

侍御公有仁天下之心，而政之以达之，节宣元气，调理血脉，令沉冥者，往往有起色，兹又广方书以活人，真古大臣之用心与！彼恃其方而自用，秘其方而自私者，皆非孙子意也。因论之以告读斯编者。

万历戊子冬日沔阳陈父烛撰

千金方序

耀州古华原地，昔有孙子思邈者，古逸民之俦也。乃避乱于周，征诏于隋唐间，皆不仕，但以方药济人，其所谓不为良相则为良医者与！乃后道流目之为真人，医家宗之为明医，史家列于《唐书·方技传》中。呜呼！岂真知孙子者哉？观孙子言天必质之于人，言人必本之于天，及以临深履薄为小心，以不为利回义疚为行方，以见几而作为智圆方技之学，谅不及此。至论圣人和以至德辅以人事，则天地之灾可消。学者取之，以注于《虞书》水火金木土谷惟修，《中庸》天地位育之文之下，斯精粹不易之言。考之汉、宋诸儒释经，率未及是，是可以方技言耶？惜当时无中和之主，使位育之效不著，固孙子之不遇，亦世道之不幸也。

孙子所著有《千金方》一部三十余卷，其方首疗妇人无子，次妊娠，次转女为男，次生产，次活幼，次男子老人诸方，凡针灸导引，养性摄生之方，无不备焉。予见古今医方有序者，率不逮是。其间每卷有救急单方，穷乡下邑，药物鲜有之所，仓卒用之尤便，其以"千金"名方，盖谓一方之价抵千金焉耳。或谓未然，殊不知崇高之人，偶得危疾，得是方以全之，则中流一壶，岂足喻邪？孙子之徒尝刊是方于华表石上，竖之鉴山之下，漆沮合流路隅，便人览且抄也。今石存而方失，州人传说，为其医家所毁，后其家遭雷祸，方亦不存。夫孙子著方，志在济世仁人之心，亦天地好生之心也。彼专利之徒，乃毁之，其不仁甚矣，天谴而雷震之，岂非理邪！自夫斯方之毁也,世医所传用者,惟袖珍方及东垣李氏、丹溪朱氏方耳。孙方之流传者,惟汗、吐、下三方,及救急单方,命曰《海上仙方》,存于他出之石,余方湮晦。所幸道家者流,乃录于《道藏》书中,尚无恙焉。予承之吏部,日尝抄是方,传之二三友朋。一日先妻张氏得咳嗽、吐血疾,求医疗之,无效,乃手检斯方用之,服所合四分之一顿愈。他日至京师,遇王生者,故贫士也,忽衣轻乘肥,讶而询之曰:久科不第,得《千金方》,而易业济人有奇效,故日用稍裕异畴昔耳。乃心宝斯方,欲广传之未能也。今万石乔氏乃梓而传之,非孙子勒方华表意邪?今而后斯方之传其广矣。夫乔氏尝积粟数万石,岁薄取其息以赈饥人,故远迩归德,以万石君称。万石君长子世宁,中嘉靖戊戌进士,由南京户部郎中,升四川按察司佥事。次子世定,明农相万石君。世定尝患伤寒疾,医诊疗之,六脉已结而绝,将属圹以待敛矣。万石君暨佥事,暨阖家之人祈祐于孙子之神,矢以疾愈即梓传神方于世,祈已诊之,六脉俱应手,至数日愈。孙子有故居在鉴山畔,有洞在麓,今皆为奉祀所矣,俱道士主之。先是有痿痹人,或杖扶而来,或人负而至,祈祐于神,眠于洞中,辄梦神治疗,醒即舍杖及负者,步而归,有他疾者祷,而有感悉如是,盖不徒世定然也。是故鉴山香火于关中为盛,虽华、岳、吴、镇弗逮焉。

万石君因佥事在地官日,抄获是方,至是捐三百金刊之,而送于神所,俾道士以方药施人。嗟呼!万石君父子用心诚神之心哉!受是刻者,诚体厥心,惧神之监,监雷震者之祸。

用每岁神所祈者、报者之财,分作四分,一分易纸印,方施人一,一分依方合药疗病,一分济诸瘝寡孤独人,余以奉神自给。斯神惠广布,神、人胥悦,其感应又可胜言也。邪愚又闻诸前祷疾而愈者,悉善人有过而能改者,神亦祐之。夫抱疾而祷者,其戒之哉!其戒之哉!

皇明嘉靖二十三年甲辰秋八月望月溪田居士三原马理著

又

　　《千金方》世罕刻本，华州旧有石刻《千金宝要》，所选仅取十之一，今蜀广中板行者是也。后得建宁本颇全，乃又脱误不可读。间尝欲览古遂生之说，究极悠邈，顾安得尽据也。其书为唐孙真人思邈所著，盖删辑上古以来医书，定为此编也。史称公道洽古今，学殚术数，今考其书信然，自华佗以后一人而已。世以其遗书神验，遂传为龙宫所授。以余所见，新旧《唐书》，与真人自序，皆不道龙宫事，其说在道经《续仙传》中，是道家剽奇侈称，希异为胜耳。世俗传讹既久，而学士大夫亦往往称焉。何也？世又有别刻海上救急二方，皆赝本依托，尤大谬误人者。余览之，益怅然慨焉。故为校定《千金方》正本。余父封君，命余弟世定，自刻于家，将以示世之好孙公者。建宁本类三十卷，今依道经定次，为九十三卷云。余又得孙公四言诗一首，其畅发玄旨，备矣。顾其诗不盛传，而近世独称叹世吟。此鄙诞无足采者，决非孙公语，世何以称焉？世又传孙公尝骑虎山行，益甚眇无征者。或云：龙虎坎离。道家炼气之说，而传者误邪？余览载籍，孙公盖深隐独行之士，与玄晏所述高士类也。其云胆欲大，心欲小，智欲圆，行欲方，古今以为名言，但其论摄养事，多似老子，乃《旧唐书》，遂列之《方技》。其后道经《类说》《前定录》《酉阳杂俎》《湘山野录》诸书，益多附载诸怪异事。诬矣,诬矣。余尝欲列孙公事迹,稍为论次其事,俾览者信焉。会自刻《千金方》成,因辨证其略如此,以俟洽闻者订议焉。孙公华原人,今为余耀州地。城东三里,为五台山,其上盖有真人洞云。真人所著,又有《马阴内传》一卷,《炼云母诀》二卷,《摄养录》二卷,《气诀》一卷,《烧炼秘诀》一卷,《龙虎通玄诀》一卷,《龙虎乱日篇》一卷,《福寿论》一卷,《枕中素书》一卷,《会三教论》一卷,《龙虎篇》一卷,《龟经》一卷,《算经》一卷,《五兆经诀》一卷,《福录论》三卷,将续求刻之。

嘉靖二十二年　夏四月十三日

承德郎南京户部贵州司署郎中　耀州乔世宁序

本　序

昔神农遍尝百药，以辨五苦六辛之味，逮伊尹而汤液之剂备；黄帝欲创九针，以治三阴三阳之疾，得岐伯而砭艾之法精。虽大圣人有意于拯民之瘼，必待贤明博通之臣，或为之先，或为之后，然后圣人之所为，得行于永久也。医家之务，经是二圣二贤，而能事毕矣。后之留意于方术者，苟知药而不知灸，未足以尽治疗之体，知灸而不知针，未足以极表里之变。如能兼是圣贤之蕴者，其名医之良乎！有唐真人孙思邈者，乃其人也。以上智之材，抱康时之志，当太宗治平之际，思所以佐乃后庇民之事，以谓上医之道，真圣人之政，而王官之一守也。而乃祖述农黄之旨，发明岐挚之学经，掇扁鹊之难方，采仓公之禁，仲景黄素，元化丝帙，葛仙翁之必效，胡居士之经验，张苗之药对，叔和之脉法，皇甫谧之三部，陶隐居之百一，自余郭玉、范汪、僧垣、阮炳，上极文字之初，下讫有隋之世，或经或方，无不采撷，集诸家之所秘要，去众说之所未至，成书一部，总三十卷，目录一通。脏腑之论，针艾之法，脉证之辨，食治之宜，始妇人而次婴孺，先脚气而后中风，伤寒痈疽，消渴水肿，七窍之疴，五石之毒，备急之方，养性之术，总篇二百三十二门，合方论五千三百首，莫不十全可验，四种兼包。厚德过于千金，遗法传于百代，使二圣二贤之美不坠于地，而世之人得以阶近而至远，上识于三皇之奥者，孙真人善述之功也。然以俗尚险怪，我道纯正，不述刳腹易心之异；世务径省，我书浩博，不可道听途说而知。是以学寡其人，寝以纷靡，贤不继世，简编断缺，不知者以异端见黜，好之者以阙疑辍功。恭惟我朝以好生为德，以广爱为仁，乃诏儒臣，正是坠学。臣等术谢多通，职专典校，于是请内府之秘书，探《道藏》之别录，公私众本，搜访几遍，得以正其讹谬，补其遗佚，文之重复者削之，事之不伦者缉之，编次类聚，期月功成。纲领虽有所立，文义犹或疑阻，是用端本以正末，如《素问》《九墟》，《灵枢》《甲乙》，《太素》《巢源》，诸家本草，前古脉书，《金匮玉函》，《肘后备急》，谢士泰《删繁方》，刘涓子《鬼遗论》之类，事关所出，无不研核。尚有所缺，而又溯流以讨源，如《五鉴经》，《千金翼》，《崔氏纂要》，《延年秘录》，《正元广利》，《外台秘要》，《兵部手集》，《梦得传信》之类，凡所派别，无不考理，互相质正，反覆稽参，然后遗文疑义，焕然悉明。书虽是旧，用之惟新，可以济含灵，裨明圣好生之治，可以传不朽，副主上广爱之心，非徒为太平之文致，实可佐皇极之锡福。校雠既成，缮写伊始，恭以上进，庶备亲览。

太子右赞善大夫臣高保衡

尚书都官员外郎臣孙奇

尚书司封郎中充秘阁校理臣林亿

尚书工部侍郎臣钱象先等　谨上

序

　　夫清浊剖判,上下攸分,三才肇基,五行俶落,万物淳朴,无得而称。燧人氏出,观斗极以定方名,始有火化。伏羲氏作,因之而画八卦,立庖厨,滋味既兴,痾瘵萌起。大圣神农氏悯黎元之多疾,遂尝百药以救疗之,犹未尽善。黄帝受命,创制九针,与方士岐伯、雷公之伦,备论经脉,旁通问难,详究义理,以为经论,故后世可得依而畅焉。春秋之际,良医和缓,六国之时则有扁鹊,汉有仲景、仓公,魏有华佗,并皆探赜索隐,穷幽洞微,用药不过二三,灸炷不逾七八,而疾无不愈者。晋宋以来,虽复名医间出,然治十不能愈五六,良由今人嗜欲太甚,立心不常,淫放纵逸,有阙摄养所致耳。余缅寻圣人设教,欲使家家自学,人人自晓。君亲有疾不能疗之者,非忠孝也。末俗小人,多行诡诈,倚傍圣教而为欺绐,遂今朝野士庶咸耻医术之名,多教子弟诵短文,构小策,以求出身之道,医治之术,阙而弗论。吁,可怪也。嗟乎!深乖圣贤之本意。吾幼遭风冷,屡造医门,汤药之资,罄尽家产。所以青衿之岁,高尚兹典;白首之年,未尝释卷。至于切脉诊候,采药合和,服饵节度,将息避慎,一事长于己者,不远千里,伏膺取决。至于弱冠,颇觉有悟,是以亲邻中外有疾厄者,多所济益。在身之患,断绝医门,故知方药本草,不可不学。吾见诸方部帙浩博,忽遇仓卒,求检至难,比得方讫,疾已不救矣。呜呼!痛夭枉之幽厄,惜堕学之昏愚,乃博采群经,删裁繁重,务在简易,以为《备急千金要方》一部,凡三十卷。虽不能究尽病源,但使留意于斯者,亦思过半矣。以为人命至重,有贵千金,一方济之,德逾于此,故以为名也。未可传于士族,庶以贻厥私门。张仲景曰:当今居世之士,曾不留神医药,精究方术,上以疗君亲之疾,下以救贫贱之厄,中以保身长全,以养其生。而但竞逐荣势,企踵权豪,孜孜汲汲,唯名利是务,崇饰其末,而忽弃其本,欲华其表而悴其内,皮之不存,毛将安附?进不能爱人知物,退不能爱躬知己,卒遇风邪之气,要非常之疾,患及祸至,而后震栗,身居死地,蒙蒙昧昧,戆若游魂,降志屈节,钦望巫祝,告究归天,束手受败。赍百年之寿命,将至贵之重器,委付庸医,恣其所措,咄嗟暗悔,厥身已毙,神明消灭,变为异物,幽潜重泉,徒为一悲痛。夫举世昏迷,莫能觉悟,自盲若是,夫何荣势之云哉?此之谓也。

孙真人备急千金要方凡例

　　《千金方》旧有例数十条，散在诸篇。凡用一法，皆宜遍知之。虽素熟其书者，临事尚虑有所遗失，况仓卒遘疾，按证为治，不能无未达之惑。及新加撰次，不可无法。今撮集旧凡并新校之意，为例一篇，次于今序之末，庶后之施用者无疑滞焉。

　　凡和剂之法，有斤两升合寸尺之法，合汤药者，不可不知。按吴有复秤单秤，隋有大升小升，此制虽复纷纭，正惟求之太深，不知其要耳。陶隐居撰《本草序录》，一用累黍之法，神农旧秤为定，孙思邈从而用之。孙氏生于隋末，终于唐永淳中，盖见隋志唐令之法矣，则今之此书，当用三两为一两，三升为一升之制。世之妄者，乃为古今之人大小有异，所以古人服药剂多。无稽之言，莫此为甚。今之用药，定以三两为今一两，三升为今一升。方中虽皆复有用尺寸处，旧例已有准折斤两法，今则不复重述也。

　　凡古方治疾，全用汤法，百十之中未有一用散者。今世医工，汤散未辨，宜其多说异端，承疑传谬。按汤法㕮咀为各切如麻豆，散法治筛为治择捣筛。卒病贼邪，须汤以荡涤；长病痼疾，须散以渐渍。此古人用汤液煮散之意也。后世医工，惟务力省，一切为散，遂忘汤法，传用既久，不知其非，一旦用汤，妄生疑讶。殊不知前世用汤，药剂虽大，而日饮不过三数服，而且方用专一。今人治病，剂科虽薄,而数药竞进,每药数服,以古较今,岂不今反多乎?又昔人长将药者,多作煮散法,盖取其积日之功。故每用一方寸匕为一服,多不过三方寸匕,然而须以帛裹,煮时微微振动。是古人之意,岂欲多服药哉?又服丸之法,大卒如梧子者二十丸,多不过三十、四十丸。及服散者,少则刀圭钱五匕,多则方寸而已。岂服汤特多,煮散丸散则少乎?是知世人既不知斤两升合之制,又不知汤液煮散之法。今从旧例,率定以药二十古两、水一小斗煮取今一升五合,去滓垽,分三服。自余利汤欲少水而多取数,补汤欲多水而少取数,各依方下别法。

凡古经方用药,所有熬炼节度皆脚注之。今方则不然,撮合诸家之法而为合和一篇,更不于方下各注。各注则徒烦而不备,集出则详审而不烦。凡合和者,于第一卷检之。常用乌头,止言炮裂,此物大毒,难循旧制,当依治历节防己汤云:凡用乌头,皆去皮,熬令黑,乃堪用。不然至毒,人特宜慎之。又桂本畏火,所不可近,若妇人妊娠,又虑动胎,当依恶阻篇茯苓丸方云:妊娠忌桂,故熬后用之。又方中用大黄者,当依治痈疽地黄丸方云:薄切,五升米下蒸熟,曝干用之。

凡诸方用药,多出《神农本经》。但古今不同,详略或异。施于达者,不假缕陈;与众共之,事须诠诏。古文从简,则茱萸浑于山、吴,门冬隐于天、麦,椒不判于秦、蜀,荆罔分于牡、蔓。今则检从本草,各以一二而详之。又近世用药,相承其谬,若不辨正,为损滋多。求真朱者,罕知朱砂之为末,多以水银朱充用;择通草者,鲜知木通之别号,皆以通脱木为名。以杜蘅而当细辛,用黄芪而得苜蓿;白蒺藜,蒺藜之伪,以刺者为良;青木香,木香之佳,以土者为恶;桂心盖取其枝中之肉,狗脊何尚乎金色之毛;山栀子栀子本为一物,诃梨勒诃子元无二条;槟榔大腹,古昔用之无别;枳实枳壳,后世曲生异端;蚱蝉以声而命名,用哑者则显知其谬;胡麻以国而为号,以乌者正得其真;天南星、虎掌,名异而实同;茵陈蒿、茵陈,名同而实异。斯实药家之消息,为医者可不留心?又如白术一物,古书惟只言术,近代医家咸以术为苍术,今则加以白字,庶乎临用无惑矣。

凡诸方中用药,间复有不出本草旧经者,咸名医垂记,或累世传良,或博闻有验,或自用得力,故孙氏不得而弃之,传之方来,岂小补哉?

凡古名贤治病,多用生命以济灾急。虽曰贱畜贵人,至于爱命,人畜一也。损彼益己,物情同患,况于人乎!夫杀生求生,去生更远。今之此方所以不用生命物为药也。其虻虫水蛭辈,市有先死者,可市而用之,不在此例。又云用鸡子者,皆取先破者用之,完者无力。

凡古今病名,率多不同,缓急寻检,常致疑阻,若不判别,何以示众?且如世人呼阴毒伤寒最为剧病,尝深撼其由,然口称阴毒之名,意指少阴之证,病实阴易之候。命一疾而涉三病,以此为治岂不远,而殊不知阴毒少阴阴易自是三候,为治全别。古有方证,其说甚明,今而混淆,害人最急。又如肠风脏毒咳逆慢惊,遍稽方论,无此名称。深穷其状,肠风乃肠痔下血,脏毒乃痢之蛊毒,咳逆者哕逆之名,慢惊者阴痫之病。若不知古知今,何以为人司命?加以古之经方言多雅奥,以痢为滞下,以蹶为脚气,以淋为癃,以实为秘,以天行为伤寒,以白虎为历节,以膈气为膏肓,以喘嗽为咳逆,以强直为痉,以不语为瘖,以缓纵为痱,以怔忪为悸,以痰为饮,以黄为瘅。诸如此论,可不讨论,而况病有数候相类,二病同名者哉?宜其视伤寒中风,热病温疫,通曰伤寒,肤胀鼓胀,肠覃石瘕,率为水气;疗中风专用乎痰药,指带下或以为劳疾;伏梁不辨乎风根,中风不分乎时疾。此今天下医者之公患也,是以别白而言之。

凡方后旧有禁忌法,或有或无,或详或略,全无类例,今则集诸药反恶畏忌及诸杂忌为一篇,凡服饵者,于第一卷检之。

凡下丸散不云酒水饮者,本方如此,而别说用酒水饮,则是可通用三物服也。

凡诸方论,咸出前古诸家及唐代名医,加减为用而各有效。今则遍寻诸家,有增损不同者,各显注于方下,庶后人用之,左右逢其原也。

凡诸卷有一篇治数病者,今则各以类次,仍于卷首目下注云某病附焉。

凡诸方与篇题各不相符者,卒急之际,难于寻检,今则改其诠次,庶几历然易晓。

凡诸方有一方数篇重出,主治不殊者则去之,各有治疗者则云方见某卷某篇。

凡诸篇类例之体,则论居首,脉次之,大方在前,单方次之,针灸法处末焉。缓急检,繁而不杂也。

妇人卷中有虚损一篇,补益一篇,事涉相类,详而察之,亦自有条,诸丸大方皆在补益,诸汤与煎尽属虚损。又头面篇中备载风眩之治,小肠腑卷重出风眩一门,求之类例,不当复出。盖前篇杂疏诸家之法,广记而备言之;后篇特记徐嗣伯十方,欲后人知所适从耳。

凡妇人之病，比之男子十倍难治，所以别立方也。若是四时节气为病，虚实冷热为患者，故与丈夫同也。其杂病与丈夫同者，散在诸卷。

凡小儿之病，与大人不殊，惟用药有多少为异。其惊痫客忤解颅不行等八九篇合为一卷，自余下利等方并散在诸篇中，可披而得也。

凡针灸孔穴，已具明堂篇中。其逐篇诸穴多有不与明堂同者，及明堂中所无者，亦广记当时所传得效者耳，故不必尽同旧经也。

凡诸卷中用文字，多假借，如乾字作干字，屎字作矢，锐字作兑，其类非一，今则各仍旧文，更不普加改定，亦从古之意也。

凡诸方论，今各检见所从来及所流派，比欲各加题别，窃为非医家之急，今但按文校定，其诸书之名则隐而不出，以成一家之美焉。

真人列传

　　孙思邈,京兆华原人也。七岁就学,日诵千余言。弱冠,善谈庄老及百家之说,兼好释典。洛州总管独孤信见而叹曰:此圣童也!但恨其器大适小,难为用也。周宣帝时,思邈以王室多故,乃隐居太白山。隋文帝辅政,征为国子博士,称疾不起。尝谓所亲曰:过五十年,当有圣人出,吾方助之以济人。及太宗即位,召诣京师,嗟其容色甚少,谓曰:故知有道者,诚可尊重。羡门广成,岂虚言哉?将授以爵位,固辞不受。显庆四年,高宗召见,拜谏议大夫,又固辞不受。上元元年,辞疾请归,特赐良马,及鄱阳公主邑司以居焉。当时知名之士,宋令文、孟诜、卢照邻等,执师资之礼以事焉。思邈尝从幸九成宫,照邻留在其宅。时庭前有病梨树,照邻为赋,其序曰:癸酉之岁,余卧疾长安光德坊之官舍。父老云:是鄱阳公主邑司。昔公主未嫁而卒,故其邑废。时有孙思邈处士居之。邈道合古今,学殚数术。高谈正一,则古之蒙庄子;深入不二,则今之维摩诘。及其推步甲乙,度量乾坤,则洛下闳安期先生之俦也。照邻有恶疾,医所不能愈,乃问思邈:名医愈疾,其道何如? 思邈曰:吾闻善言天者,必质之于人;善言人者,亦本之于天。天有四时五行,寒暑迭代,其转运也。和而为雨,怒而为风,凝而为霜雪,张而为虹蜺,此天地之常数也。人有四肢五脏,一觉一寝,呼吸吐纳,精气往来，流而为荣卫，彰而为气色，发而为音声，此人之常数也。阳用其形，阴用其精，天人之所同也。及其失也，蒸则生热，否则生寒，结而为瘤赘，陷而为痈疽，奔而为喘乏，竭而为燋枯。诊发乎面，变动乎形，推此以及天地亦知之。故五纬盈缩，星辰错行，日月薄蚀，孛彗飞流，此天地之危诊也。寒暑不时，天地之蒸否也。石立土踊，天地之瘤赘也。山崩土陷，天地之痈疽也。奔风暴雨，天地之喘乏也。川渎竭固，天地之燋枯也。良医导之以药石，救之以针剂；圣人和之以至德，辅之以人事。故形体有可愈之疾，天地有可消之灾。又曰：胆欲大，而心欲小；智欲圆，而行欲方。诗曰：如临深渊，如履薄冰。谓小心也。赳赳武夫，公侯干城，谓大胆也。不为利回，不为义疚，行之方也。见机而作，不俟终日，智之圆也。思邈自云：开皇辛酉岁生，至今年九十三矣。询之乡里，咸云数百岁人。话周齐间事，历历如眼见。以此参之，不啻百岁人矣。然犹视听不衰，神采甚茂，可谓古之聪明博达不死者也。初魏征等受诏，修齐、梁、陈、周、隋五代史，恐有遗漏，屡访之。思邈口以传授，有如目观。东台侍郎孙处约，将其五子健、俶、俊、佑、佺以谒思邈。思邈曰：俊当先贵，佑当晚达，最名重，祸在执兵，后皆如其言。太子詹事卢齐卿童幼时，请问人伦之事。思邈曰：汝后五十年，位登方伯，吾孙当为属使，可自保也。后齐卿为徐州刺史，思邈孙溥，果为徐州萧县丞。思邈初谓齐卿之时，溥犹未生，而预知其事。凡诸异迹，多此类也。永淳元年卒。遗令薄葬，不藏冥器，祭祀无牲牢。经月余，颜貌不改，举尸就木，犹若空衣，时人异之。自注《老子》《庄子》，撰《千金方》三十卷，行于代，又撰《福禄论》三卷，《摄生真录》及《枕中素书》《会三教论》，各一卷。子行，天授中为凤阁侍郎。

卷之一 医学诸论

论大医习业第一

凡欲为大医，必须谙《素问》《甲乙》《黄帝针经》《明堂流注》十二经脉、三部九候、五脏六腑、表里孔穴、《本草药对》、张仲景、王叔和、阮河南、范东阳、张苗、靳邵等诸部经方，又须妙解阴阳禄命、诸家相法，及灼龟五兆、《周易》六壬，并须精熟，如此乃得为大医。若不尔者，如无目夜游，动致颠殒。次须熟读此方，寻思妙理，留意钻研，始可与言于医道者矣。又须涉猎群书，何者？若不读五经，不知有仁义之道；不读三史，不知有古今之事；不读诸子，睹事则不能默而识之；不读《内经》，则不知有慈悲喜舍之德；不读庄老，不能任真体运，则吉凶拘忌，触涂而生。至于五行休王，七耀天文，并须探赜。若能具而学之，则于医道无所滞碍，尽善尽美者矣。

论大医精诚第二

张湛曰：夫经方之难精，由来尚矣。今病有内同而外异，亦有内异而外同，故五脏六腑之盈虚，血脉荣卫之通塞，固非耳目之所察，必先诊候以审之。而寸口关尺，有浮沉弦紧之乱；俞穴流注，有高下浅深之差；肌肤筋骨，有厚薄刚柔之异。唯用心精微者，始可与言于兹矣。今以至精至微之事，求之于至粗至浅之思，岂不殆哉！若盈而益之，虚而损之，通而彻之，塞而壅之，寒而冷之，热而温之，是重加其疾而望其生，吾见其死矣。故医方卜筮，艺能之难精者也。既非神授，何以得其幽微？世有愚者，读方三年，便谓天下无病可治；及治病三年，乃知天下无方可用。故学者必须博极医源，精勤不倦，不得道听途说，而言医道已了，深自误哉。

凡大医治病，必当安神定志，无欲无求，先发大慈恻隐之心，誓愿普救含灵之苦。若有疾厄来求救者，不得问其贵贱贫富，长幼妍媸，怨亲善友，华夷愚智，普同一等，皆如至亲之想。亦不得瞻前顾后，自虑吉凶，护惜身命。见彼苦恼，若己有之。深心悽怆，勿避崄巇，昼夜寒暑，饥渴疲劳，一心赴救，无作功夫形迹之心。如此可为苍生大医，反此则是含灵巨贼。自古名贤治病，多用生命以济危急。虽曰贱畜贵人，至于爱命，人畜一也。损彼益己，物情同患，况于人乎？夫杀生求生，去生更远。吾今此方，所以不用生命为药者，良由此也。其虻虫水蛭之属，市有先死者，则市而用之，不在此例。只如鸡卵一物，以其混沌未分，必有大段要急之处，不得已隐忍而用之。能不用者，斯为大哲，亦所不及也。其有患疮痍下痢，臭秽不可瞻视，人所恶见者，但发惭愧悽怜忧恤之意，不得起一念蒂芥之心，是吾之志也。

夫大医之体，欲得澄神内视，望之俨然，宽裕汪汪，不皎不昧。省病诊疾，至意深心，详察形候，纤毫勿失，处判针药，无得参差。虽曰病宜速救，要须临事不惑，唯当审谛覃思，不得于性命之上，率尔自逞俊快，邀射名誉，甚不仁矣！又到病家，纵绮罗满目，勿左右顾眄，丝竹凑耳，无得似有所娱，珍羞迭荐，食如无味，醽醁兼陈，看有若无。所以尔者，夫一人向隅，满堂不乐，而况病人苦楚，不离斯须，而医者安然欢娱，傲然自得，兹乃人神之所共耻，至人之所不为,斯盖医之本意也。

夫为医之法,不得多语调笑,谈谑喧哗,道说是非,议论人物,炫耀声名,訾毁诸医,自矜己德,偶然治瘥一病,则昂头戴面,而有自许之貌,谓天下无双。此医人之膏肓也。老君曰:人行阳德,人自报之;人行阴恶,鬼神害之。寻此二途,阴阳报施,岂诬也哉?所以医人不得恃己所长,专心经略财物,但作救苦之心,于冥运道中,自感多福者耳。又不得以彼富贵,处以珍贵之药,令彼难求,自炫功能,谅非忠恕之道。志存救济,故亦曲碎论之,学者不可耻言之鄙俚也。

论治病略例第三

夫天布五行,以植万类,人禀五常,以为五脏。经络腑腧,阴阳会通,玄冥幽微,变化难极。《易》曰:非天下之至赜,其孰能与于此?观今之医,不念思求经旨,以演其所知,各承家伎,始终循旧,省病问疾,务在口给,相对斯须,便处汤药,按寸不及尺,握手不及足,人迎趺阳,三部不参,动数发息,不满五十,短期未知决诊,九候曾无仿佛,明堂阙庭,尽不见察,所谓窥管而已。夫欲视死别生,固亦难矣。此皆医之深戒,病者可不谨以察之而自防虑也。

古来医人,皆相嫉害。扁鹊为秦太医令李醯所害,即其事也。一医处方,不得使别医和合,脱或私加毒药,令人增疾,渐以致困。如此者非一,特须慎之。宁可不服其药,以任天真,不得使愚医相嫉,贼人性命,甚可哀伤。夫百病之本,有中风伤寒,寒热温疟,中恶霍乱,大腹水肿,肠澼下痢,大小便不通,贲豚上气,咳逆呕吐,黄疸消渴,留饮癖食,坚积癥瘕,惊邪癫痫,鬼疰,喉痹齿痛,耳聋目盲,金疮踒折,痈肿恶疮,痔瘘瘤瘿,男子五劳七伤,虚乏羸瘦,女子带下崩中，血闭阴蚀，虫蛇蛊毒所伤，此皆大略宗兆，其间变动枝叶，各依端绪以取之。又有冷热劳损，伤饱房劳，惊悸恐惧，忧恚怀惕，又有产乳落胎，堕下瘀血，又有贪饵五石，以求房中之乐。此皆病之根源，为患生诸枝叶也，不可不知其本末。但向医说男女长幼之病，有半与病源相附会者，便可服药也。男子者，众阳所归，常居于燥，阳气游动，强力施泄，便成劳损损伤之病，亦以众矣。若比之女人，则十倍易治。凡女子十四以上，则有月事，月事来日，得风冷湿热四时之病相协者，皆自说之，不尔与治，误相触动，更增困也。处方者亦应问之。

凡用药，皆随土地所宜。江南岭表，其地暑湿，其人肌肤薄脆，腠理开疏，用药轻省；关中河北，土地刚燥，其人皮肤坚硬，腠理闭塞，用药重复。

世有少盛之人，不避风湿，触犯禁忌，暴竭精液，虽得微疾，皆不可轻以利药下之，一利大重，竭其精液，困滞著床，动经年月也。凡长宿病，宜服利汤，不须尽剂，候利之足则止。病源未除者，于后更合耳。稍有气力堪尽剂，则不论也。病源须服利汤取除者，服利汤后，宜将丸散，时时助之。

凡病服利汤得瘥者，此后慎不中服补汤也。若得补汤，病势还复成也。更重泻之，则其人重受弊也。若初瘥，气力未甚平复者，但消息之。须服药者，当以平药和之。夫常患之人，不妨行走，气力未衰，欲将补益，冷热随宜丸散者，可先服利汤，泻除胸腹中拥积痰实，然后可服补药也。夫极虚劳应服补汤者，不过三剂即止。若治风病，应服治风汤者，皆非三五剂可知也。自有滞风洞虚，即服十数剂，乃至百余日可瘥也。故曰：实即泻之，虚则补之。

夫二仪之内,阴阳之中,唯人最贵。人者,禀受天地中和之气,法律礼乐,莫不由人。人始生,先成其精,精成而脑髓生,头圆法天,足方象地,眼目应日月,五脏法五星,六腑法六律,以心为中极。大肠长一丈二尺,以应十二时;小肠长二丈四尺,以应二十四气;身有三百六十五络,以应一岁;人有九窍,以应九州。天有寒暑,人有虚实;天有刑德,人有爱憎;天有阴阳,人有男女;月有大小,人有长短。所以服食五谷,不能将节,冷热咸苦,更相枨触,共为攻击,变成疾病。

凡医诊候,固是不易。又问而知之,别病深浅,名曰巧医。仲景曰:凡欲和汤合药,针灸之法,宜应精思,必通十二经脉,辨三百六十孔穴,荣卫气行,知病所在,宜治之法,不可不通。古者上医相色,色脉与形不得相失,黑乘赤者死,赤乘青者生。中医听声,声合五音,火闻水声,烦闷干惊,木闻金声,恐畏相刑。脾者土也,生育万物,回助四傍,善者不见,死则归之。太过则四肢不举,不及则九窍不通,六识闭塞,犹如醉人。四季运转,终而复始。下医诊脉,知病源由,流转移动,四时逆顺,相害相生,审知脏腑之微,此乃为妙也。

论诊候第四

凡调理病,先察其源,候其病机。五脏未虚,六腑未竭,血脉未乱,精神未散,服药必活;若病已成,可得半愈;病势已过,命将难全。

夫诊候之法,常以平旦,阴气未动,阳气未散,饮食未进,经脉未盛,络脉调均,气血未乱,精取其脉,知其逆顺,非其时不用也,深察三部九候而明告之。古之善为医者,上医医国,中医医人,下医医病。又曰:上医听声,中医察色,下医诊脉。又曰:上医医未病之病,中医医欲病之病,下医医已病之病。若不加心用意,于事混淆,即病者难以救矣。

何谓三部？寸关尺也。上部为天，肺也；中部为人，脾也；下部为地，肾也。何谓九候？部各有三，合为九候。上部天，两额动脉，主头角之气也；上部地，两颊动脉，主口齿之气也；上部人，耳前动脉，主耳目之气也。中部天，手太阴，肺之气也；中部地，手阳明，胸中之气也；中部人，手少阴，心之气也。下部天，足厥阴，肝之气也；下部地，足少阴，肾之气也；下部人，足太阴，脾之气也。合为九候。

夫形盛脉细，少气不足以息者死；形瘦脉大，胸中多气者死。形气相得者生，参五不调者病，三部九候皆相失者死。愚医不通三部九候及四时之经，或用汤药倒错，针灸失度，顺方治病，更增他疾，遂致灭亡。哀哉蒸民，枉死者半，可谓世无良医，为其解释。经说：地水火风，和合成人。凡人火气不调，举身蒸热；风气不调，全身强直，诸毛孔闭塞；水气不调，身体浮肿，气满喘粗；土气不调，四肢不举，言无音声。火去则身冷，风止则气绝，水竭则无血，土散则身裂。然愚医不思脉道，反治其病，使藏中五行共相克切，如火炽燃，重加其油，不可不慎。凡四气合德，四神安和；一气不调，百一病生；四神动作，四百四病，同时俱发。又云：一百一病，不治自愈；一百一病，须治而愈；一百一病，虽治难愈；一百一病，真死不治。

张仲景曰：欲疗诸病，当先以汤荡涤五脏六腑，开通诸脉，治道阴阳，破散邪气，润泽枯朽，悦人皮肤，益人气血。水能净万物，故用汤也。若四肢病久，风冷发动，次当用散。散能逐邪，风气湿痹，表里移走，居无常处者，散当平之。次当用丸，丸药者能逐风冷，破积聚，消诸坚癖，进饮食，调和荣卫。能参合而行之者，可谓上工。故曰：医者，意也。又曰：不须汗而强汗之者，出其津液，枯竭而死；

须汗而不与汗之者,使诸毛孔闭塞,令人闷绝而死。又不须下而强下之者,令人开肠洞泄,不禁而死;须下而不与下之者,使人心内懊侬,胀满烦乱,浮肿而死。又不须灸而强与灸者,令人火邪入腹,干错五脏,重加其烦而死;须灸而不与灸之者,令人冷结重凝,久而弥固,气上冲心,无地消散,病笃而死。

黄帝问曰:淫邪泮衍奈何?岐伯对曰:正邪从外袭内而未有定舍,及淫于藏,不得定处,与荣卫俱行而与魂魄飞扬,使人卧不得安而喜梦也。凡气淫于腑,则有余于外,不足于内;气淫于脏,则有余于内,不足于外。问曰:有余、不足,有形乎?对曰:阴盛则梦涉大水而恐惧,阳盛则梦蹈大火而燔灼,阴阳俱盛则梦相杀毁伤;上盛则梦飞扬,下盛则梦堕坠;甚饱则梦与《巢源》云梦行,甚饥则梦取《巢源》云梦卧;肝气盛则梦怒,肺气盛则梦恐惧哭泣,心气盛则梦喜笑及恐畏,脾气盛则梦歌乐体重,手足不举,肾气盛则梦腰脊两解而不属。凡此十一盛者,至而泻之,立已。厥气客于心,则梦见丘山烟火;客于肺,则梦飞扬,见金铁之器奇物;客于肝,则梦见山林树木;客于脾,则梦见丘陵大泽,坏屋风雨;客于肾,则梦见临渊,没居水中;客于膀胱,则梦见游行;客于胃,则梦见饮食;客于大肠,则梦见田野;客于小肠,则梦见聚邑街衢;客于胆,则梦见斗讼自刳;客于阴器,则梦交接斗内;客于项,则梦见斩首;客于跨,则梦见行走而不能前进,及池渠阱窌中居;客于股,则梦见礼节拜跪;客于胞膻,则梦见溲溺便利。凡此十五不足者,至而补之,立已。善诊候者,亦可深思此意,乃尽善尽美矣。

《史记》曰:病有六不治:骄恣不论于理,一不治也;轻身重财,二不治也;衣食不能适,三不治也;阴阳并,藏气不定,四不治也;形赢不能服药,五不治也;信巫不信医,六不治也。生候尚存,形色未改,病未入腠里,针药及时,能将节调理,委以良医,病无不愈。

论处方第五

夫疗寒以热药,疗热以寒药,饮食不消以吐下药,鬼疰蛊毒以蛊毒药,痈肿疮瘤以疮瘤药,风湿以风湿药,风劳气冷,各随其所宜。雷公云:药有三品,病有三阶。药有甘苦,轻重不同;病有新久,寒温亦异。重热腻滑咸醋药石饮食等,于风病为治,余病非对;轻冷粗涩甘苦药草饮食等,于热病为治,余病非对;轻热辛苦淡药饮食等,于冷病为治,余病非对。其大纲略显其源流,自余睹状可知,临事制宜,当识斯要。

《药对》曰:夫众病积聚,皆起于虚,虚生百病。积者,五脏之所积;聚者,六腑之所聚。如斯等疾,多从旧方,不假增损。虚而劳者,其弊万端,宜应随病增减。古之善为医者,皆自采药,审其体性所主,取其时节早晚,早则药势未成,晚则盛势已歇。今之为医,不自采药,且不委节气早晚,只共采取,用以为药,又不知冷热消息,分两多少,徒有疗病之心,永无必愈之效。此实浮惑,聊复审其冷热,记其增损之主耳。

虚劳而苦头痛复热,加枸杞、葳蕤;虚而吐,加人参;虚而不安,亦加人参;虚而多梦纷纭,加龙骨;虚而多热,加地黄、牡蛎、地肤子、甘草;虚而冷,加当归、芎䓖、干姜;虚而损,加钟乳、棘刺、肉苁蓉、巴戟天;虚而大热,加黄芩、天门冬;虚而多忘,加茯苓、远志;虚而惊悸不安,加龙齿、紫石英、沙参、小草,冷则用紫石英、小草,若客热即用沙参、龙齿,不冷不热无用之;虚而口干,加麦门冬、知母;

虚而吸吸,加胡麻、覆盆子、柏子仁;虚而多气兼微咳,加五味子、大枣;虚而身强,腰中不利,加磁石、杜仲;虚而多冷,加桂心、吴茱萸、附子、乌头;虚而小便赤,加黄芩;虚而客热,加地骨皮、白术黄芪;虚而冷,用陇西黄芪;虚而痰,复有气,加生姜、半夏、枳实;虚而小肠利,加桑螵蛸、龙骨、鸡肶胵;虚而小肠不利,加茯苓、泽泻;虚而痢白,加厚朴。诸药无有一一历而用之,但据体性冷热,的相主对,聊叙增损之一隅,入处方者宜准此。

论用药第六

上药一百二十种,为君,主养命以应天,无毒,多服久服不伤人,欲轻身益气,不老延年者,本上经;

中药一百二十种,为臣,主养性以应人,有毒无毒,斟酌其宜,欲遏病补虚羸者,本中经;

下药一百二十五种,为佐使,主治病以应地,多毒,不可久服,欲除寒热邪气,破积聚,愈疾者,本下经。

三品合三百六十五种,法三百六十五度,每一度应一日,以成一岁,倍其数,合七百三十名也。

凡药有君臣佐使,以相宣摄。合和者宜用一君二臣三佐五使,又可一君三臣九佐使也。又有阴阳配合,子母兄弟,根茎花实,草石骨肉。有单行者,有相须者,有相使者,有相畏者,有相恶者,有相反者,有相杀者。凡此七情,合和之时,用意审视。当用相须相使者,良。勿用相恶相反者。若有毒宜制,可用相畏相杀者,不尔,勿合用也。又有酸咸甘苦辛五味,又有寒热温凉四气,及有毒无毒,阴干曝干,采造时月生熟,土地所出,真伪陈新,并各有法。其相使相畏七情列之如下,处方之日宜深而究之。

玉石上部

玉泉 畏款冬花。

玉屑 恶鹿角。

丹砂 恶磁石,畏咸水。

曾青 畏菟丝子。

石胆 水英为使,畏牡桂、菌桂、芫花、辛夷、白薇。

云母 泽泻为使,畏鮀鱼及流水,恶徐长卿。

钟乳 蛇床子、菟丝子为使,恶牡丹、玄石、牡蒙,畏紫石英、
蘘草。

朴硝 畏麦句姜。

硝石 火为使,恶苦参、苦菜,畏女菀。

芒硝 石韦为使,恶麦句姜。

矾石 甘草为使,恶牡蛎。

滑石 石韦为使,恶曾青。

白石英 恶马目毒公。

紫石英 长石为使,畏扁青、附子,不欲鮀甲、黄连、麦句姜。

赤石脂 恶大黄,畏芫花。

黄石脂 曾青为使,恐细辛,畏蜚蠊、扁青、附子。

白石脂　燕粪为使，惡松脂，畏黄芩。

太一余粮　杜仲为使，畏铁落、菖蒲、贝母。

玉石中部

水银　畏磁石。

殷孽　惡防己，畏术。

孔公孽　木兰为使，畏细辛。

凝水石　畏地榆，解巴豆毒。

阳起石　桑螵蛸为使，畏菟丝子，惡泽泻、菌桂、雷丸、蛇蜕皮。

石膏　鸡子为使，畏莽草、毒公。

磁石　柴胡为使，畏黄石脂，惡牡丹、莽草。

玄石　惡松脂、柏子仁、菌桂。

理石　滑石为使，畏麻黄。

玉石下部

青琅玕　得水银良，畏鸡骨，杀锡毒。

礜石　得火良，棘针为使，惡虎掌、毒公、鹜屎、细辛，畏水。

特生礜石　得火良，畏水。

方解石　惡巴豆。

代赭　畏天雄。

大盐 漏芦为使。

草药上部

六芝 薯蓣为使，得发良，恶恒山，畏扁青、茵陈。

天门冬 垣衣、地黄为使，畏曾青。

麦门冬 地黄、车前为使，恶款冬、苦瓠，畏苦参、青蘘。

术 防风、地榆为使。

女萎 萎蕤 畏卤咸。

干地黄 得麦门冬、清酒良，恶贝母，畏芜荑。

菖蒲 秦艽、秦皮为使，恶地胆、麻黄。

泽泻 畏海蛤、文蛤。

薯蓣 紫芝为使，恶甘遂。

远志 得茯苓、冬葵子、龙骨良，杀天雄、附子毒，畏珍珠、蜚蠊、藜芦、齐蛤。

菊花 术、枸杞根、桑根白皮为使。

人参 茯苓为使，恶溲疏，反藜芦。

甘草 术、干漆、苦参为使，恶远志，反甘遂、大戟、芫花、海藻。

石斛 陆英为使，恶凝水石、巴豆，畏白僵蚕、雷丸。

牛膝 恶萤火、龟甲、陆英，畏车前。

独活 蠡实为使。

柴胡 半夏为使，☐恶☐皂荚，☐畏☐女菀、藜芦。

细辛 曾青、枣根为使，☐恶☐狼毒、山茱萸、黄芪，☐畏☐滑石、硝石，☐反☐藜芦。

菴䕡子 荆子、薏苡仁为使，☐恶☐细辛、干姜。

蕲蕡子 得荆子、细辛良，☐恶☐干姜、苦参。

龙胆 贯众为使，☐恶☐防葵、地黄。

菟丝子 得酒良，薯蓣、松脂为使，☐恶☐蘑菌。

巴戟天 覆盆子为使，☐恶☐朝生、雷丸、丹参。

蒺藜子 乌头为使。

防风 ☐恶☐干姜、藜芦、白蔹、芫花，☐杀☐附子毒。

沙参 ☐恶☐防己，☐反☐藜芦。

络石 杜仲、牡丹为使，☐恶☐铁落，☐畏☐菖蒲、贝母。

丹参 ☐畏☐咸水，☐反☐藜芦。

天名精 垣衣为使。

决明子 蓍实为使，☐恶☐大麻子。

黄连 黄芩、龙骨、理石为使，☐恶☐菊花、芫花、玄参、白鲜皮，☐畏☐款冬，☐胜☐乌头，☐解☐巴豆毒。

芎劳 白芷为使。

续断 地黄为使，☐恶☐雷丸。

黄芪 ☐恶☐龟甲。

杜若　得辛夷、细辛良，反柴胡、前胡。

蛇床子　恶牡丹及巴豆、贝母。

茜根　畏鼠姑，即鼠妇，别名。

飞廉　得乌头良，畏麻黄。

薇衔　得秦皮良。

五味子　苁蓉为使，恶萎蕤，胜乌头。

草药中部

当归　恶䕡茹，畏菖蒲、海藻、牡蒙。

秦艽　菖蒲为使。

黄芩　山茱萸、龙骨为使，恶葱实，畏丹砂、牡丹、藜芦。

藁本　恶䕡茹。

麻黄　厚朴为使，恶辛夷、石韦。

干姜　秦椒为使，恶黄连、黄芩、天鼠粪，杀半夏、莨菪毒。

葛根　杀野葛、巴豆及百药毒。

前胡　半夏为使，恶皂荚，畏藜芦。

芍药　雷丸为使，恶石斛、芒硝，畏硝石、鳖甲、小蓟，反藜芦。

贝母　厚朴、白薇为使，恶桃花，畏秦艽、礜石、莽草，反乌头。

玄参　恶黄芪、干姜、大枣、山茱萸，反藜芦。

石韦　滑石、杏仁为使，得菖蒲良。

栝蒌　枸杞为使，恶干姜，牛膝、干膝，反乌头。

狗脊　萆薢为使，恶败酱。

苦参　玄参为使，恶贝母、漏芦、菟丝子，反藜芦。

瞿麦　蘘草、牡丹为使，恶桑螵蛸。

白芷　当归为使，恶旋覆花。

石龙芮　大戟为使，畏蛇蜕皮、吴茱萸。

白鲜皮　恶桑螵蛸、桔梗、茯苓、萆薢。

萆薢　薏苡为使，畏葵根、大黄、柴胡、牡蛎、前胡。

紫参　畏辛夷。

仙灵脾　薯蓣为使。

紫菀　款冬为使，恶天雄、瞿麦及雷丸、远志，畏茵陈。

防己　殷蘖为使，恶细辛，畏萆薢，杀雄黄毒。

牡丹　畏菟丝子。

白薇　恶黄芪、大黄、大戟、干姜及干漆、大枣、山茱萸。

款冬花　杏仁为使，得紫菀良，恶皂荚、硝石、玄参，畏贝母、辛夷、麻黄、黄芩、黄连、黄芪、青相。

女菀　畏卤咸。

泽兰　防己为使。

地榆　得发良，恶麦门冬。

海藻　反甘草。

草药下部

大黄 黄芩为使。

桔梗 节皮为使，畏白芨、龙胆、龙眼。

葶苈 榆皮为使，得酒良，恶僵蚕、石龙芮。

甘遂 瓜蒂为使，恶远志，反甘草。

芫花 决明为使，反甘草。

泽漆 小豆为使，恶薯蓣。

大戟 反甘草。

钩吻 半夏为使，恶黄芩。

藜芦 黄连为使，反细辛、芍药、五参，恶大黄。

天雄 远志为使，恶腐婢。

乌头 乌喙 莽草为使，反半夏、栝蒌、贝母、白蔹、白芨，恶藜芦。

贯众 藋菌为使。

虎掌 蜀漆为使，畏莽草。

附子 地胆为使，恶蜈蚣，畏防风、甘草、黄芪、人参、乌韭、大豆。

蜀漆 栝蒌为使，恶贯众。

恒山 畏玉札。

半夏　射干为使，☐恶☐皂荚，☐畏☐雄黄及生姜、干姜、秦皮、龟甲，☐反☐乌头。

狼牙　芜荑为使，☐恶☐秦艽、地榆。

白蔹　代赭为使，☐反☐乌头。

白芨　紫石英为使，☐恶☐理石、李核人、杏核人。

藋菌　得酒良，☐畏☐鸡子。

菡茹　甘草为使，☐恶☐麦门冬。

荩草　☐畏☐鼠妇。

夏枯草　土瓜为使。

狼毒　大豆为使，☐恶☐麦句姜。

鬼臼　☐畏☐垣衣。

木药上部

茯苓、茯神　马蔺为使，☐恶☐白蔹，☐畏☐牡蒙及地榆、雄黄、秦艽、龟甲。

柏子仁　牡蛎、桂心、瓜子为使，☐恶☐菊花、羊蹄、诸石、面曲。

杜仲　☐恶☐蛇蜕、玄参。

干漆　半夏为使，☐畏☐鸡子。

蔓荆子　☐恶☐乌头、石膏。

牡荆实　防风为使，☐恶☐石膏。

五加皮   远志为使，畏蛇蜕、玄参。

黄蘖   恶干漆。

辛夷   芎䓖为使，恶五石脂，畏菖蒲及蒲黄、黄连、石膏、黄环。

酸枣仁   恶防己。

槐子   天雄、景天为使。

木药中部

厚朴   干姜为使，恶泽泻及寒水石、硝石。

山茱萸   蓼实为使，恶桔梗、防风、防己。

吴茱萸   蓼实为使，恶丹参、硝石、白垩，畏紫石英。

秦皮   大戟为使，恶吴茱萸。

占斯   解狼毒毒。

栀子   解踯躅毒。

秦椒   恶栝蒌、防葵，畏雌黄。

桑根白皮   续断、桂心、麻子为使。

木药下部

黄环   鸢尾为使，恶茯苓、防己。

石南   五加皮为使。

巴豆   芫花为使，恶䕡草，畏大黄及黄连、藜芦，杀斑蝥毒。

蜀椒　杏仁为使，畏款冬。

溲疏　漏芦为使。

栾华　决明为使。

雷丸　荔实、厚朴为使，恶葛根。

皂荚　柏子为使，恶麦门冬，畏空青、人参、苦参。

兽上部

龙骨　得人参、牛黄良，畏石膏。

龙角　畏干漆、蜀椒、理石。

牛黄　人参为使，恶龙骨、地黄及龙胆、䗪虫，畏牛膝。

白胶　得火良，畏大黄。

阿胶　得火良，畏大黄。

兽中部

犀角　松脂为使，恶藋菌、雷丸。

羖羊角　菟丝子为使。

鹿茸　麻勃为使。

鹿角　杜仲为使。

兽下部

麋脂　畏大黄，恶甘草。

虫鱼上部

蜜蜡 恶芫花、齐蛤。

蜂子 畏黄芩、芍药、牡蛎。

牡蛎 贝母为使,得甘草、牛膝、远志、蛇床良,恶麻黄、吴茱萸、辛夷。

桑螵蛸 畏旋覆花。

海蛤 蜀漆为使,畏狗胆、甘遂、芫花。

龟甲 恶沙参、蜚蠊。

虫鱼中部

伏翼 苋实、云实为使。

猬皮 得酒良,畏桔梗、麦门冬。

蜥蜴 恶硫黄、斑蝥、芜荑。

露蜂房 恶干姜、丹参、黄芩、芍药、牡蛎。

䗪虫 畏皂荚、菖蒲。

蛴螬 蜚蠊为使,恶附子。

鮀鱼甲 蜀漆为使,畏狗胆、甘遂、芫花。

鳖甲 恶矾石。

乌贼鱼骨 恶白敛、白芨。

蟹 杀莨菪毒、漆毒。

天鼠粪 恶白蔹、白薇。

虫鱼下部

蛇蜕 畏磁石及酒。

蜣螂 畏羊角、石膏。

斑蝥 马刀为使，畏巴豆、丹参、空青，恶肤青。

地胆 恶甘草。

马刀 得水良。

果上部

大枣 杀乌头毒。

果下部

杏仁 得火良，恶黄芪、黄芩、葛根及解锡、胡粉毒，畏蘘草。

菜上部

冬葵子 黄芩为使。

菜中部

葱实 解藜芦毒。

米上部

麻蕢　麻子　畏牡蛎、白薇，恶茯苓。

米中部

大豆及黄卷　恶五参、龙胆，得前胡、乌喙、杏仁、牡蛎良，围乌头毒。

大麦　食蜜为使。

酱　杀药毒、火毒。

上一百九十七种有相制使，其余皆无，故不备录。

或曰：古人用药至少，分两亦轻，瘥病极多。观君处方，非不烦重，分两亦多，而瘥病不及古人者何也？答曰：古者日月长远，药在土中，自养经久，气味真实，百姓少欲，禀气中和，感病轻微，易为医疗；今时日月短促，药力轻虚，人多巧诈，感病厚重，难以为医。病轻用药须少，疴重用药即多，此则医之一隅，何足怪也？又古之医者，有自将采取，阴干曝干，皆悉如法，用药必依土地，所以治十得九；今之医者但以诊脉处方，不委采药时节，至于出处土地，新陈虚实，一皆不悉，所以治十不得五六者，实由于此。夫处方者，常须加意，重复用药，药乃有力，若学古人，徒自误耳，将来学者须详熟之。

凡紫石英、白石英、朱砂、雄黄、硫黄等，皆须光明映澈色理鲜净者为佳，不然，令人身体干燥，发热口干而死。凡草石药，皆须土地坚实，气味浓烈，不尔，治病不愈。凡狼毒、枳实、橘皮、半夏、麻黄、吴茱萸，皆欲得陈久者良，其余惟须精新也。

论合和第七

问曰:凡和合汤药,治诸草石虫兽,用水升数,消杀之法则云何?答曰:凡草有根茎枝叶皮骨花实,诸虫有毛翅皮甲头足尾骨之属,有须烧炼炮炙,生熟有定,一如后法。顺方者福,逆之者殃。或须皮去肉,或去皮须肉,或须根茎,或须花实,依方炼治,极令净洁,然后升合秤两,勿令参差。药有相生相杀,气力有强有弱,君臣相理,佐使相持。若不广通诸经,则不知有好有恶。或医自以意加减,不依方分,使诸草石强弱相欺,入人腹中,不能治病,更加斗争,草石相反,使人迷乱,力甚刀剑。若调和得所,虽未能治病,犹得安利五脏,于病无所增剧。例曰:诸经方用药,所有熬炼节度皆脚注之。今方则不然,于此篇具条之,更不烦方下别注也。

凡药,治择熬炮讫,然后秤之以充用,不得生秤。

凡用石药及玉,皆碎如米粒,绵裹,内汤酒中。

凡钟乳等诸石,以玉槌水研三日三夜,漂炼务令极细。

凡银屑,以水银和成泥。

凡礜石,赤泥团之,入火半日乃熟,可用,仍不得过之。不炼,生入药,使人破心肝。

凡朴硝、矾石,烧令汁尽,乃入丸散。芒硝、朴硝,皆绞汤讫内汁中,更上火两三沸,烊尽乃服。

凡汤中用丹砂、雄黄者,熟末如粉,临取内汤中,搅令调和服之。

凡汤中用完物,皆擘破,干枣、栀子之类是也;用细核物,亦打碎,山茱萸、五味子、蕤核、决明子之类是也;细花子物,正尔完用之,旋覆花、菊花、地肤子、葵子之类是也;米、麦、豆辈,亦完用之。

凡橘皮、吴茱萸、椒等,入汤不㕮咀。

凡诸果实仁皆去尖及双仁者,汤柔,挞去皮,仍切之。用栀子者,去皮。用蒲黄者,汤成下。

凡麦门冬、生姜入汤,皆切,三捣三绞取汁,汤成去滓下之,煮五六沸,依如升数,不可共药煮之。一法薄切用。

凡麦门冬,皆微润,抽去心。

凡麻黄,去节,先别煮两三沸,掠去沫,更益水如本数,乃内余药,不尔令人烦,寸斩之,小草、瞿麦五分斩之,细辛、白前三分斩之,膏中细剉也。

凡牛膝、石斛等入汤酒,拍碎用之。石斛入丸散者,先以砧槌极打令碎,乃入臼,不尔捣不熟,入酒亦然。

凡桂、厚朴、杜仲、秦皮、木兰之辈,皆削去上虚软甲错,取里有味者秤之。茯苓、猪苓,削除黑皮。牡丹、巴戟天、远志、野葛等,皆槌破去心。紫菀,洗去土,曝干,乃秤之。薤白、葱白,除青令尽。莽草、石南、茵芋、泽兰,剔取叶及嫩茎,去大枝。鬼臼、黄连,皆除根毛。石韦、辛夷,拭去毛,辛夷又去心。蜀椒,去闭口者及目。用大枣、乌梅,皆去核。用鬼箭,削取羽皮。

凡茯苓、芍药,补药须白者,泻药惟赤者。

凡菟丝子,暖汤淘汰去沙土,干漉,暖酒渍,经一宿,漉出,曝微白,捣之。不尽者更以酒渍,经三五日乃出,更晒微干,捣之,须臾悉尽,极易碎。

凡用甘草、厚朴、枳实、石南、茵芋、藜芦、皂荚之类,皆炙之,而枳实去穰,藜芦去头,皂荚去皮子。

凡用椒实,微熬令汗出,则有热力。

凡汤丸散用天雄、附子、乌头、乌喙、侧子,皆燺灰炮令微拆,削去黑皮,乃秤之。唯姜附汤及膏酒中生用,亦削去皮乃秤之,直理破作七八片。

凡半夏,热汤洗去上滑,一云十洗四破,乃秤之以入汤。若膏酒丸散,皆燺灰炮之。

凡巴豆,去皮心膜,熬令紫色。桃仁、杏仁、葶苈、胡麻诸有脂膏药,皆熬黄黑,别捣令如膏,指撠视泯泯尔,乃以向成散稍稍下臼中,合研,捣令消散,乃复都以轻绢筛之,须尽,又内臼中,依法捣数百杵也。汤膏中虽有生用者,并捣破。

凡用麦蘖、曲末、大豆黄卷、泽兰、芜荑,皆微炒。干漆,炒令烟断。用乌梅入丸散者,熬之。用熟艾者,先炒,细擘,合诸药捣令细散,不可筛者,内散中和之。

凡用诸毛羽齿牙蹄甲,龟、鳖、鲮鲤等甲皮肉骨角筋,鹿茸等,皆炙之。蛇蜕皮,微炙。

凡用斑蝥等诸虫,皆去翅足,微熬。用桑螵蛸,中破炙之。牡蛎,熬令黄色。僵蚕、蜂房,微炒之。

凡汤中用麝香、犀角、鹿角、羚羊角、牛黄,须末如粉,临服内汤中,搅令调和服之。

凡丸散用胶,先炙使通体沸起,燥乃可捣,有不沸处更炙之断。下汤直尔用之,勿炙。诸汤中用阿胶,皆绞汤毕,内汁中,更上火两三沸,令烊。

凡用蜜,先火煎,掠去沫,令色微黄,则丸经久不坏。掠之多少,随蜜精粗,遂至大稠,于丸弥佳。

凡丸中用蜡,烊,投少蜜中,搅调以和药。

凡汤中用饴糖，皆汤成下。诸汤用酒者，皆临熟下之。

凡药有宜丸者，宜散者，宜汤者，宜酒渍者，宜膏煎者，亦有一物兼宜者，亦有不入汤酒者，并随药性，不得违之。其不宜汤酒者，列之如下：

朱砂_{熟入酒}　雌黄　云母　阳起石_{入酒}　矾石_{入酒}　硫黄_{入酒}　钟乳_{入酒}　孔公孽_{入酒}　礜石_{入酒}　银屑　白垩　铜镜鼻　胡粉　铅丹　卤咸_{入酒}　石灰_{入酒}　藜灰

上石类一十七种。

野葛　狼毒　毒公　鬼臼　莽草　蒴藋_{入酒}　巴豆　踯躅_{入酒}　皂荚_{入酒}　藋菌　藜芦　菌茹　贯众_{入酒}　芫萎　雷丸　狼牙　鸢尾　蒺藜_{入酒}　女菀　菜耳　紫葳_{入酒}　薇衔_{入酒}　白芨　牡蒙　飞廉　蛇衔　占斯　辛夷　石南_{入酒}　楝实　虎杖_{入酒单渍}　虎掌　蓄根　羊桃_{入酒}　麻勃　苦瓠　瓜蒂　陟厘　狼跋子_{入酒}　云实　槐子_{入酒}　地肤子　蛇床子_{入酒}　青葙子　茺蔚子　王不留行　蒵薁子　菟丝子

上草木之类四十八种。

蜂子　蜜蜡　白马茎　狗阴　雀卵　鸡子　雄鹊　伏翼　鼠妇　樗鸡　萤火　蠮螉_{蠜旧作蝥}　僵蚕　蜈蚣　蜥蜴　斑蝥　芫青　亭长　蛇胆　虻虫　䗪螂　蝼蛄　马刀　赭魁　虾蟆　猬皮　生鼠　生龟_{入酒}　蜗牛　诸鸟兽_{入酒}　虫鱼膏　骨髓胆血屎溺

上虫兽之类二十九种。

古秤惟有铢两而无分名，今则以十黍为一铢，六铢为一分，四分为一两，十六两为一斤，此则神农之称也。吴人以二两为一两，隋人以三两为一两，今依四分为一两称为定。方家凡云等分者，皆是丸散,随病轻重所须,多少无定铢两,三种五种皆悉分两同等耳。凡丸散云若干分两者,是品诸药宜多宜少之分两,非必止于若干之分两也。假令日服三方寸匕,须瘥止,是三五两药耳。凡散药有云刀圭者,十分方寸匕之一,准如梧桐子大也。方寸匕者,作匕正方一寸,抄散,取不落为度。钱匕者,以大钱上全抄之。若云半钱匕者,则是一钱抄取一边尔,并用五铢钱也。钱五匕者,今五铢钱边五字者以抄之,亦令不落为度。一撮者,四刀圭也。十撮为一勺,两勺为一合。以药升分之者,谓药有虚实,轻重,不得用斤两,则以升平之。药升方作,上径一寸,下径六分,深八分,内散药,勿按抑之,正尔微动令平调耳。今人分药,不复用此。

凡丸药有云如细麻大者,即胡麻也,不必扁扁,但令较略大小相称尔;如黍粟者亦然,以十六黍为一大豆也;如麻子者,即今大麻子,准三细麻也;如胡豆者,今青斑豆也,以二大麻子准之;如小豆者,今赤小豆也,粒有大小,以三大麻子准之;如大豆者,以二小豆准之;如梧桐子者,以二大豆准之;一方寸匕散,以蜜和得如梧桐子十丸为定;如弹丸及鸡子黄者,以十梧桐子准之。

凡方云巴豆若干枚者,粒有大小,当先去心皮,乃秤之,以一分准十六枚。附子、乌头若干枚者,去皮毕,以半两准一枚。枳实若干枚者,去穰毕,以一分准二枚。橘皮,一分准三枚。枣有大小,以三枚准一两。云干姜一累者,以半两为正,本草云一两为正。

凡方云半夏一升者,洗毕,秤五两为正。椒一升,三两为正。吴茱萸一升,五两为正。菟丝子一升,九两为正。菴䕡子一升,四两为正。蛇床子一升,三两半为正。地肤子一升,四两为正。此其不同也。云某子一升者,其子各有虚实轻重,不可通以秤准,皆取平升为正。

凡方云桂一尺者，削去皮毕，重半两为正。甘草一尺者，重二两为正。云某草一束者，重三两为正。一把者，重二两为正。

凡云蜜一斤者，有七合。猪膏一斤者，一升二合。

凡汤酒膏药，旧方皆云㕮咀者，谓秤毕捣之如大豆，又使吹去细末。此于事殊不允当。药有易碎难碎，多末少末，秤两则不复均平。今皆细切之，较略令如㕮咀者，乃得无末而片粒调和也。凡云为末之者，谓捣筛如法也。

凡丸散，先细切曝燥，乃捣之。有各捣者，有合捣者，并随方所言。其润湿药如天门冬、干地黄辈，皆先切曝干，独捣令偏碎，更出细擘，曝干，若值阴雨可微火烘之，既燥，小停冷乃捣之。凡湿药，燥皆大耗，当先增分两，须得屑乃秤之为正，其汤酒中不须如此。

凡筛丸药，用重密绢令细，于蜜丸即易熟。若筛散，草药用轻疏绢，于酒中服即不泥，其石药亦用细绢筛令如丸药者。

凡筛丸散药毕，皆更合于臼中，以杵捣之数百过，视其色理和同为佳。

凡煮汤，当取井花水，极令净洁，升斗分量，勿使多少，煮之调和，候火用心，一如炼法。

凡煮汤，用微火令小沸，其水数依方多少。大略二十两药，用水一斗煮取四升，以此为率。皆绞去滓，而后酌量也。然则利汤欲生，少水而多取汁者，为病须快利，所以少水而多取汁；补汤欲熟，多水而少取汁者，为病须补益，是以多水而少取汁。好详视之，不得令水多少。汤熟，用新布两人以尺木绞之，澄去垠浊。分再服，三服者，第二第三服以纸覆令密，勿令泄气。欲服，以铜器于热汤上暖之，勿令器中有水气。

凡渍药酒，皆须切细，生绢袋盛之，乃入酒密封，随寒暑日数，视其浓烈，便可漉出，不必待至酒尽也。滓可曝燥微捣，更渍饮之，亦可散服。

凡建中肾沥诸补汤滓，合两剂，加水煮竭，饮之亦敌一剂新药，贫人当依此用，皆应先曝令燥也。

凡合膏，先以苦酒渍令淹浃，不用多汁，密覆勿泄。云晬时者，周时也，从今旦至明旦，亦有止一宿。煮膏，当三上三下，以泄其热势，令药味得出，上之使匝匝沸乃下之，取沸静良久乃止，宁欲小生。其中有薤白者，以两头微焦黄为候。有白芷附子者，亦令小黄色为度。猪肪，皆勿令经水，腊月者弥佳。绞膏，亦以新布绞之。若是可服之膏，膏滓亦堪酒煮饮之。可摩之膏，膏滓则宜以傅病上。此盖欲兼尽其药力故也。

凡膏中有雄黄、朱砂辈，皆别捣，细研如面，须绞膏毕乃投中，以物疾搅，至于凝强，勿使沉聚在下不调也。有水银者，于凝膏中研令消散。胡粉亦尔。

凡捣药法，烧香，洒扫净洁，不得杂语喧呼，当使童子捣之，务令细熟，杵数可至千万杵，过多为佳。

凡合肾气、薯蓣及诸大补、五石、大麝香丸、金牙散、大酒煎膏等，合时煎时并不令妇人小儿产母丧孝癫疾六根不具足人及鸡犬六畜等见之，大忌，切宜慎之。其续命汤、麻黄等诸小汤，不在禁忌之限。比来田野下里家，因市得药，随便市上雇人捣合，非止诸不如法，至于石斛、菟丝子等难捣之药，费人功力，赁作捣者，隐主悉盗弃之，又为尘埃秽气入药中，罗筛粗恶，随风飘扬，众口尝之，众鼻嗅之，药之精气，一切都尽，与朽木不殊。又复服饵不能尽如法，服尽之后，反加虚损，遂谤医者处方不效。夫如此者，非医之咎，自缘发意甚误，宜熟思之。

论服饵第八

若用毒药治病，先起如黍粟，病去即止，不去倍之，不去十之，取去为度。病在胸膈已上者，先食而后服药；病在心腹以下者，先服药而后食；病在四肢血脉者，宜空腹而在旦；病在骨髓者，宜饱满而在夜。

凡服丸散，不云酒水饮者，本方如此，是可通用也。

凡服利汤，欲得侵早。凡服汤，欲得稍热服之，即易消下不吐，若冷则吐呕不下，若太热则破人咽喉，务在用意。汤必须澄清，若浊令人心闷不解。中间相去如步行十里久再服，若太促数，前汤未消，后汤来冲，必当吐逆。仍问病者腹中药消散，乃可进服。

凡服汤法，大约皆分为三服。取三升，然后乘病人谷气强进，一服最须多，次一服渐少，后一服最须少，如此即甚安稳。所以病人于后气力渐微，故汤须渐少。

凡服补汤，欲得服三升半，昼三夜一，中间间食，则汤气溉灌百脉，易得药力。

凡服汤，不得太缓太急也。又须左右仰覆卧各一食顷，即汤热遍行腹中。又于室中行，皆可一百步许，一日勿出外，即大益。

凡服汤，三日常忌酒，缘汤忌酒故也。

凡服治风汤，第一服厚覆取汗，若得汗即须薄覆，勿令大汗，中间亦须间食，不尔令人无力，更益虚羸。

凡丸药，皆如梧桐子大，补者十丸为始，从一服渐加，不过四十丸，过亦损人。云一日三度服，欲得引日，多时不缺，药气渐渍，熏蒸五脏，积久为佳，不必顿服，早尽为善，徒弃名药，获益甚少。

凡人四十以下，有病可服泻药，不甚须服补药，必若有所损，不在此限。四十已上则不可服泻药，须服补药。五十已上，四时勿缺补药。如此乃可延年，得养生之术耳。其方备在第二十七卷中。《素问》曰：实即泻之，虚即补之，不虚不实，以经调之。此其大略也。凡有脏腑积聚，无问少长，须泻则泻，凡有虚损，无问少长，须补即补，以意量度而用之。

凡服痔漏疳䘌等药，皆慎猪鸡鱼油等味至老。

凡服泻药，不过以利为度，慎勿过多，令人下利无度，大损人也。

凡诸恶疮瘥后，皆百日慎口味，不尔，而疮即发也。

凡服酒药，欲得使酒气相接，无得断绝，绝则不得药力，多少皆以知为度，不可令至醉及吐，则大损人也。

凡服药，皆断生冷、醋滑、猪犬、鸡鱼、油面、蒜及果实等。其大补丸散，切忌陈臭宿滞之物。有空青，忌食生血物；天门冬，忌鲤鱼；白术，忌桃、李及雀肉、葫荽、大蒜、青鱼、鲊等物；地黄，忌芜荑；甘草，忌菘菜、海藻；细辛，忌生菜；菟丝子，忌兔肉；牛膝，忌牛肉；黄连、桔梗，忌猪肉；牡丹，忌葫荽；藜芦，忌狸肉；半夏、菖蒲，忌饴糖及羊肉；恒山、桂心，忌生葱、生菜；商陆，忌犬肉；茯苓，忌醋物；柏子仁，忌湿面；巴豆，忌芦笋羹及猪肉；鳖甲，忌苋菜。

凡服药，忌见死尸及产妇秽污触之，兼及忿怒忧劳。

凡饵汤药，其粥食肉菜皆须大熟，熟即易消，与药相宜。若生则难消，复损药力。仍须少食菜及硬物，于药为佳。亦少进盐醋，乃善。亦不得苦心用力及房室喜怒。是以治病用药力,惟在食治将息得力,太半于药有益。所以病者务在将息,节慎之至,可以长生,岂惟愈病而已?

凡服泻汤及诸丸散酒等,至食时须食者,皆先与一口冷醋饭,须臾乃进食为佳。

凡人忽遇风发,身心顿恶,或不能言,有如此者,当服大小续命汤及西州续命排风越婢等汤,于无风处密室之中,日夜四五服,勿计剂数多少,亦勿虑虚,常使头面手足腹背汗出不绝为佳。服汤之时,汤消即食粥,粥消即服汤,亦少与羊肉臛将补。若风大重者,相续五日五夜服汤不绝,即经二日停汤,以羹臛自补,将息四体。若小瘥,即当停药,渐渐将息;如其不瘥,当服汤攻之,以瘥为度。

凡患风服汤,非得大汗,其风不去,所以诸风方中皆有麻黄。至如西州续命即用八两,越婢六两,大小续命或用一两三两四两,故知非汗不瘥。所以治风非密室,不得辄服汤药,徒自误耳,惟更加增,未见损减矣。

凡人五十已上大虚者,服三石、更生,慎勿用五石也。四时常以平旦服一二升,暖饮,终身勿绝,及一时勿食蒜油鱼猪牛马鸡鹅鸭等肉,即无病矣。

论药藏第九

存不忘亡,安不忘危,大圣之至教;救民之瘼,恤民之隐,贤人之用心。所以神农鸠集百药,黄帝纂录《针经》,皆备预之常道也。且人疴瘵多起仓卒,不与人期,一朝婴已,岂遑知救?想诸好事者,可贮药藏用,以备不虞。所谓起心虽微,所救惟广。见诸世禄之家,有善养马者,尚贮马药数十斤,不见养身者有蓄人药一锱铢。以此类之,极可愧矣。贵畜而贱身,诚可羞矣。伤人乎? 不问马,此言安用哉? 至如人或有公私使命,行迈边隅,地既不毛,药物焉出? 忽逢瘴疠,素不资贮,无以救疗,遂拱手待毙,以致夭殁者,斯为自致,岂是枉横? 何者? 既不能深心以自卫,一朝至此,何叹惜之晚哉? 故置药藏法,以防危殆云尔。

石药、灰土药、水药、根药、茎药、叶药、花药、皮药、子药、五谷、五果、五菜、诸兽齿牙、骨角、蹄甲、皮毛、尿屎等药,酥髓、乳酪、醍醐、石蜜、沙糖、饴糖、酒醋、胶曲、糵豉等药。

上件药依时收采,以贮藏之。虫豸之药不收采也。

秤斗升合,铁臼木臼,绢罗纱罗马尾罗,刀砧玉槌瓷钵,大小铜铫铛釜,铜铁匙等。

上合药所须,极当预备。

凡药,皆不欲数数晒曝,多见风日,气力即薄歇,宜熟知之。诸药未即用者,候天大晴时,于烈日中曝令大干,以新瓦器贮之,泥头密封,须用开取,即急封之,勿令中风湿之气,虽经年亦如新也。其丸散,以瓷器贮,密蜡封之,勿令泄气,则三十年不坏。诸杏仁及子等药,瓦器贮之,则鼠不能得之也。凡贮药法,皆须去地三四尺,则土湿之气不中也。

卷之二　妇人方

求子第一论　方　灸法　转女为男法

论曰：夫妇人之别有方者，以其胎妊生产崩伤之异故也。是以妇人之病，比之男子，十倍难疗。《经》言：妇人者，众阴所集，常与湿居。十四以上，阴气浮溢，百想经心，内伤五脏，外损姿颜，月水去留，前后交互，瘀血停凝，中道断绝，其中伤堕，不可具论。生熟五脏，虚实交错，恶血内漏，气脉损竭。或饮食无度，损伤非一；或疮痍未愈，便合阴阳；或便利于悬厕之上，风从下入，便成十二痼疾，所以妇人别立方也。若是四时节气为病，虚实冷热为患者，故与丈夫同也。惟怀胎妊而挟病者，避其毒药耳。其杂病与丈夫同，则散在诸卷中，可得而知也。然而女人嗜欲多于丈夫，感病倍于男子，加以慈恋爱憎嫉妒忧患，染著坚牢，情不自抑，所以为病根深，疗之难瘥。故养生之家，特须教子女学此三卷妇人方，令其精晓，即于仓卒之秋，何忧畏也？夫四德者，女子立身之枢机；产育者，妇人性命之长务。若不通明于此，则何以免于夭枉者哉？故傅母之徒，亦不可不学，常宜缮写一本，怀挟随身，以防不虞也。

论曰：人之情性，皆愿贤己而疾不及人。至于学问，则随情逐物，堕于事业，讵肯专一推求至理？莫不虚弃光阴，没齿无益。夫婚姻养育者，人伦之本，王化之基。圣人设教，备论厥旨。后生莫能精晓，临事之日，昏尔若愚。是则徒愿贤己而疾不及人之谬也，斯实不达贤己之趣,而妄狗虚声,以终无用。今具述求子之法,以贻后嗣,同志之士,或可览焉。

论曰:夫欲求子者,当先知夫妻本命,五行相生,及与德合,并本命不在子休废死墓中者,则求子必得。若其本命五行相克,及与刑杀冲破,并在子休废死墓中者,则求子了不可得,慎无措意。纵或得者,于后终亦累人。若其相生,并遇福德者,仍须依法如方,避诸禁忌,则所诞儿子,尽善尽美,难以具陈禁忌法,受胎时日,推王相贵宿日法,在二十七卷中。

论曰:凡人无子,当为夫妻俱有五劳七伤,虚羸百病所致,故有绝嗣之殃。夫治之法,男服七子散,女服紫石门冬丸,及坐药,荡胞汤,无不有子也。

七子散　治丈夫风虚目暗,精气衰少,无子,补不足方。

五味子　钟乳粉八株　牡荆子　菟丝子　车前子　薜蓣子石斛　干地黄　薯蓣　杜仲　鹿茸　远志各八铢　附子　蛇床子芎䓖各六铢　山茱萸　天雄　人参　茯苓　黄芪　牛膝各五铢桂心十铢　苁蓉十一铢　巴戟天十二铢

上二十四味治下筛,酒服方寸匕,日二。不知,增至二匕,以知为度。禁如药法。不能酒者,蜜和圆服亦得。一方加覆盆子八铢。求子法一依后房中篇。

朴硝荡胞汤　治妇人立身已来全不产,及断绪久不产三十年者方。

朴硝　牡丹　当归　大黄　桃仁生用,各三铢　厚朴　桔梗人参　赤芍药　茯苓　桂心　甘草　牛膝　橘皮各一铢　附子六铢虻虫　水蛭各十枚

　　上十七味㕮咀，以清酒五升、水五升合煮，取三升，分四服，日三夜一，每服相去三时，更服如常。覆被取少汗，汗不出，冬日著火笼之。必下积血及冷赤脓如赤小豆汁，本为妇人子宫内有此恶物使然。或天阴脐下痛，或月水不调，为有冷血，不受胎。若斟酌下尽，气力弱，大困，不堪更服，亦可二三服即止。如大闷不堪，可食醋饭冷浆，一口即止。然恐去恶物不尽，不大得药力。若能忍，服尽大好。一日后仍着导药《千金翼》不用桔梗、甘草。

　　治全不产及断绪，服前朴硝汤后，著坐导药方。

　　皂荚　山茱萸《千金翼》作苦瓠　当归各一两　细辛　五味子　干姜各二两　大黄　矾石　戎盐　蜀椒各半两

　　上十味为末，以绢袋盛，大如指，长三寸，盛药令满，内妇人阴中，坐卧任意，勿行走急，小便时去之，更安新者，一日一度。必下青黄泠汁，汁尽止，即可幸御，自有子。若未见病出，亦可至十日安之。一本别有葶苈、砒霜各半两。此药为服朴硝汤，恐去冷恶物出不尽，以导药下之。值天阴冷不疼，不须著导药。亦有著盐为导药者，然不如此药。其服朴硝汤后，即安导药，经一日外服紫石门冬丸。

　　紫石门冬丸　治全不产及断绪方。

　　紫石英　天门冬各二两　当归　芎䓖　紫葳　卷柏　桂心　乌头　干地黄　牡蒙《千金翼》作牡荆，《外台》作牡蒙　禹余粮　石斛　辛夷各二两　人参　桑寄生　续断　细辛　厚朴　干姜　食茱萸　牡丹　牛膝各二十铢　柏子仁一两　薯蓣　乌贼骨　甘草各一两半

　　上二十六味为末，蜜和丸，如梧桐子大酒服十丸，日三，渐增至三十丸，以腹中热为度。不禁房室，夫行不在不可服，禁如药法。比来服者，不至尽剂即有娠。

白薇丸　主令妇人有子方。

白薇　细辛　防风　人参　秦椒　白蔹一云白芷　桂心　牛膝　秦艽　芜荑　沙参　芍药　五味子　白僵蚕　牡丹　蛴螬各一两　干漆　柏子仁　干姜　卷柏　附子　芎䓖各二十铢　桃仁　紫石英各一两半　鼠妇半两　水蛭　虻虫各十五枚　吴茱萸十八铢　麻布叩幞头一尺，烧

上三十二味为末，蜜和丸，如梧子大酒服十五丸，日再，稍加至三十丸。当有所去，小觉有异，即停服。

又方　治久无子，或断绪，上热下冷，百病皆治之方。

白薇　干地黄　干姜　车前子　蜀椒各十八铢　紫石英三十铢　藁本　石膏　菴䕡子　卷柏各三十铢　泽兰　赤石脂　白龙骨　远志　麦门冬　茯苓　太乙余粮各二两　当归　芎䓖　蛇床子各一两　白芷　覆盆子　桃仁　人参各一两半　桂心　蒲黄各二两半　细辛三两　橘皮半两

上二十八味为末，蜜和，如梧子大酒服十五丸，日再，渐增，以知为度，亦可至五十丸。慎猪鸡生冷醋滑鱼蒜驴马牛肉等。觉有娠即停。三月正择食时，可食牛肝及心，至四月五月不须。但不可故杀，令子短寿，遇得者大良。

金城太守白薇丸　治月水不利闭塞，绝产十八年，服此药二十八日有子方。

白薇　细辛各三十铢　人参　杜蘅《古今录》实用牡蛎　牡蒙　厚朴　半夏　白僵蚕　当归　紫菀各十八铢　牛膝　沙参　干姜　秦艽各半两　蜀椒　附子　防风各一两半

上十七味为末，蜜和丸，如梧子大先食服三丸。不知，稍增至四五

丸。此药不可长服,觉有娠即止,用之大验崔氏有桔梗、丹参各十八铢。

论曰:古者求子,多用庆云散、承泽丸,今代人绝不用此。虽未试验,其法可重,故述之。

庆云散　主丈夫阳气不足,不能施化,施化无成方。

覆盆子　五味子各一升　菟丝子一升　天雄一两　石斛　白术各三两　桑寄生四两　天门冬九两　紫石英二两

上九味治下筛,酒服方寸匕,先食,日三服。素不耐冷者,去寄生,加细辛四两;阳气不少而无子者,去石斛,加槟榔十五枚。

承泽丸　主妇人下焦三十六疾,不孕绝产方。

梅核仁　辛夷各一升　葛上亭长七枚　溲疏二两　藁本一两　泽兰子五合

上六味为末,蜜和丸,如大豆先食服二丸,日三。不知,稍增。若腹中无坚癖积聚者,去亭长,加通草一两;恶甘草,和药先以苦酒搜散,乃纳少蜜和为丸。

大黄丸　主带下百病无子,服药十日下血,二十日下长虫及青黄汁,三十日病除,五十日肥白方。

大黄破如米豆,熬令黑　柴胡　朴硝　干姜各一升　芎䓖五两　蜀椒二两　茯苓如鸡子大一枚

上七味为末,蜜和丸,如梧桐子大,先食服七丸,米饮下。加至十丸,以知为度,五日微下。

吉祥丸　治女人积年不孕方。

天麻　柳絮　牡丹　茯苓　干地黄　桂心各一两　五味子二两　桃仁　白术二两　芎䓖二两　覆盆子一升　桃花二两　菟丝子一升　楮实子一升　桃仁一百枚

上十四味为末,蜜和丸,如豆大,每服空心饮苦酒下五丸,日中一服,晚一服。

硝石大黄丸　治十二癥癖,及妇人带下,绝产无子,并服寒食药而腹中有癖者,当先服大丸下之,乃服寒食药耳。大丸不下水谷,但下病耳,不令人虚极。方在第七卷中。

秦椒丸　治妇人绝产,生来未产,荡涤腑脏,使玉门受子精。

秦椒　天雄各十八铢　玄参　人参　白蔹　鼠妇　白芷　黄芪　桔梗　露蜂房　白僵蚕　桃仁　蛴螬　白薇　细辛　芜荑各一两　牡蒙　沙参　防风　甘草　牡丹皮　牛膝　卷柏　五味子　芍药　桂心　大黄　石斛　白术各二十铢　柏子仁　茯苓　当归　干姜各一两半　泽兰　干地黄　芎䓖各一两十八铢　干漆　白石英　附子各二两　紫石英二两　钟乳二两半　水蛭七十枚　虻虫百枚　麻布叩複头七寸,烧

上四十四味为末,蜜丸,如梧子大酒服十丸,日再,稍加至二十丸。若有所去如豆汁鼻涕,此是病出,觉有异即停。

灸法

妇人绝子,灸然谷五十壮。在内踝前直下一寸。妇人绝嗣不生,胞门闭塞,灸关元三十壮,报之。

妇人妊子不成,若堕落,腹痛,漏见赤,灸胞门五十壮。在关元左边二寸是也,右边二寸名子户。

妇人绝嗣不生,灸气门,穴在关元傍三寸,各百壮。

妇人子藏闭塞,不受精,疼,灸胞门五十壮。

妇人绝嗣不生,漏赤白,灸泉门十壮,三报之。穴在横骨当阴上际。

论曰:阴阳调和,二气相感,阳施阴化,是以有娠,而三阴所会,则多生女。但妊娠二月,名曰始膏,精气成于胞里,至于三月,名曰始胎,血脉不流,象形而变,未有定仪,见物而化。是时男女未分,故未满三月者,可服药方术,转之令生男也。

丹参丸 治妇人始觉有娠,养胎,并转女为男方。

丹参 续断 芍药 白胶 白术 柏子仁 甘草各二两 人参 芎䓖 干姜各三十铢 吴茱萸 橘皮 当归各一两十八铢 白芷 冠缨烧灰,各一两 干地黄一两半 芜荑十八铢 犬卵一具,干 东门上雄鸡头一枚

上十九味为末,蜜和丸,如梧子大酒服十丸,日再,稍加至二十丸。

又方 取原蚕屎一作矢十枚,井花水服之,日三。

又方 取弓弩弦一枚,绛囊盛,带妇人左臂。一法以系腰下,满百日去之。

又方 取雄黄一两,绛囊盛,带之。要女者带雌黄。

又方 以斧一柄,于产妇卧床下置之,仍系刃向下,勿令人知。如不信者,待鸡抱卵时,依此置于窠下,一窠儿子尽为雄也。

妊娠恶阻第二

论曰:何以知妇人妊娠?脉平而虚者,乳子法也。《经》云:阴搏阳别,谓之有子。此是血气和调,阳施阴化也。诊其手少阴脉动甚者,妊子也。少阴,心脉也,心主血脉。又,肾名胞门、子户、尺中、肾脉也。尺中之脉按之不绝,法妊娠也。三部脉沉浮正等,按之无绝者,有娠也。

妊娠初时,寸微小,呼吸五至,三月而尺数也。

妊娠四月,欲知男女者,左疾为男,右疾为女;左右俱疾,为产二子。又法,左手沉实为男,右手浮大为女。左右手俱沉实,偎生二男,俱浮大,偎生二女。尺脉若左偏大为男,右偏大为女,左右俱大,产二子。大者如实状。又法,左手尺中浮大者男,右手尺中沉细者女。若来而断绝者,月水不利。又法,左右尺俱浮为产二男,不然女作男生,俱沉为产二女,不尔男作女生。又法,得太阴脉为男,得太阳脉为女。太阴脉沉,太阳脉浮。又,遣妊娠人面南行,还复呼之,左回首者是男,右回首者是女。又,看上圊时,夫从后急呼之,左回首是男,右回首是女。又,妇人妊娠,其夫左乳房有核是男,右乳房有核是女。如妊娠欲知将产者,怀妊离经,其脉浮。设腹痛引腰脊,为今出也。但离经者,不病也。又法,欲生,其脉离经,夜半觉痛,日中则生也。

论曰:凡妇人虚羸,血气不足,肾气又弱,或当风饮冷太过,心下有淡水者,欲有胎而喜病阻。所谓欲有胎者,其人月水尚来,颜色肌肤如常,但苦沉重愦闷,不欲食饮,又不知其患所在,脉理顺时平和,则是欲有娠也。如此经二月日后便觉不通,则结胎也。阻病者,患心中愦愦,头重眼眩,四肢沉重,懈惰不欲执作,恶闻食气,欲啖咸酸果实,多卧少起,世谓恶食,其至三四月日已上,皆大剧吐逆,不能自胜举也。此由经血既闭,水渍于藏,藏气不宣通,故心烦愦闷,气逆而呕吐也。血脉不通,经络否涩,则四肢沉重,挟风则头目眩也。觉如此候者,便宜服半夏茯苓汤,数剂后将茯苓丸,淡水消除,便欲食也。既得食力,体强气盛,力足养胎,母便健矣。古今治阻病方有十数首,不问虚实冷热长少,殆死者,活于此方。

半夏茯苓汤　治妊娠阻病,心中愦闷,空烦吐逆,恶闻食气,头眩体重,四肢百节疼烦沉重,多卧少起,恶寒汗出,疲极黄瘦方。

半夏　生姜_{各三十铢}　干地黄　茯苓_{各十八铢}　橘皮　旋覆花　细辛　人参　芍药　芎䓖　桔梗　甘草_{各十二铢}

上十二味㕮咀,以水一斗煮取三升,分三服。若病阻积月日不得治,及服药冷热失候,病变客热烦渴,口生疮者,去橘皮、细辛,加前胡、知母各十二铢;若变冷下痢者,去干地黄,入桂心十二铢;若食少,胃中虚,生热,大便闭塞,小便赤少者,宜加大黄十八铢,去地黄,加黄芩六铢。余依方服。一剂得下后,消息看气力冷热增损,方调定,更服一剂汤,便急服茯苓丸,令能食,便强健也。忌生冷醋滑油腻菘菜海藻。

茯苓丸　治妊娠阻病,患心中烦闷,头眩重,憎闻饮食气,便呕逆吐闷颠倒,四肢垂弱,不自胜持,服之即效,要先服半夏茯苓汤两剂,后可将服此方。

茯苓　人参　桂心_熬　干姜　半夏　橘皮_{各一两}　白术　葛根　甘草　枳实_{各二两}

上十味为末,蜜和,为丸如梧子,饮服二十丸,渐加至三十丸,日三《肘后》不用干姜、半夏、橘皮、白术、葛根,只五味。又云:妊娠忌桂,故熬。

治妊娠恶阻,呕吐,不下食方

青竹茹　橘皮_{各十八铢}　茯苓　生姜_{各一两}　半夏_{三十铢}

上五味㕮咀,以水六升煮取二升半,分三服,不瘥频作。

橘皮汤　治妊娠呕吐,不下食方。

橘皮　竹茹　人参　白术_{各十八铢}　生姜_{一两}　厚朴_{十二铢}

上六味㕮咀,以水七升煮取二升半,分三服,不瘥重作。

养胎第三论　方　禁忌　逐月养胎

论曰：旧说凡受胎三月，逐物变化，禀质未定。故妊娠三月，欲得观犀象猛兽，珠玉宝物，欲得见贤人君子，盛德大师，观礼乐钟鼓俎豆军旅陈设，焚烧名香，口诵诗书，古今箴诫，居处简静，割不正不食，席不正不坐，弹琴瑟，调心神，和情性，节嗜欲，庶事清净，生子皆良，长寿忠孝，仁义聪惠，无疾，斯盖文王胎教者也。

论曰：儿在胎，日月未满，阴阳未备，腑脏骨节，皆未成足，故自初讫于将产，饮食居处，皆有禁忌。

妊娠食羊肝，令子多厄；食山羊肉，令子多病；

妊娠食驴马肉，令子延月；食骡肉，产难；

妊娠食兔肉犬肉，令子无音声，并缺唇；

妊娠食鸡肉糯米，令子多寸白虫；

妊娠食鸡子及干鲤鱼，令子多疮。

妊娠食椹并鸭子，令子倒出，心寒；

妊娠食雀肉并豆酱，令子满面多䵟䵟黑子；

妊娠食雀肉饮酒，令子心淫情乱，不畏羞耻；

妊娠食鳖，令子项短；

妊娠食冰浆，绝胎；

妊娠勿向非常地大小便，必半产杀人。

徐之才逐月养胎方

妊娠一月，名始胚。饮食精熟，酸美受御，宜食大麦，毋食腥辛，是谓才正。

妊娠一月,足厥阴脉养,不可针灸其经。足厥阴内属于肝,肝主筋及血。一月之时,血行否涩,不为力事,寝必安静,无令恐畏。

妊娠一月,阴阳新合为胎,寒多为痛,热多卒惊,举重腰痛,腹满胞急,卒有所下,当预安之,宜服**乌雌鸡汤方**

乌雌鸡一只,治如食法　茯苓　阿胶各二两　吴茱萸一升　麦门冬五合　人参　芍药　白术各三两　甘草　生姜各一两

上十味咬咀,以水一斗二升煮鸡,取汁六升,去鸡下药,煎取三升,内酒三升并胶,烊尽,取三升,放温,每服一升,日三。

补胎汤　若曾伤一月胎者,当预服此方。

细辛一两　防风二两　干地黄　白术各三两　生姜四两　吴茱萸　大麦各五合　乌梅一升

上八味咬咀,以水七升煮取二升半,分三服,先食服。寒多者,倍细辛、茱萸;若热多渴者,去细辛、茱萸,加栝楼根二两;若有所思,去大麦,加柏子人三合。一方有人参一两。

妊娠二月,名始膏。无食辛臊,居必静处,男子勿劳,百节皆痛,是为胎始结。

妊娠二月,足少阳脉养,不可针灸其经。足少阳内属于胆,主精。二月之时,儿精成于胞里,当慎护惊动也。

妊娠二月,始阴阳踞经,有寒多坏不成,有热即萎悴,中风寒,有所动摇,心满,脐下悬急,腰背强痛,卒有所下,乍寒乍热宜服**艾叶汤方**

艾叶　丹参　当归　麻黄各二两　人参　阿胶各三两　甘草一两　生姜六两　大枣十二枚

上九味咬咀,以酒三升、水一斗煮减半,去滓内胶,煎取三升,

分三服。一方用乌雌鸡一只宿肥者，治如食法，割头取血，内三升酒中相和，次以水一斗二升先煮，取汁去鸡，内药煎取三升，内血酒并胶，煎取三升，分温三服。

黄连汤　若曾伤二月胎者，当预服此方。

黄连　人参各一两　吴茱萸五合　生姜三两　生地黄五两，一方用阿胶

上五味㕮咀，以醋浆七升煮取三升，分四服，日三夜一，十日一作。若颇觉不安，加乌梅一升。加乌梅者，不用浆，直用水耳。一方用当归半两。

妊娠三月，名始胎。当此之时，未有定仪，见物而化，欲生男者操弓矢，欲生女者弄珠玑，欲子美好数视璧玉，欲子贤良端坐清虚，是谓外象而内感者也。

妊娠三月，手心主脉养，不可针灸其经。手心主内属于心，无悲哀思虑惊动。

妊娠三月为定形，有寒大便青，有热小便难，不赤即黄，卒惊恐忧愁嗔怒喜，顿仆，动于经脉，腹满，绕脐苦痛，或腰背，卒有所下。

雄鸡汤方

雄鸡一只，治如食法　黄芩　白术　生姜各一两　麦门冬五合　芍药四两　大枣十二枚，擘　甘草　人参　茯苓　阿胶各二两

上十一味㕮咀，以水一斗五升煮鸡，减半出鸡，内药煮取半，内清酒三升并胶，煎取三升，分三服，一日令尽，当温卧。一方用当归、芎䓖各二两，不用黄芩、生姜。

茯神汤　若曾伤三月胎者，当预服此方。

茯神　丹参　龙骨各一两　阿胶　当归　甘草　人参各二两

大枣二十一枚　赤小豆二十一粒

上九味㕮咀,以醋浆一斗煮取三升,分四服,先食服,七日后服一剂。腰痛者,加桑寄生二两《深师》有薤白二两,麻子一升。

妊娠四月,始受水精,以成血脉。食宜稻粳,羹宜鱼雁,是谓盛血气,以通耳目而行经络。

妊娠四月,手少阳脉养,不可针灸其经。手少阳内输三焦。四月之时,儿六腑顺成。当静形体,和心志,节饮食。

妊娠四月,有寒,心下温温欲呕,胸膈满,不欲食,有热,小便难,数数如淋状,脐下苦急,卒风寒,颈项强痛,寒热,或惊动身躯,腰背腹痛,往来有时,胎上迫胸,心烦不得安,卒有所下。

菊花汤方

菊花鸡子大一枚　麦门冬一升　大枣十二枚　人参一两半　甘草当归各二两　麻黄　阿胶各三两　半夏四两　生姜五两

上十味㕮咀,以水八升煮减半,内清酒三升并阿胶,煎取三升,分三服。温卧当汗,以粉粉之,护风寒四五日。一方用乌雌鸡一只煮水煎药。

调中汤方　若曾伤四月胎者,当预服此方。

白芍药　生姜各四两　厚朴　枳实　生李根白皮　白术　柴胡各三两　续断　芎䓖　甘草各一两　当归一两半　乌梅一升

上十二味㕮咀,以水一斗煮取三升,分四服,日三夜一,八日后复服一剂。

妊娠五月,始受火精,以成其气。卧必晏起,沐浴浣衣,深其居处,厚其衣裳,朝吸天光,以避寒殃,其食稻麦,其羹牛羊,和以茱萸,调以五味,是谓养气,以定五脏。

妊娠五月,足太阴脉养,不可针灸其经。足太阴内输于脾。五月之时,儿四肢皆成,无大饥,无甚饱,无食干燥,无自炙热,无大劳倦。

妊娠五月,有热苦头眩,心乱呕吐,有寒苦腹满痛,小便数,卒有恐怖,四肢疼痛,寒热,胎动无常处,腹痛,闷顿欲仆,卒有所下。

阿胶汤主之方

阿胶四两　人参一两　生姜六两　当归　芍药　甘草　黄芩各二两　旋覆花二合　吴茱萸七合　麦门冬一升

上十味㕮咀,以水九升煮药减半,内清酒三升并胶,微火煎取三升半,分四服,日三夜一,先食服,便愈,不瘥再服。一方用乌雌鸡一只,割取咽血,内酒中,以水煮鸡,以煎药减半,内酒并胶,煎取三升半,分四服。

安中汤　曾伤五月胎者,当预服此方。

黄芩一两　当归　芎劳　干地黄　人参各二两　甘草　芍药各三两　生姜六两　麦门冬一升　五味子　大麻仁各五合　大枣三十五枚

上十二味㕮咀,以水七升、清酒五升煮取三升半,分四服,日三夜一,七日复服一剂。

妊娠六月,始受金精,以成其筋。身欲微劳,无得静处,出游于野,数观走犬,及视走马,食宜鸷鸟猛兽之肉,是谓变腠理,纫筋,以养其力,以坚背膂。

妊娠六月,足阳明脉养,不可针灸其经。足阳明内属于胃,主其口目。六月之时,儿口目皆成,调五味,食甘美,无太饱。

妊娠六月,卒有所动不安,寒热往来,腹内胀满,身体肿,惊怖,

忽有所下,腹痛如欲产,手足烦疼,宜服**麦门冬汤方**

麦门冬一升　人参　甘草　黄芩各二两　干地黄三两　阿胶四两　生姜六两　大枣十五枚

上八味咬咀,以水七升煮减半,内清酒二升并胶,煎取三升,分三服,中间进糜粥。一方用乌雌鸡一只,煮水以煎药。

柴胡汤　若曾伤六月胎者,当预服此方。

柴胡四两　苁蓉一两　白术　芍药一作紫葳　甘草　麦门冬　芎劳各二两　生姜六两　干地黄五两　大枣三十枚

上十味咬咀,以水一斗煮取三升,分四服,日三夜一,中间进糜粥。勿食生冷及坚硬之物。七日更服一剂。

妊娠七月,始受木精,以成其骨。劳身摇肢,无使定止,动作屈伸,以运血气,居处必燥,饮食避寒,常食稻粳,以密腠理,是谓养骨而坚齿。

妊娠七月,手太阴脉养,不可针灸其经。手太阴内属于肺,主皮毛。七月之时,儿皮毛已成,无大言,无号哭,无薄衣,无洗浴,无寒饮。

妊娠七月,忽惊恐摇动,腹痛,卒有所下,手足厥冷,脉若伤寒,烦热,腹满短气,常苦颈项及腰背强。

葱白汤主之方

葱白长三四寸,十四茎　半夏　麦门冬各一升　旋覆花一合　黄芩一两　人参一两半　甘草　当归　黄芪各三两　阿胶四两　生姜八两

上十一味咬咀,以水八升煮减半,内清酒三升及胶,煎取四升,每服一升,日三夜一,温卧,当汗出。若不出者,加麻黄二两,煮服

如前法。若秋后，勿强渍汗。一方以黄雌鸡一只，割咽取血，内酒中，煮鸡取汁，以煎药。

杏仁汤　若曾伤七月胎者，当预服此方。

杏仁　甘草各二两　紫菀一两　钟乳　干姜各二两　麦门冬　吴茱萸各一升　粳米五合　五味子五合

上九味㕮咀，以水八升煮取三升半，分四服，日三夜一，中间进食，七日服一剂。一方用白鸡一只，煮汁煎药。

妊娠八月，始受土精，以成肤革。和心静息，无使气极，是谓密腠理而光泽颜色。

妊娠八月，手阳明脉养，不可针灸其经。手阳明内属于大肠，主九窍。八月之时，儿九窍皆成，无食燥物，无辄失食，无忍大起。

妊娠八月，中风寒，有所犯触，身体尽痛，乍寒乍热，胎动不安，常苦头眩痛，绕脐下寒，时时小便白如米汁，或青或黄，或使寒栗，腰背苦冷而痛，目晄晄。

芍药汤主之之方

芍药四两　生姜四两　厚朴二两　甘草　当归　白术　人参各三两　薤白切，一升

上八味㕮咀，以水五升、清酒四升合煮取三升，分作三服，日再夜一。一方用乌雌鸡煮汁，以煎药。

葵子汤　若曾伤八月胎者，当预服此方。

葵子二升　甘草　厚朴各二两　白术　柴胡各三两　芍药四两　生姜六两　大枣二十枚

上八味㕮咀，以水九升煮取三升，分三服，日三，十日一剂。一方用乌雌鸡一只，煮水以煎药。

妊娠九月，始受石精，以成皮毛，六腑百节，莫不毕备，饮醴食甘，缓带自持而待之，是谓养毛发，致才力。

妊娠九月，足少阴脉养，不可针灸其经。足少阴内属于肾，肾主续缕。九月之时，儿脉续缕皆成，无处湿冷，无着炙衣。

妊娠九月，若卒得下痢，腹满悬急，胎上冲心，腰背痛，不可转侧，短气。

半夏汤方

半夏　麦门冬各五两　吴茱萸　当归　阿胶各三两　干姜一两　大枣十二枚

上七味㕮咀，以水九升煮取三升，去滓，内白蜜八合，微火上温，分四服。痢即止。一方用乌雌鸡一只，煮汁煎药。

猪肾汤　若曾伤九月胎者，当预服此方。

猪肾一具　茯苓　桑寄生　干姜　干地黄　芎䓖各三两　白术四两　附子中者一枚　大豆三合　麦门冬一升

上十味㕮咀，以水一斗煮肾令熟，去肾，内诸药，煎取三升半，分四服，日三夜一，丸十日更一剂。

妊娠十月，五脏俱备，六腑齐通，纳天地气于丹田，故使关节人神皆备，但俟时而生。

妊娠一月始胎，二月始膏，三月始胞，四月形体成，五月能动，六月筋骨立，七月毛发生，八月脏腑具，九月谷气入胃，十月诸神备，日满即产矣。宜服滑胎药，入月即服。

丹参膏　养胎，临月服，令滑而易产方。

丹参半斤　芎䓖　当归各三两　蜀椒五合，有热者以大麻人五合代

上四味㕮咀，以清酒溲湿，停一宿，以成煎猪膏四升，微火煎，

膏色赤如血,膏成,新布绞去滓,每日取如枣许,内酒中服之。不可逆服,至临月乃可服。旧用常验。

甘草散　令易生,母无疾病,未生一月日预服,过三十日行步动作如故,儿生堕地皆不自觉方。

甘草二两　黄芩一用茯苓　干姜　吴茱萸　大豆黄卷　麻子仁　桂心　大麦蘖各三两,一方用粳米

上八味治下筛,酒服方寸匕,日三,暖水服亦得。

千金丸　主养胎,治产难颠倒,胞不出,服一丸,伤毁不下,产余病,汗不出,烦满不止,气逆满,以酒服一丸一名保生丸。

甘草　贝母　秦椒　大豆黄卷　干姜　桂心　黄芩　粳米一作糯米　石斛　石膏各六铢　当归十三铢　麻子三合

上十二味为末,蜜和,丸如弹子大,每服一丸,日三,用枣汤下。一方用蒲黄一两。

蒸大黄丸　治妊娠养胎,令易产方。

大黄三十铢,蒸　枳实　芎藭　白术　杏仁各十八铢　芍药　干姜　厚朴各十二铢　吴茱萸一两

上九味为末,蜜丸如梧桐子大,空腹酒下二丸,日三。不知,稍加之。

滑胎令易产方

阿胶八两　滑石二两　车前子一升

上三味治下筛,饮服方寸匕,日再。至生月乃服,药利九窍,不可先服。

卷之三　妇人方

妊娠诸病第四_{方　灸法}

第一胎动及数堕胎方

治妊娠二三月上至八九月,胎动不安,腰痛,已有所见方

艾叶　阿胶　芎䓖《肘后》不用　当归各三两　甘草一两

上五味㕮咀,以水八升煮取三升,去滓,内胶令消,分三服,日三。

治妊娠胎动去血,腰腹痛方

阿胶二两　芎䓖　当归　青竹茹各五两

上四味㕮咀,以水一斗半煮银二斤,取六升,去银内药,煎取二升半,内胶令烊,分三服。不瘥重作。一方用甘草二两。

葱白汤　治妊娠胎动不安,腹痛方。

葱白切,一升　阿胶二两　当归　续断　芎䓖各三两

上五味㕮咀,以水一斗先煮银六七两,取七升,去银内药,煎取二升半,下胶令烊,分三服。不瘥重作。

治妊娠胎动,昼夜叫呼,口噤唇寒,及下重、痢不息方。

艾叶㕮咀,以好酒五升煮取四升,去滓更煎,取一升,服。口闭者,格口灌之,药下即瘥。亦治妊娠腰痛及妊娠热病,并妊娠卒下血。

旋覆花汤　治妊娠六七月,胎不安,常服之方。

旋覆花一两　半夏　芍药　生姜各二两　枳实　厚朴　白术　黄芩　茯苓各三两

上九味㕮咀,以水一斗煮取二升半,分五服,日三夜二,先食服。

治妊娠数堕胎方

取赤小豆为末,酒服方寸匕,日二。亦治妊娠数月,月水尚来者。

又　妊娠三月,灸膝下一寸,七壮。

第二漏胞方

治妊娠下血如故,名曰漏胞,胞干便死方。

生地黄半斤㕮咀,以清酒三升煮三沸,绞去滓,服之无时,能多服佳姚大夫加黄雌鸡一头,治如食法。崔氏取鸡血和药中服。

治妊娠血下不止,名曰漏胞,血尽子死方。

干地黄捣末,以三指撮许酒服,不过三服瘥。

又方　生地黄汁一升,清酒四合煮三四沸,顿服之。不止频服。

又方　干姜二两　干地黄四两

上二味治下筛,以酒服方寸匕,日再三服。

第三子烦方

竹沥汤　治妊娠常苦烦闷,此是子烦。

竹沥一升　麦门冬　防风　黄芩各三两　茯苓四两

上五味㕮咀,以水四升合竹沥煮取二升,分三服。不瘥再作。

又方　时时服竹沥,随多少,取瘥止。

第四心腹腰痛及胀满方

治妊娠心痛方

青竹皮一升,以酒二升煮三两沸,顿服。

又方　破生鸡子一枚,和酒服之。

又方　白蜜三两　羊脂八两　青竹茹一升

上三味合煎，食顷，服如枣核大三枚，日三。

又方　蜜一升，和井底泥，泥心下。

又方　烧枣二七枚，为末，尿服之，立愈。

治妊娠腹中痛方

生地黄三斤，捣绞取汁，用清酒一升合煎减半，顿服。

又方　烧车钉脂，内酒中，服。亦治妊娠咳嗽，并难产三日不出。

又方　取蜜一升顿服，良。

治妊娠腹中满痛入心，不得饮食方

黄芩三两　芍药四两　白术六两

上三味㕮咀，以水六升煮取三升，分三服。半日令药尽，微下水，令易生，月饮一剂为善也。

治妊娠忽苦心腹痛方

烧盐令赤热，三指撮，酒服之，立产。

治妊娠伤胎结血，心腹痛方

取小儿尿二升，顿服之，立瘥，大良。

治妊娠中恶，心腹痛方

新生鸡子二枚，破着杯中，以糯米粉和如粥，顿服。亦治妊娠卒胎动不安，或但腰痛，或胎转抢心，或下血不止。

又方　水三升洗夫靴，剔汁温服。

治妊娠中蛊，心腹痛方

烧败鼓皮，酒服方寸匕，须臾自呼蛊主姓名。

治妊娠腰痛方

大豆二升，以酒三升煮取二升，顿服之。亦治常人卒腰痛者。

又方　麻子三升，以水五升煮取汁三升，分五服。亦治心痛。

又方　豉二两　榆白皮三两

上二味熟捣,蜜丸如桐梧子大,服二七丸。亦治心痛。

又方　烧牛屎焦,末,水服方寸匕,日三服。

又方　地黄汁八合,酒五合,合煎,温服。

治妊娠胀满方　服秤锤酒良,烧之,淬酒中服,亦治妊娠卒下血。

第五伤寒方

治妊娠伤寒,头痛壮热,肢节烦疼方

石膏八两　大青　黄芩各三两　葱白切,一升　前胡　知母　栀子仁各四两

上七味㕮咀,以水七升煮取二升半,去滓,分五服,别相去如人行七八里,再服不利。

治妊娠头痛壮热,心烦呕吐,不下食方

知母四两　粳米五合　生芦根一升　青竹茹三两

上四味㕮咀,以水五升煮取二升半,稍稍饮之。尽更作,瘥止。

治妊娠伤寒,服汤后头痛壮热不歇,宜用此汤拭其身。

麻黄半斤　竹叶切,一升　石膏三升为末

上三味,以水五升煮取一升,去滓,冷,用以拭身体,又以故布搌头额胸心,燥则易之。患疟者,加恒山五两。

治妊娠伤寒方

葱白十茎　生姜二两,切

上二味,以水三升煮取一升半,顿服,取汗。

治妊娠中风,寒热,腹中绞痛,不可针灸方

鲫鱼一头,烧作灰,捣末,酒服方寸匕,取汗。

治妊娠遭时疾,令子不落方

取灶中黄土,水和,涂脐,干复涂之。一方酒和涂,方五寸。又泔清和涂之,并佳。

又方　犬尿泥涂腹,勿令干。

治妊娠热病方

葱白五两　豆豉二升

上二味,以水六升煮取二升,分二服,取汗。

又方　葱白一把,以水三升煮令熟,服之,取汗,食葱令尽。亦主安胎。若胎已死者,须臾即出。

又方　车辖脂酒服,大良。

又方　井底泥泥心下三寸,立愈。

又方　青羊屎涂腹上。

又方　水服伏龙肝一鸡子大。

治大热烦闷者方

葛根汁二升,分三服,如人行五里进一服。

又方　烧大枣七枚为末,酒和服。

又方　槐实烧灰,取方寸匕,酒和服。

第六疟病方

治妊娠患疟汤方

恒山二两　甘草一两　黄芩三两　乌梅十四枚　石膏八两

上五味㕮咀,以酒水各一升半合渍药一宿,煮三四沸,去滓,初服六合,次服四合,后服二合,凡三服。

又方　恒山　竹叶各三两　石膏八两　粳米一百粒,《崔氏》《外台》作糯米,《集验》《救急》作秫米上四味㕮咀,以水六升煮取二升半,去滓,分三服。第一服取未发前一食顷服之,第二服取临欲发服之,余一服用以涂头额及胸前五心。药滓置头边。当一日勿近水及进饮食,过发后乃进粥食。

第七下血方

治妊娠忽暴下血数升,胎燥不动方

榆白皮三两　当归　生姜各二两　干地黄四两　葵子一升,《肘后》不用

上五味㕮咀,以水五升煮取二升半,分三服。不瘥,更作服之,甚良。

马通汤　治妊娠卒惊奔走,或从高堕下,暴出血数升方。

马通汁一升　干地黄　阿胶各四两　当归　艾叶各三两

上五味㕮咀,以水五升煮取二升半,去滓,内马通汁及胶令烊,分三服。不瘥重作。

胶艾汤　治妊娠二三月上至七八月,其人顿仆失踞,胎动不下,伤损腰腹,痛欲死,若有所见,及胎奔上抢心,短气方。

艾叶三两　阿胶　芎䓖　芍药　甘草　当归各二两　干地黄四两

上七味㕮咀,以水五升、好酒三升合煮取三升,去滓内胶,更上火令消尽,分三服,日三。不瘥更作。

治妊娠卒下血方

葵子一升,以水五升煮取二升,分三服,瘥止。

又方　生地黄切一升,以酒五升煮取三升,分三服。亦治落身后血。

又方　取葵根茎烧作灰,以酒服方寸匕,日三。

蟹爪汤 治妊娠僵仆失据，胎动，转上抢心，甚者血从口出，逆不得息，或注下血一斗五升，胎不出，子死则寒熨，人腹中急如产状，虚乏少气，困顿欲死，烦闷反覆，服药母即得安，下血亦止，其当产者立生方。

蟹爪一升 甘草 桂心各二尺 阿胶二两

上四味咬咀，以东流水一斗煮取三升，去滓，内胶烊尽，能为一服佳，不能者食顷再服。若口急不能饮者，格口灌之，药下便活也，与母俱生，若胎已死，独母活也。若不僵仆，平安妊娠，无有所见，下血，服此汤即止。或云桂不安胎，亦未必尔。

治妊娠胎堕，下血不止方

丹参十二两咬咀，以清酒五升煮取三升，温服一升，日三。

又方 地黄汁和代赭为末，服方寸匕。

又方 桑螵虫屎烧灰，酒服方寸匕。

香豉汤 治半产下血不尽，苦来去烦满欲死方。

香豉一升半，以水三升煮三沸，漉去滓，内成末鹿角一方寸匕，顿服之，须臾血自下。鹿角烧亦得。

第八小便病方灸法

治妊娠小便不利方

葵子一升 榆白皮一把,切

上二味，以水五升煮五沸，每服一升，日三。

又方 葵子 茯苓各一两

上二味为末，以水服方寸匕，日三。小便利则止仲景云：妊娠有水气，身重，小便不利，洒淅恶寒，起即头眩。

治妊娠患子淋方

葵子一升,以水三升煮取二升,分再服。

又方　葵根一把,以水三升煮取二升,分再服。

治妊娠小便不通利方

芜菁子十合为末,水和服方寸匕,日三服。

治妊娠尿血方

黍穰烧灰,酒服方寸匕,日三服。

治妇人无故尿血方

龙骨五两治下筛,酒服方寸匕,空腹服,日三,久者二十服,愈。

又方　爪甲　乱发

上二味并烧末,等分,酒服方寸匕,日三。饮服亦得。

又方　桂心　鹿角屑　大豆黄卷_{各一两}

上三味治下筛,酒服方寸匕,日三服。

又方　取夫爪甲烧作灰,酒服之。

又方　取故船上竹茹,曝干捣末,酒服方寸匕,日三。亦主遗尿。

治妇人遗尿,不知出时方

白薇　芍药_{各一两}

上二味治下筛,酒服方寸匕,日三。

又方　矾石　牡蛎_{各二两}

上二味治下筛,酒服方寸匕。亦治丈夫。

又方　胡燕窠中草烧末,酒服半钱匕。亦治丈夫。

又方　烧遗尿人荐草灰,服之,瘥。

又方　灸横骨当阴门七壮。

第九下痢方_{灸法}

治妊娠下痢方

人参三两　黄芩三两　榉皮四两　粳米三合　酸石榴皮三两

上五味㕮咀，以水七升煮取二升半，分三服。

又方　白杨皮一斤㕮咀，以水一大升煮取二小升，分三服。

又方　烧中衣带三寸，为末，服之。

又方　羊脂如棋子大十枚，温酒一升，投中，顿服之，日三。

治妊娠患脓血赤滞，鱼脑白滞，脐腹绞痛不可忍者方

薤白切，一升　酸石榴皮　黄柏各二两，《产宝》作黄连　阿胶二两
地榆四两

上五味㕮咀，以水七升煮取二升半，分三服。不瘥更作。

治妊娠注下不止方

阿胶　艾叶　酸石榴皮各二两

上三味㕮咀，以水七升煮取二升，去滓，内胶令烊，分三服。

治妊娠及产已寒热下痢方

黄连一升　黄柏一斤　栀子三十枚

上三味㕮咀，以水五升渍一宿，煮三沸，服一升，一日一夜令尽。呕者，加橘皮一两，生姜二两。亦治丈夫常痢。

治妇人欲痢，辄先心痛，腹胀满，日夜五六十行方

石榴皮　曲　黄柏一作麦蘗　乌梅　黄连　艾各一两　防己二
两　阿胶　干姜各三两　附子五两

上十味为末，蜜和丸，如梧子大饮服二十丸，日三，渐加至三十四十丸。

治妇人水泄痢方　灸气海百壮，三报。

第十水肿方

治妊娠体肿，有水气，心腹急满汤方

茯苓　白术各四两，《崔氏》无术　黄芩　杏仁各三两　旋覆花二两

上五味㕮咀，以水六升煮取二升半，分三服。

鲤鱼汤　治妊娠腹大，胎间有水气方。

鲤鱼一头重二斤　白术五两　生姜三两　芍药　当归各三两　茯苓四两

上六味㕮咀，以水一斗二升先煮鱼熟，澄清取八升，内药煎取三升，分五服。

治妊娠毒肿方

芜菁根净洗，去皮，捣，醋和如薄泥，勿令有汁，猛火煮之二沸，适性薄肿，以帛急裹之，日再易。寒时温覆。非根时用子。若肿在咽中，取汁含咽之。

又方　烧𤲞牛屎，醋和，傅之，干则易。亦可服方寸匕，日三。

治妊娠手脚皆肿，挛急方

赤小豆五升　商陆根一斤，切

上二味，以水三斗煮取一斗，稍稍饮之，尽更作。一方加泽漆一斤。

产难第五论　方　针法

论曰：产妇虽是秽恶，然将痛之时，及未产已产，并不得令死丧污秽家人来视之，则生难，若已产者则伤儿也。

妇人产乳，忌反支月。若值此月，当在牛皮上若灰上，勿令水血恶物着地，则杀人。及浣濯衣水，皆以器盛，过此忌月乃止。

凡生产不依产图,脱有犯触,于后母子皆死。若不至死,即母子俱病,庶事皆不称心。若能依图,无所犯触,母即无病,子亦易养。

凡欲产时,特忌多人瞻视,惟得三二人在傍,待总产讫乃可告语诸人也。若人众看视,无不难产耳。

凡产妇,第一不得匆匆忙怕,傍人极须稳审,皆不得预缓预急及忧悒,忧悒则难产。若腹痛,眼中火生,此儿回转,未即生也。儿出讫,一切人及母,皆忌问是男是女。儿始落地,与新汲井水五咽,忌与暖汤物。勿令母看视秽污。

凡产妇,慎食热药热面,食常识此,饮食当如人肌温温也。

凡欲临产时,必先脱寻常所著衣,以笼灶头及灶口,令至密,即易产也。

凡产难及子死腹中,并逆生与胞胎不出,诸篇方可通检用之。

治产难或半生,或胎不下,或子死腹中,或著脊,及坐草数日不产,血气上抢心,母面无颜色,气欲绝者方

醇酒二升　白蜜一升　成煎猪膏一升

上三味,合煎取二升,分再服。不能再服,可随所能服之。治产后恶血不除,上抢心痛,烦急者,以地黄汁代醇酒。

治难产方

槐枝切,二升　榆白皮切　大麻仁各一升　瞿麦　通草各五两
牛膝四两

上六味㕮咀,以水一斗二升煮取三升半,分五服。

又方　吞皂荚子二枚。

又方　取厕前已用草二七枚,烧作屑,水调而服之。

又方　令夫唾妇口中二七过,立出。

又方　针两肩井入一寸,写之,须臾即分免。

治产难三日不出方

取鼠头烧作屑,井花水服方寸匕,日三。

又方　车轴脂,吞大豆许两丸。

又方　烧药杵令赤,内酒中,饮之。

又方　烧大刀镮,以酒一杯沃之,顿服,即出。救死不分免者。

治产难累日,气力乏尽,不能得生,此是宿有病者方

阿胶二两　赤小豆二升

上二味,以水九升煮豆令熟,去滓,内胶令烊,每服五合。不觉更服,不过三服即出。

又方　槐子十四枚　蒲黄一合

上二味合内酒中,温服。须臾不生,再服之。水服亦得。

又方　生姜汁　生地黄汁各半升

上二味合煎熟,顿服之。

治产难及日月未足欲产者方

知母一两为末,蜜丸如兔屎大,每服一丸。痛不止,更服一丸。

羚羊角散　治产后心闷,是血气上冲心所致。

羚羊角一枚,烧作灰,下筛,以东流水服方寸匕。若未瘥,须臾再服,取闷瘥乃止。

又方　羖羊角烧作灰,以温酒服方寸匕。不瘥,须臾再服《备急方》以治产难。

治产乳运绝方

半夏一两捣筛,丸如大豆,内鼻孔中,即愈此是扁鹊法。

又方　神曲末,水服方寸匕。亦治产难。

又方　赤小豆捣为散,取东流水服方寸匕。不瘥更服。

又方　含醇醋潠面,即愈。凡闷即潠之愈。

又方　取酽醋和产血如枣许大,服之。

治心闷方

产后心闷,眼不得开,即当顶上取发如两指大,强以人牵之,眼即开。

子死腹中第六论　方

论曰:凡妇人产难死生之候,母面赤舌青者,儿死母活;母唇口青,口两边沫出者,母子俱死;母面青舌赤,口中沫出者,母死子活。

治动胎及产难,子死腹中,并妊两儿,一死一生,令死者出,生胎安,神验方。

蟹爪一升　甘草二尺　阿胶三两

上三味,以东流水一斗先煮蟹爪甘草,得三升,去滓,次内胶令烊,顿服之。不能分,再服。若人困,抅口内药,药入即活。煎药作东向灶,用苇薪煮之。

珍珠汤　治胎死腹中方。

熟珍珠一两　榆白皮切,一升

上二味,以苦酒三升煮取一升,顿服,死胎立出。

治子死腹中不出方

以牛屎涂母腹上,立出。

又方　取灶下黄土三指撮,以酒服之,立出,土当著儿头上出。亦治逆生及横生不出,手足先见者。

又方　服水银三两,立出。

又方　取夫尿二升,煮令沸,饮之。

又方　醋二升,抅口开灌之即出。

又方　吞槐子二七枚。亦治逆生。

又方　三家鸡卵各一枚,三家盐各一撮,三家水各一升,合煮,令产妇东向饮之,立出。

又方　瞿麦一斤,以水八升煮取二升,一服一升。不出再服。

治胎死腹中,干燥著背方

葵子一升　阿胶五两

上二味,以水五升煮取二升,顿服之。未出,再煮服。

治妊娠未足月而胎卒死不出,其母欲死方

以苦酒浓煮大豆,每服一升,死胎立出,不能顿服,分再服。一方用醇酒煮大豆。亦治积聚成瘕。

治妊娠胎死腹中,若子生胞衣不出,腹中引腰背痛方

甘草一尺　筒桂四寸　鸡子一枚　蒲黄二合　香豉二升

上五味,以水六升煮取一升,顿服之,胎胞秽恶尽去,大良。

治妊娠得病,须去胎方

以鸡子一枚、盐三指撮,和服立下此与阮河南疗难产同。

又方　麦蘖一升为末,和蜜一升,服之,立下。

又方　七月七日神曲三升,醋一升煮两沸,宿不食,平旦顿服之,即下。

又方　大麦曲五升,酒一斗煮三沸,去滓,分五服令尽。当宿勿食。其子如糜,令母肥盛,无疾苦,千金不传。

逆生第七论　方

论曰:凡产难,或儿横生侧生,或手足先出,可以针锥刺儿手足,入一二分许,儿得痛,惊转即缩,自当回顺也。

治逆生方

以盐涂儿足底。又可急爪搔之,并以盐摩产妇腹上,即愈。

又方　以盐和粉,涂儿足下,即顺《子母秘录》云:以盐和胡粉。

又方　取梁上尘如弹丸许二枚,治末三指撮,温酒服之。

治逆生及横生不出,手足先见者方

烧蛇脱皮为末,服一刀圭亦云三指撮,面向东酒服,即顺。

又方　取蝉壳二枚,治为末三指撮,取温酒服之《崔氏》《外台》《子母秘录》作弹丸二枚为末,酒服。

又方　取夫阴毛二七茎,烧,以猪膏和丸如大豆,吞之,儿手即持丸出,神验。

又方　取蛇蜕皮烧灰,猪膏和丸,东向服。

又方　以手中指取釜底墨,交画儿足下,便顺生。

又方　取父名书儿足下,即顺生。

治横生及足先出者方

取梁上尘、灶突墨,酒服之。

又方　取车釭中脂,书儿足下及掌中。

治纵横生不可出者方

菟丝子末,酒若米汁服方寸匕,即生。车前子亦好,服如上法。

又方　以水若酒服灶突墨尘。

治产时子但趋谷道者方　熬盐熨之,自止。

胞胎不出第八方

牛膝汤　治产儿胞衣不出,令胞烂方。

牛膝　瞿麦各一两　当归　通草各一两半　滑石二两,一方用桂心一两　葵子半升

上六味㕮咀,以水九升煮取三升,分三服。

治产难,胞衣不出,横倒者,及儿死腹中,母气欲绝方

半夏二两　白蔹二两

上二味治下筛，服方寸匕，产难一服，横生二服，倒生三服，儿死四服。亦可加代赭、瞿麦各二两为佳。

治胎死腹中，若母病欲下之方

取榆白皮细切，煮汁三升，服之，即下。难生者亦佳。

又方　生地黄汁一升，苦酒三合令暖，服之。不能顿服，分再服亦得。

又方　牛膝三两　葵子一升

上二味，以水七升煮取三升，分三服。

又方　泽兰叶三两　滑石五合　生麻油二合

上三味，以水一升半煮泽兰，取七合，去滓，内滑石、麻油，顿服之。

治胞衣不出方

取小麦合小豆煮令浓，饮其汁，立出。亦治横逆生者。

又方　取瓜瓣二七枚，服之，立出，良。

又方　取水煮弓弩弦，饮其汁五合，即出。亦可烧灰，酒和服。

又方　取宅中所埋柱掘出，取坎底当柱下土大如鸡子，酒和服之，良。

又方　墨三寸为末，酒服。

又方　服蒲黄如枣许，以井花水服。

又方　苦酒服珍珠一两。

又方　鸡子一枚，苦酒一合，和饮之，即出。

又方　生男吞小豆七枚，生女者十四枚，即出。

治逆生，胎不出方

灶上墨，以酒煮一两沸，取汁服。

治产后胞不时出方

井底土如鸡子中黄,以井花水和服之,立出。

又方　取井中黄土,丸如梧桐子,吞之,立出。又治儿不出。

治子死腹中,若衣不出,欲上抢心方

急取蚁蛭土三升,熬之令热,囊盛,熨心下,令胎不得上抢心,甚良。

又方　末灶突中墨三指撮许,以水,苦酒调服,立出,当著儿头生。

又方　取夫内衣盖井上,立出。

又方　取炊箪当户前烧,服之。

下乳第九方

钟乳汤　治妇人乳无汁方。

石钟乳　硝石六铢,一方用滑石　白石脂各六两　通草十二铢
桔梗半两,切

上五味㕮咀,以水五升煮三沸,三上三下,去滓,内硝石令烊,分服。

又方　石钟乳　通草各等分

上二味为末,粥饮服方寸匕,日三。后可兼养两儿通草,横心者是。勿取羊桃根色黄,无益。一方,二味酒五升渍一宿,明旦煮沸,去滓,服一升,日三。夏冷服,冬温服。

又方　石钟乳四两　甘草二两,一方不用　漏芦三两　通草　栝楼根五两

上五味㕮咀,以水一斗煮取三升,分三服一云用栝蒌实一枚。

又方　石钟乳　通草各一两　漏芦半两　桂心　甘草　栝楼根各六铢

上六味治下筛,酒服方寸匕,日三,最验。

又方　石钟乳　漏芦各二两

上二味治下筛,饮服方寸匕,即下。

漏芦汤　治同前。

漏芦　通草各二两　石钟乳一两　黍米一升

上四味㕮咀,米宿渍,揩挞取汁三升,煮药三沸,去滓,作饮饮之,日三。

漏芦散　治同前。

漏芦半两　石钟乳　栝楼根各一两　蛴螬三合

上四味治下筛,先食糖水服方寸匕,日三。

治妇人乳无汁,**单行石膏汤**　治同前。

石膏四两研,以水二升煮三沸,稍稍服,一日令尽。

麦门冬散　治同前。

麦门冬　通草　理石　石钟乳

上四味各等分,治下筛,先食酒服方寸匕,日三。

又方　麦门冬　通草　理石　石钟乳　土瓜根　大枣　蛴螬

上七味等分,治下筛,食毕用酒服方寸匕,日三。

又方　母猪蹄一具粗切,以水二斗熟煮,得五六升汁,饮之。不出更作。

又方　猪蹄二枚,熟炙,捶碎　通草八两,细切

上二味以清酒一斗浸之,稍稍饮尽。不出更作《外台》猪蹄不炙,以水一斗煮取四升,入酒四升更煮,饮之。

又方　栝楼根切一升,酒四升煮三沸,去滓,分三服。

又方　栝楼根　漏芦各三两　石钟乳四两　白头翁一两　滑石　通草各三两

上六味治下筛,以酒服方寸匕,日三。

又方　取栝蒌子尚青色大者一枚,熟捣,以白酒一斗煮取四升,去滓,温服一升,日三。黄色小者用二枚,亦好。

又方　土瓜根治下筛,服半钱匕,日三,乃乳如流水。

单行鬼箭汤　治同前。

鬼箭五两,以水六升煮取四升,每服八合,日三。亦可烧作灰,水服方寸匕,日三。

甘草散　治同前。

甘草一两　通草二十铢　石钟乳二十铢　云母二两半　屋上散草二把,烧为灰

上五味治下筛,食后温漏芦汤服方寸匕,日三,乳下止。

又方　烧死鼠,作屑,酒服方寸匕,日三,立下。勿令知。

又方　烧鲤鱼头为末,酒服三指撮。

鲫鱼汤　下乳汁方。

鲫鱼长七寸　猪肪半斤　漏芦　石钟乳各八两

上四味切,猪肪鱼不须洗治,清酒一斗二升合煮,鱼熟药成,绞去滓,适寒温,分五服。其间相去须臾一饮,令药力相及为佳,乳即下。

卷之四　妇人方

虚损第一

论曰:凡妇人,非止临产须忧,至于产后,大须将慎,危笃之至,其在于斯。勿以产时无他,乃纵心恣意,无所不犯。犯时微若秋毫,感病广于嵩岱。何则?产后之病,难治于余病也。妇人产讫,五脏虚羸,惟得将补,不可转泻。若其有病,不须快药。若行快药,转更增虚,就中更虚,向生路远。所以妇人产后百日以来,极须殷勤忧畏,勿纵心犯触,及即便行房。若有所犯,必身反强直,犹如角弓反张,名曰蓐风,则是其犯候也。若似角弓,命同转烛。凡百女人,宜好思之。苟或在微不慎,戏笑作病,一朝困卧,控告无所。纵多出财宝,遍处求医,医者未必解此。纵得医来,大命已去,何处追寻?学者于此一方,大须精熟,不得同于常方耳。特忌上厕便利,宜室中盆上佳。

凡产后满百日,乃可合会。不尔,至死虚羸,百病滋长,慎之。

凡妇人皆患风气,脐下虚冷,莫不由此早行房故也。

凡产后七日内,恶血未尽,不可服汤,候脐下块散,乃进羊肉汤。有痛甚切者,不在此例。后三两日消息,可服泽兰丸,比至月满丸尽为佳。不尔,虚损不可平复也。全极消瘦不可救者,服五石泽兰丸。

凡在蓐,必须服泽兰丸补之。服法必七日外,不得早服也。

凡妇人因暑月产乳,取凉大多,得风冷,腹中积聚,百病竞起,迄至于老,百方治不能瘥,桃仁煎主之,出蓐后服之。妇人纵令无病,每至秋冬,须服一两剂,以致年内将常服之,佳。

四顺理中丸 已产讫可服此方。

甘草二两 人参 白术 干姜各一两

上四味为末,蜜和,丸如梧子,服十丸,稍增至二十丸。新生藏虚,此所以养脏气也。

桃仁煎 治妇人产后百疾诸气,补益悦泽方。

桃仁一千二百枚,捣令细熟,以上好酒一斗五升研滤三四遍,如作麦粥法,以极细为佳,内长项瓷瓶中,密塞,以面封之,内汤中煮一伏时,不停火,亦勿令火猛,使瓶口常出在汤上,无令没之,熟讫出,温酒服一合,日再服。丈夫亦可服之。

石斛地黄煎 治妇人虚羸短气,胸逆满闷,风气方。

石斛 甘草 紫菀各四两 桃仁半升 桂心二两 大黄八两 麦门冬二升 茯苓一升 生地黄汁 淳酒各八升 一方用人参三两

上十味为末,于铜器中炭火上熬,内鹿角胶一斤,耗得一斗,次内饴三斤,白蜜三升,和调,更于铜器中釜上煎微耗,以生竹搅,无令着,耗令相得药成,先食酒服如弹子一丸,日三。不知,稍加至二丸。

地黄羊脂煎 治妇人产后欲令肥白,饮食平调方。

生地黄汁一斗 生姜汁 白蜜各五升 羊脂二斤

上四味,先煎地黄,令得五升,次内羊脂,合煎减半,内姜汁,复煎令减,合蜜,着铜器中,煎如饴,取鸡子大一枚,投热酒中,服,日三。

地黄酒 治产后百病,未产前一月当预酿之,产讫蓐中服之方。

地黄汁一升 好曲一斗 好米二升

上三味,先以地黄汁渍曲令发,准家法酘之至熟,封七日,取清服之。常使酒气相接,勿令断绝。慎蒜生冷醋滑猪鸡鱼。一切妇人皆须服之。但夏三月热,不可合,春秋冬并得合服。地黄并滓内米中炊，合用之。一石十石，一准此一升为率。先服羊肉当归汤三剂，乃服之，佳。

羊肉汤　治产后虚羸，喘乏，自汗出，腹中绞痛之方。

肥羊肉三斤，去脂　当归一两，姚氏用葱白　桂心　甘草各二两　芎蒡三两，《子母秘录》作豉一升　芍药《子母秘录》作葱白　生姜各四两　干地黄五两

上八味㕮咀，以水一斗半先煮肉，取七升，去肉，内余药煮取三升，去滓，分三服。不瘥重作《千金翼》有葱白一斤。《子母秘录》：若胸中微热，加黄芩、麦门冬各一两；头痛，加石膏一两；中风加防风一两；大便不利，加大黄一两；小便难，加葵子一两；上气咳逆，加五味子一两。

猪肾汤　治产后虚羸，喘乏，乍寒乍热，病如疟状，名蓐劳方。

猪肾一具，去脂，四破，无则用羊肾代　香豉绵裹　白粳米　葱白各一斗

上四味，以水三斗煮取五升，去滓，任情服之。不瘥更作《广济方》有人参、当归各二两，为六味。

羊肉黄芪汤　治产后虚乏，补益方。

羊肉三斤　黄芪三两　大枣三十枚　茯苓　甘草　当归　桂心　麦门冬　干地黄　芍药各一两

上十味㕮咀，以水二斗煮羊肉，取一斗，去肉，内诸药煎取三升，去滓，分三服，日三。

鹿肉汤　治产后虚羸劳损，补乏方。

鹿肉四斤　干地黄　甘草　芎蒡各三两　黄芪　芍药　麦门冬　茯苓各二两　人参　当归各二两　生姜二两　半夏一升　大枣二十枚

上十三味㕮咀，以水二斗五升煮肉，取一斗三升，去肉内药，煎

取五升,去滓,分四服,日三夜一。

獐骨汤 治产后虚乏,五劳七伤,虚损不足,脏腑冷热不调方。

獐骨一具　远志　黄芪　芍药　干姜　防风　茯苓一作伏神
厚朴各三两　当归　橘皮　甘草　独活　芎䓖各二两　桂心　生姜
各四两

上十五味㕮咀,以水三斗煮獐骨,取二斗,去骨内药,煎取五升,
去滓,分五服。

当归芍药汤 治产后虚损,逆害饮食方。

当归一两半　芍药　人参　桂心　生姜　干地黄　甘草各一两
大枣二十枚

上八味㕮咀,以水七升煮取三升,去滓,分三服,日三。

杏仁汤 治产后虚气方。

杏仁　橘皮　白前　人参各三两　苏叶　半夏各一升　桂心四
两　生姜十两　麦门冬一两

上九味㕮咀,以水一斗二升煮取三升半,去滓,分五服。

治妇人产后上气贲豚气,积劳,脏气不足,胸中烦躁,关元以下
如怀五千钱状方

厚朴　桂心　当归　细辛　芍药　石膏　桔梗各三两　甘草
黄芩　泽泻各二两　吴茱萸五两,《千金翼》作大黄　干地黄四两
干姜一两

上十三味㕮咀,以水一斗二升煮取三升,去滓,分三服,服三剂佳。

乳蜜汤 治产后七伤虚损,少气不足,并肾劳寒冷,补气方。

牛乳七升,恶则用羊乳　白蜜一升半　当归　人参　独活各三两
大枣二十枚　甘草　桂心各二两

上八味㕮咀,诸药内乳蜜中煮取三升,去滓,分四服。

五石汤方　治产后虚冷七伤,时寒热,体痛乏力,补肾,治百病。

紫石英　钟乳　白石英　赤石脂　石膏　茯苓　白术　桂心

芎䓖　甘草各二两　薤白六两　人参　当归各三两　生姜八两

大枣二十枚

上十五味,五石并为末,诸药各㕮咀,以水一斗二升煮取三升六合,去滓,分六服。若中风,加葛根、独活各二两;下痢,加龙骨一两。

三石汤　治病如前方。

紫石英　生姜　当归　人参　甘草各二两　白石英　钟乳各二

两半　茯苓　干地黄　桂心各三两　半夏五两　大枣十五枚

上十二味,三石为末,㕮咀诸药,以水一斗二升煮取三升,去滓,分四服。若中风,加葛根四两。

内补黄芪汤　主妇人七伤,身体疼痛,小腹急满,面目黄黑,不能食饮,并诸虚乏不足,少气,心悸不安方。

黄芪　当归　芍药　干地黄　半夏各三两　茯苓　人参　桂

心　远志　麦门冬　甘草　五味子　白术　泽泻各二两　干姜四两

大枣三十枚

上十六味㕮咀,以水一斗半煮取三升,去滓,一服五合,日三夜一服。

吴茱萸汤　治产后虚羸盗汗,涩涩恶寒方。

吴茱萸三两,以清酒三升渍一宿,煮如蚁鼻沸,减得二升许,中分之,顿服一升,日再,间日再作服。亦治产后腹中疾痛。

猪膏煎　治产后体虚寒热,自汗出方。

猪膏　生姜汁　白蜜各一升　清酒五合

上四味煎令调和,五上五下,膏成,随意以酒服方寸匕。当炭火上熬。

鲤鱼汤　治妇人体虚,流汗不止,或时盗汗方。

鲤鱼二斤　豉　葱白切,各一升　干姜　桂心各二两

上五味,㕮咀三物,以水一斗煮鱼,取六升,去鱼,内诸药,微火煮取二升,去滓,分再服,取微汗即愈。勿用生鱼。

桂枝加附子汤　治产后风虚,汗出不止,小便难,四肢微急,难以屈伸者方。

桂枝　芍药　生姜各三两　甘草一两半　附子二枚　大枣十二枚

上六味㕮咀,以水七升煎取三升,分为三服。

虚烦第二

薤白汤　治产后胸中烦热逆气方。

薤白　半夏　甘草　人参　知母各二两　石膏四两　栝楼根三两　麦门冬半升

上八味㕮咀,以水一斗三升煮取四升,去滓,分五服,日三夜二。热甚,即加石膏、知母各一两。

竹根汤　治产后虚烦方。

甘竹根细切一斗五升,以水二斗煮取七升,去滓,内小麦二升,大枣二十枚,复煮麦熟,三四沸,内甘草一两,麦门冬一升,汤成去滓,服五合。不瘥,更服取瘥。短气亦服之。

人参当归汤　治产后烦闷不安方。

人参　当归　麦门冬　干地黄　桂心各一两　大枣二十枚　粳米一升　芍药四两　淡竹叶三升

上九味㕮咀,以水一斗二升先煮竹叶及米,取八升,去滓内药,煮取三升,去滓,分三服。若烦闷不安者,当取豉一升,以水三升煮

取一升,尽服之,甚良。

甘竹茹汤　治产后内虚,烦热短气方。

甘竹茹一升　人参一两　茯苓　甘草各一两　黄芩三两

上五味㕮咀,以水六升煮取二升,去滓,分三服,日三。

知母汤　治产后乍寒乍热,通身温壮,胸心烦闷方。

知母三两　芍药　黄芩各二两　桂心　甘草各一两

上五味㕮咀,以水五升煮取二升半,分三服。一方不用桂心,加生地黄。

竹叶汤　治产后心中烦闷不解方。

生淡竹叶　麦门冬各一升　甘草二两　生姜　茯苓各三两　大枣十四枚　小麦五合

上七味㕮咀,以水一斗先煮竹叶、小麦,取八升,内诸药煮取三升,去滓,分三服。若心中虚悸者,加人参二两;其人食少无谷气者,加粳米五合;气逆者,加半夏二两。

淡竹茹汤　治产后虚烦头痛,短气欲绝,心中闷乱不解,必有效方。

生淡竹茹一升　麦门冬　小麦各五合　甘草一两　生姜三两,《产宝》用干葛　大枣十四枚,《产宝》用石膏三两

上六味㕮咀,以水一斗煮竹茹小麦,取八升,去滓,乃内诸药煮取一升,去滓,分二服,赢人分作三服。若有人参,入一两;若无人参,内茯苓一两半,亦佳。人参、茯苓皆治心烦闷及心虚惊悸,安定精神。有则为良,无,自依方服一剂,不瘥更作。若气逆者,加半夏二两。

赤小豆散　治产后烦闷,不能食,虚满方。

赤小豆三七枚,烧作末,以冷水和,顿服之。

蒲黄散 治产后烦闷方。

蒲黄，以东流水和方寸匕，服，极良。

蜀漆汤 治产后虚热往来，心胸烦满，骨节疼痛，及头痛壮热，晡时辄甚，又如微疟方。

蜀漆叶 桂心 甘草 黄芩各一两 黄芪五两 知母 芍药各二两 生地黄一斤

上八味咬咀，以水一斗煮取三升，分三服。此汤治寒热，不伤人。

芍药汤 治产后虚热头痛方。

白芍药 干地黄 牡蛎各五两 桂心三两

上四味咬咀，以水一斗煮取二升半，去滓，分三服，日三。此汤不伤损人，无毒。亦治腹中拘急痛。若通身发热，加黄芩二两。

中风第三论　方

论曰：凡产后角弓反张及诸风病，不得用毒药，惟宜单行一两味。亦不得大发汗，特忌转泻吐利，必死无疑。大豆紫汤，产后大善。

大豆紫汤 治产后百病，及中风痱痉，或背强口噤，或但烦热苦渴，或头身皆重，或身痒，剧者呕逆直视，此皆因虚风冷湿及劳伤所为。

大豆五升 清酒一斗

上二味，以铁铛猛火熬豆令极热，焦烟出，以酒沃之，去滓，服一升，日夜数服，服尽更合，小汗则愈。一以去风，二则消血结。如妊娠伤折，胎死在腹中三日，服此酒即瘥。

独活紫汤 治产后百日中风痉，口噤不开，并治血气痛，劳伤，补肾方。

独活一斤 大豆五升 旧酒一斗三升

上三味,先以酒渍独活再宿,若急,须微火煮之,令减三升,去滓,别熬大豆极焦,使烟出,以独活酒沃之,去豆,服一升,日三夜二。

小独活汤　治如前状方。

独活八两　葛根　生姜各六两　甘草二两

上四味㕮咀,以水九升煮取三升,去滓,分四服,微汗佳。

甘草汤　治在蓐中风,背强不得转动,名曰风痉方。

甘草　干地黄　麦门冬　麻黄各二两　栝楼根　芎䓖　黄芩各三两　杏仁五十枚　葛根半斤

上九味㕮咀,以水一斗五升、酒五升合煮葛根,取八升,去滓,内诸药煮取三升,去滓,分再服。一剂不瘥,更合良《千金翼》《崔氏》有前胡三两。

独活汤　治产后中风,口噤不能言方。

独活　生姜各五两　防风　秦艽　桂心　白术　甘草　当归　附子各二两　葛根三两　防己一两

上十一味㕮咀,以水一斗二升煮取三升,去滓,分三服。

鸡粪酒　治产后中风及百病,并男子中一切风,神效方。

鸡粪一升,熬令黄　乌豆一升,熬令声绝,勿焦

上二味,以清酒三升半先淋鸡粪,次淋豆取汁,一服一升,温服,取汗。病重者凡四五日服之,无不愈。

竹叶汤　治产后中风发热,面正赤,喘气头痛之方。

淡竹叶一握　葛根三两　防风二两　桔梗　甘草　人参　桂心各一两　大附子一枚　生姜五两　大枣十五枚

上十味㕮咀,以水一斗煮取二升半,去滓,分三服,日三,温覆使汗出。若颈项强者,用大附子;若呕者,加半夏四两。

防风汤　治产后中风,背急短气方《千金翼》作里急短气。

防风　独活　葛根各五两　当归　芍药　人参　甘草　干姜各二两

上八味㕮咀，以水九升煮取三升，去滓，分三服，日三。

鹿肉汤　治产后风虚，头痛壮热，言语邪僻方。

鹿肉三斤　芍药　独活　秦艽　黄芩　黄芪各三两　半夏一升　干地黄二两　桂心　芎䓖各一两　生姜六两　甘草　阿胶各一两　茯苓《千金翼》作茯神　人参各四两

上十五味㕮咀，以水二斗煮肉，得一斗二升，去肉内药，煎取三升，去滓，内胶令烊，分四服，日三夜一。

独活酒　治产后中风方。

独活一斤　桂心三两　秦艽五两

上三味㕮咀，以酒一斗半渍三日，饮五合，稍加至一升。不能多饮，随性服。

大豆汤　主产后卒中风，发病倒闷不知人，及妊娠挟风，兼治在蓐诸疾方。

大豆五升，炒令微焦　葛根　独活各八两　防己六两

上四味㕮咀，以酒一斗二升煮豆，取八升，去滓内药，煮取四升，去滓，分六服，日四夜二。

五石汤　治产后卒中风，发疾口噤倒闷，吐沫瘛疭，眩冒不知人，及湿痹缓弱，身体痉，妊娠百病方。

紫石英三两　钟乳　赤石脂　石膏　白石英　牡蛎　人参　黄芩　白术　甘草　栝楼根　芎䓖　桂心　防己　当归　干姜各一两　独活三两　葛根四两

上十八味，末五石，㕮咀诸药，以水一斗四升煮取三升半，分五服，日三夜二。一方有滑石、寒水石各二两，枣二十枚。

四石汤　治产后卒中风,发疾口噤瘛疭,闷满不知人,并缓急诸风毒痹,身体疼强,及挟胎中风,妇人百病方。

紫石英　白石英　石膏　赤石脂各三两　独活　生姜各六两
葛根四两　桂心　芎䓖　甘草　芍药　黄芩各二两

上十二味㕮咀,以水一斗二升煮取三升半,去滓,分五服,日三夜二。

小柴胡汤　治妇人在蓐得风,盖四肢苦烦热,皆自发露所为。若头不痛但烦热,与三物黄芩汤。头痛,与小柴胡汤方。

柴胡半斤　黄芩　人参　甘草各三两　生姜二两　大枣十二枚
半夏半升

上七味㕮咀,以水一斗二升煮取六升,去滓,每服一升,日三服。

三物黄芩汤方

黄芩　苦参各二两　干地黄四两

上㕮咀,以水八升煮取二升,去滓,适寒温,服一升,日二,多吐下虫。

甘草汤　治产后腹中伤绝,寒热恍惚,狂言见鬼,此病中风内绝,藏气虚所为方。

甘草　芍药各五两　羊肉三斤　通草三两,《产宝》用当归

上四味㕮咀,以水一斗六升煮肉,取一斗,去肉内药,煮取六升,去滓,分五服,日三夜二。

羊肉汤　治产后中风,久绝不产,月水不利,乍赤乍白,及男子虚劳冷盛方。

羊肉二斤　成箄大蒜去皮,切　香豉各三升

上三味,以水一斗三升煮取五升,去滓,内酥一升,更煮取三升,分温三服。

葛根汤　治产后中风,口噤痉痹,气息迫急,眩冒困顿,并产后诸疾方。

葛根　生姜各六两　独活四两　当归三两　甘草　桂心　茯苓　石膏　人参　白术　芎𦺔　防风各二两

上十二味咬咀,以水一斗二升煮取三升,去滓,分三服,日三。

防风酒　治产后中风方。

防风　独活各一斤　女萎　桂心各二两　茵芋一两　石斛五两

上六味咬咀,以酒二斗渍三宿,初服一合,稍加至三四合,日二。

木防己膏　治产后中风方。

木防己半升　茵芋五两

上二味咬咀,以苦酒九升渍一宿,猪膏四升煎,三上三下,膏成,炙手摩千遍,瘥。

治产后中柔风,举体疼痛,自汗出者,及余百疾方

独活八两　当归四两

上二味咬咀,以酒八升煮取四升,去滓,分四服,日三夜一,取微汗葛氏单用独活,《小品》加当归。若上气者,加桂心二两,不瘥更作。

浴汤　治产后中风流肿方。

盐五升,熬令赤　鸡毛一把,烧作灰

上二味,以水一石煮盐作汤,内鸡毛灰着汤中,适冷暖以浴,大良。又浴妇人阴冷肿痛。凡风肿面欲裂破者,以紫汤一服,瘥,神效紫汤是炒黑豆作者。

治产后中风,头面手臂通满方

大豆三升,以水六升煮取一升半,去豆澄清,更煎取一升,内白术八两,附子三两,独活三两,生姜八两,添水一斗,煎取五升,内好酒五升,合煎取五升,去滓,分五服,日三夜一,间粥,频服三剂。

茯神汤　治产后忽苦心中冲悸,或志意不定,恍恍惚惚,言语错谬,心虚所致方。

茯神四两　人参　茯苓各三两　芍药　甘草　当归　桂心各一两　生姜八两　大枣三十枚

上九味㕮咀,以水一斗煮取三升,去滓,分三服,日三,甚良。

远志汤　治产后忽苦心中冲悸不定,志意不安,言语错误,惚惚愦愦,情不自觉方。

远志　麦门冬　人参　甘草　当归　桂心各二两　芍药一两茯苓五两　生姜六两　大枣二十枚

上十味㕮咀,以水一斗煮取三升,去滓,分三服,日三,羸者分四服。产后得此,正是心虚所致。无当归,用芎劳。若其人心胸中逆气,加半夏三两。

茯苓汤　治产后暴苦心悸不定,言语错谬,恍恍惚惚,心中愦愦,此皆心虚所致方。

茯苓五两　甘草　芍药　桂心　当归各二两　生姜六两　麦门冬一升　大枣三十枚

上八味㕮咀,以水一斗煮取三升,去滓,分三服,日三。无当归,可用芎劳。若苦心志不定,加人参二两,亦可内远志二两;若苦烦闷短气,加生竹叶一升,先以水一斗三升煮竹叶,取一斗,内药;若有微风,加独活三两,麻黄二两,桂心二两,用水一斗五升;若颈项苦急,背膊强者,加独活、葛根各三两,麻黄、桂心各二两,生姜八两,用水一斗半。

安心汤　治产后心冲悸不定,恍恍惚惚,不自知觉,言语错误,虚烦短气,志意不定,此是心虚所致方。

远志　甘草各二两　人参　茯神　当归　芍药各三两　麦门冬

一升　大枣三十枚

上八味㕮咀,以水一斗煮取三升,去滓,分三服,日三。若苦虚烦短气者,加淡竹叶二升,水一斗二升煮竹叶,取一斗,内药;若胸中少气者,益甘草为三两善。

甘草丸　治产后心虚不足,虚悸,心神不安,吸吸乏气,或若恍恍惚惚,不自觉知者方。

甘草　远志　菖蒲各三两　人参　麦门冬　干姜　茯苓各二两　泽泻　桂心各一两　大枣五十枚

上十味为末,蜜丸如大豆,酒服二十丸,日四五服,夜再服。不知,稍加。若无泽泻,以白术代之;若胸中冷,增干姜。

人参丸　治产后大虚心悸,志意不安,不自觉,恍惚恐畏,夜不得眠,虚烦少气方。

人参　甘草　茯苓各三两　麦门冬　菖蒲　泽泻　薯蓣　干姜各二两　桂心一两　大枣五十枚

上十味为末,以蜜枣膏和丸,如梧子,未食酒服二十丸,日三夜一。不知,稍增。若有远志,内二两为善;若风气,内当归、独活三两。亦治男子虚损心悸。

大远志丸　治产后心虚不足,心下惊悸,志意不安,恍恍惚惚,腹中拘急痛,夜卧不安,胸中吸吸少气,内补伤损,益气,安定心神,亦治虚损方。

远志　甘草　干地黄　桂心　茯苓　麦门冬　人参　当归　白术　泽泻　独活　菖蒲各三两　薯蓣　阿胶各二两　干姜四两

上十五味为末,蜜和如大豆,未食温酒服二十丸,日三。不知,稍增至五十丸。若大虚,身体冷,少津液,加钟乳三两为善。

心腹痛第四方

蜀椒汤　治产后心痛，此大寒冷所为方。

蜀椒二合　芍药一两　当归　半夏　甘草　桂心　人参　茯苓各二两　蜜一升　生姜汁五合

上十味㕮咀，以水九升煮椒令沸，然后内诸药，煮取二升半，去滓，内姜汁及蜜，煎取三升，一服五合，渐加至六合。禁勿冷食。

大岩蜜汤　治产后心痛方。

干地黄　当归　独活　甘草　芍药　桂心　细辛　小草各二两　吴茱萸一升　干姜三两

上十味㕮咀，以水九升煮取三升，内蜜五合重煮，分三服，日三。《胡洽》不用独活、桂心、甘草。《千金翼》不用蜜。

干地黄汤　治产后两胁满痛，兼除百病方。

干地黄　芍药各三两　当归　蒲黄各二两　生姜五两　桂心六两　甘草一两　大枣二十枚

上八味㕮咀，以水一斗煮取二升半，去滓，分服，日三。

芍药汤　治产后苦腹少痛方。

芍药六两　桂心　生姜各三两　甘草二两　胶饴八两　大枣十二枚

上六味㕮咀，以水七升煮取四升，去滓，内胶饴令烊，分三服，日三。

当归汤　治妇人寒疝，虚劳不足，若产后腹中绞痛方。

当归　芍药各二两，《子母秘录》作甘草　生姜五两　羊肉一斤

上四味㕮咀，以水八升煮羊肉熟，取汁煎药，得三升，适寒温，服七合，日三《金匮要略》《胡洽》不用芍药，名小羊肉汤。

桃仁芍药汤 治产后腹中疾痛方。

桃仁半升 芍药 芎䓖 当归 干漆 桂心 甘草各二两

上七味㕮咀,以水八升煮取三升,分三服。

羊肉汤 治产后及伤寒大虚,上气腹痛,兼微风方。

肥羊肉二斤,无羊肉用獐鹿肉代 茯苓 黄芪 干姜各三两 甘草 独活 桂心 人参各二两 麦门冬七合 生地黄五两 大枣十二枚

上十一味㕮咀,以水二斗煮肉,取一斗,去肉内药,煮取三升半,分四服,日三夜一。《千金翼》无干姜。

羊肉当归汤 治产后腹中、心下切痛,不能食,往来寒热,若中风乏气力方。

羊肉三斤 当归 黄芩《肘后》用黄芪 芎䓖 防风《肘后》用人参 甘草各二两 芍药三两 生姜四两

上八味㕮咀,以水一斗二升先煮肉熟,减半,内余药取三升,去滓,分三服,日三。《胡洽》以黄芪代黄芩,白术代芍药,名大羊肉汤。《子母秘录》以桂心代防风,加大枣十七枚,良。

羊肉杜仲汤 治产后腰痛咳喘方。

羊肉四斤 杜仲 紫菀 当归 桂心各三两 五味子 细辛 款冬花 人参 厚朴 芎䓖 附子 草薢 甘草 黄芪各二两 白术三两 生姜八两 大枣三十枚

上十八味㕮咀,以水二斗半煮肉,取汁一斗五升,去肉内药,煎取三升半,去滓,分五服,日三夜二。

羊肉生地黄汤 治产后三日腹痛,补中益藏,强气力,消血方。

羊肉三斤 生地黄切,二升 桂心 当归 甘草 芎䓖 人参各二两 芍药三两

上八味㕮咀,以水二斗煮肉,取一斗,去肉内药,煎取三升,分四服,日三夜一。

内补当归建中汤　治产后虚赢不足,腹中疞痛不止,吸吸少气,或苦小腹拘急,痛引腰背,不能饮食,产后一月,日得服四五剂为善,令人力壮方。

当归四两　芍药六两　甘草二两　生姜六两　桂心三两　大枣十枚

上六味㕮咀,以水一斗煮取三升,去滓,分三服,一日令尽。若大虚,内饴糖六两,汤成内之于火上,饴消;若无生姜,则以干姜三两代之;若其人去血过多,崩伤内竭不止,加地黄六两,阿胶二两,合八种,作汤或去滓,内阿胶;若无当归,以芎䓖代之。

内补芎䓖汤　治妇人产后虚赢,及崩伤过多,虚竭,腹中绞痛方。

芎䓖　干地黄各四两　芍药五两　桂心二两　甘草　干姜各三两　大枣四十枚

上七味㕮咀,以水一斗二升煮取三升,去滓,分三服,日三。不瘥,复作至三剂。若有寒,苦微下,加附子三两。治妇人虚赢,少气伤绝,腹中拘急痛,崩伤虚竭,面目无色,及唾吐血,甚良。

大补中当归汤　治产后虚损不足,腹中拘急,或溺血,少腹苦痛,或从高堕下犯内,及金疮血多内伤,男子亦宜服之方。

当归　续断　桂心　芎䓖　干姜　麦门冬各三两　芍药四两　吴茱萸一升　干地黄六两　甘草　白芷各二两　大枣四十枚

上十二味㕮咀,以酒一斗渍药一宿,明旦以水一斗合煮取五升,去滓,分五服,日三夜二。有黄芪,入二两益佳。

桂心酒　治产后疹痛及卒心腹痛方。

桂心三两,以酒三升煮取二升,去滓,分三服,日三。

生牛膝酒 治产后腹中苦痛方。

生牛膝根五两,以酒五升煮取二升去滓,分二服。若用干牛膝根,以酒渍之一宿,然后可煮。

治产后腹中如弦,当坚痛无聊赖方。

当归末二方寸匕,内蜜一升煎之,适寒温,顿服之。

吴茱萸汤 治妇人先有寒冷,胸满痛,或心腹刺痛,或呕吐食少,或肿,或寒,或下痢,气息绵惙欲绝,产后益剧,皆主之方。

吴茱萸二两　防风　桔梗　干姜　甘草　细辛　当归各十二铢　干地黄十八铢

上八味㕮咀,以水四升煮取一升半,去滓,分再服。

蒲黄汤 治产后余疾,胸中少气,腹痛头疼,余血未尽除,腹中胀满欲死方。

蒲黄　生地黄　生姜各五两　芎䓖　桂心各一两　芒硝一两　桃仁二十枚　大枣十五枚

上八味㕮咀,以水九升煮取二升半,去滓,内芒硝,分三服,日三,良验。

败酱汤 治产后疹痛引腰,腹中如锥刀所刺之方。

败酱三两　桂心　芎䓖各一两半　当归一两

上四味㕮咀,以清酒二升、水四升微火煮取二升,去滓,适寒温,服七合,日三,食前服之《千金翼》只用败酱一味。

芎䓖汤 治产后腹痛方。

芎䓖　甘草各二两　蒲黄　女萎各一两半　芍药　大黄各三十铢　当归十八两　桂心　桃仁　黄芪《千金翼》作黄芩　前胡各一两　生地黄一升

上十二味㕮咀,以水一斗、酒三升合煮取二升,去滓,分四服,日三夜一。

独活汤　治产后腹痛,引腰背拘急痛方。

独活　当归　桂心　芍药　生姜各三两　甘草二两　大枣二十枚

上七味㕮咀,以水八升煮取三升,去滓,分三服,服后相去如人行十里久再进。

芍药黄芪汤　治产后心腹痛方。

芍药四两　黄芪　白芷　桂心　生姜　人参　芎藭　当归　干地黄　甘草各二两　茯苓三两　大枣十枚

上十二味㕮咀,以酒水各五升合煮取三升,去滓,先食服一升,日三。《千金翼》无人参、当归、芎藭、地黄、茯苓,为七味。

治产后腹胀痛,不可忍者方

煮黍粘根为饮,一服即愈。

治妇人心痛方

布裹盐如弹丸,烧作灰,酒服之,愈。

又方　烧秤锤,投酒中,服,亦佳。

又方　炒大豆,投酒中,服,佳。

卷之五　妇人方

恶露第五方

干地黄汤　治产后恶露不尽,除诸疾,补不足之方。

干地黄_{三两}　芎䓖　桂心　黄芪　当归_{各二两}　人参　防风　茯苓　细辛　芍药　甘草_{各一两}

上十一味㕮咀,以水一斗煮取三升,去滓,分三服,日再夜一。

桃仁汤　治产后往来寒热,恶露不尽方。

桃仁_{五两}　吴茱萸_{二升}　黄芪　当归　芍药_{各三两}　生姜　醍醐_{百炼酥}　柴胡_{各八两}

上八味㕮咀,以酒一斗、水二升合煮,取三升,去滓,适寒温,先食服一升,日三。

泽兰汤　治产后恶露不尽,腹痛不除,小腹急痛,痛引腰背,少气力方。

泽兰　当归　生地黄_{各二两}　甘草_{一两半}　生姜_{三两}　芍药_{一两}　大枣_{十枚}

上七味㕮咀,以水九升煮取三升,去滓,分三服,日三。堕身欲死,服亦瘥。

甘草汤　治产乳余血不尽,逆抢心胸,手足逆冷,唇干,腹胀短气方。

甘草　芍药　桂心　阿胶_{各三两}　大黄_{四两}

上五味㕮咀,以东流水一斗煮取三升,去滓,内阿胶令烊,分三服。一服入腹中,面即有颜色。一日一夜尽此三升,即下腹中恶血一二升,立瘥。当养之如新产者。

大黄汤　治产后恶露不尽方。

大黄　当归　甘草　生姜　牡丹　芍药各三两　吴茱萸一升

上七味㕮咀,以水一斗煮取四升,去滓,分四服,一日令尽。加人参二两,名人参大黄汤。

柴胡汤　治产后往来寒热,恶露不尽方。

柴胡　生姜各八两　桃仁五十枚　当归　黄芪　芍药各三两
吴茱萸二升

上七味㕮咀,以水一斗三升煮取三升,去滓,先食服一升,日三。《千金翼》以清酒一斗煮。

蒲黄汤　治产后余疾,有积血不去,腹大短气,不得饮食,上冲胸胁,时时烦愦逆满,手足惋疼,胃中结热方。

蒲黄半两　大黄　芒硝　甘草　黄芩各一两　大枣三十枚

上六味㕮咀,以水五升煮取一升,清朝服至日中。下若不止,进冷粥半盏即止;若不下,与少热饮自下。人赢者半之。《千金翼》名大黄汤,而不用芒硝。

铜镜鼻汤　治产后余疾,恶露不除,积聚作病,血气结搏,心腹疼痛方。

铜镜鼻十八铢,烧末　大黄二两半　芍药　干地黄　芎䓖　干漆
芒硝各二两　乱发鸡子大,烧　大枣三十枚

上九味㕮咀,以水七升煮取二升二合,去滓,内发灰、镜鼻末,分三服。

小铜镜鼻汤　治如前状方。

铜镜鼻十铢,烧末　大黄　甘草　黄芩　芒硝　干地黄各二两

桃仁五十枚

上七味咬咀,以酒六升煮取三升,去滓,内镜鼻末,分三服。亦治遁尸心腹痛及三十六尸疾。

栀子汤 治产后儿生处空,流血不尽,小腹绞痛方。

栀子三十枚,以水一斗煮取六升,内当归、芍药各二两,蜜五合,生姜五两,羊脂一两于栀子汁中,煎取二升,分三服,日三。

生地黄汤 治产后三日至七日,腹中余血未尽,绞痛强满,气息不通方。

生地黄五两　生姜三两　大黄　芍药　茯苓　细辛　桂心当归　甘草　黄芩各一两半　大枣二十枚

上十一味咬咀,以水八升煮取二升半,去滓,分三服,日三。

大黄干漆汤 治新产后有血,腹中切痛方。

大黄　干漆　干地黄　桂心　干姜各二两

上五味咬咀,以水三升、清酒五升煮取三升,去滓,温服一升,血当下。若不瘥,明旦服一升,满三服,病无不瘥。

麻子酒 治产后血不去方。

麻子五升捣,以酒一斗渍一宿,明旦去滓,温服一升,先食服。不瘥,夜服一升,当吐下,忌房事一月,将养如初产法。

升麻汤 治产后恶物不尽,或经一月、半岁、一岁方。

升麻三两,以清酒五升煮取二升,去滓,分再服。当吐下恶物,勿怪。良。

治产后恶血不尽,腹中绞刺,痛不可忍方

大黄　黄芩　桃仁各三两　桂心　甘草　当归各二两　芍药四两　生地黄六两

上八味咬咀,以水九升煮取二升半,去滓,食前分三服。

治产后漏血不止方

露蜂房　败船茹

上二味等分,作灰,取酪若浆服方寸匕,日三。

又方　大黄三两　芒硝一两　桃仁　水蛭　虻虫各三十枚　甘草　当归各二两　䗪虫四十枚

上八味㕮咀,以水三升、酒二升合煮取三升,去滓,分三服,当下血。

又方　桂心　蛴螬各二两　栝蒌根　牡丹各三两　豉一升

上五味㕮咀,以水八升煮取三升,去滓,分三服。

治产后血不可止者方

干菖蒲三两,以清酒五升渍,煮取三升,分再服,即止。

治产后恶血不除,四体并恶方

续骨木二十两,破如算子大,以水一斗煮取三升,分三服,相去如人行十里久,间食粥。或小便数,或恶血下,即瘥。此木得三遍煮。

治产后下血不尽,烦闷腹痛方

羚羊角烧成灰刮取,三两　芍药二两,熬令黄　枳实一两,细切,熬令黄

上三味治下筛,煮水作汤,服方寸匕,日再夜一,稍加至二匕。

又方　鹿角烧成炭,捣筛,煮豉汁,服方寸匕,日三夜再,稍加至二匕。不能,用豉清,煮水作汤服之。

又方　捣生藕取汁,饮二升,甚验。

又方　生地黄汁一升,酒三合和,温,顿服之。

又方　赤小豆捣散,取东流水和服方寸匕。不瘥,更服。

治产后血瘕痛方

古铁一斤,秤锤斧头铁杵亦得,炭火烧令赤,内酒五升中,稍热

服之,神妙。

治妇人血瘕,心腹积聚,乳余疾,绝生,小腹坚满,贯脐中热,腰背痛,小便不利,大便难,不下食,有伏虫,胪胀,痛疽肿,久寒留热,胃脘有邪气方

半夏一两六铢　石膏　藜芦　牡蒙　苁蓉各十八铢　桂心　干姜各一两　乌喙半两　巴豆六十铢,研如膏

上九味为末,蜜丸如小豆,服二丸,日三。及治男子疝病。

治妇人血瘕痛方

干姜　乌贼鱼骨各一两

上二味治下筛,酒服方寸匕,日三。

又方　末桂心,温酒服方寸匕,日三。

下痢第六方

胶蜡汤　治产后三日内下诸杂五色痢方。

阿胶　黄柏各一两　蜡如棋子三个　当归一两半　黄连二两　陈廪米一升

上六味㕮咀,以水八升煮米蟹目沸,去米内药,煮取二升,去滓,内胶、蜡令烊,分四服,一日令尽。

桂蜜汤　治产后余寒下痢,便脓血赤白,日数十行,腹痛,时时下血方。

桂心　甘草各二两　干姜二两　附子一两　蜜一升　当归二两　赤石脂十两

上七味㕮咀,以水六升煮取三升,去滓内蜜,煎一两沸,分三服,日三。

治产后下赤白,腹中绞痛汤方

芍药　干地黄各四两　甘草　阿胶　艾叶　当归各八两

上六味㕮咀,以水七升煮取二升半,去滓,内胶令烊,分三服。

治产后赤白,下久不断,身面悉肿方

大豆微熬　小麦　蒲黄各一升　吴茱萸半升

上四味,以水九升煮取三升,去滓,分三服。此方神验。亦可以水五升、酒一斗煎取四升,分四服。

治产后痢赤白,心腹刺痛方

薤白一两　当归二两　酸石榴皮三两　地榆根四两　粳米五合

上五味㕮咀,以水六升煮取二升半,去滓,分三服《必效方》加厚朴一两,阿胶、人参、甘草、黄连各一两半。

当归汤　治产后下痢赤白,腹痛方。

当归　龙骨各三两　干姜　白术各二两　芎䓖二两半　甘草白艾熟者　附子各一两

上八味㕮咀,以水六升煮取二升,去滓,分三服,一日令尽。

白头翁汤　治产后下痢兼虚极方。

白头翁　阿胶　秦皮　黄连　甘草各二两　黄柏三两

上六味㕮咀,以水七升煮取二升半,去滓,内胶令烊,分三服,日三。

鳖甲汤　治产后早起中风冷,泄痢及带下方。

鳖甲如手大　当归　黄连　干姜各二两　黄柏长一尺,广三寸

上五味㕮咀,以水七升煮取三升,去滓,分三服,日三《千金翼》加白头翁一两。

龙骨丸　治产后虚冷下血,及谷下昼夜无数,兼治产后恶露不断方。

龙骨四两　干姜　甘草　桂心各二两

上四味为末,蜜和,暖酒服二十丸如梧子,日三。一方用人参、地黄各二两。

阿胶丸　治产后虚冷洞下,心腹绞痛,兼泄泻不止方。

阿胶四两　人参　甘草　龙骨　桂心　干地黄　白术　黄连　当归　附子各二两

上十味为末,蜜丸如梧子,温酒服二十丸,日三。

泽兰汤　治产后余疾,寒下冻脓,里急,胸胁满痛,咳嗽呕血,寒热,小便赤黄,大便不利方。

泽兰　石膏各二十四铢　当归　甘草　厚朴各十八铢　远志三十铢　藁本　芎劳各十五铢　干姜　人参　桔梗　干地黄各十二铢　白术　蜀椒　白芷　柏子仁　防风　山茱萸　细辛各九铢　桑白皮　麻子仁各半升

上二十一味㕮咀,以水一斗五升,先内桑白皮煮取七升半,去之,内诸药煮取三升五合,去滓,分三服。

干地黄汤　治产后下痢方。

干地黄三两　白头翁　黄连各一两　蜜蜡一方寸　阿胶如手掌大一枚

上五味㕮咀,以水五升煮取二升半,去滓,内胶、蜡令烊,分三服,日三《千金翼》用干姜一两。

生地黄汤　治产后忽着寒热下痢方。

生地黄五两　甘草　黄连　桂心各一两　大枣二十枚　赤石脂二两　淡竹叶二升一作竹皮

上七味㕮咀,以水一斗煮竹叶,取七升,去滓内药,煮取二升半,分三服,日三。

蓝青丸　治产后下痢方。

蓝青熬　附子　鬼臼　蜀椒各一两半　厚朴　阿胶　甘草各二两　艾叶　龙骨　黄连　当归各三两　黄柏　茯苓　人参各一两

上十四味为末,蜜和,丸如梧子,每服二十丸空腹饮下。一方用赤石脂四两。

赤石脂丸　治产后虚冷下痢方。

赤石脂三两　当归　白术　黄连　干姜　秦皮　甘草各二两　蜀椒　附子各一两

上九味为末,蜜丸如梧子,酒服二十丸,日三《千金翼》作散,空腹饮服方寸匕。

赤散　治产后下痢方。

赤石脂　代赭各三两　桂心一两

上三味治下筛,酒服方寸匕,日三,十日愈。

黑散　治产后下痢方。

麻黄　贯众　桂心各一两　甘草　干漆各三两　细辛二两

上六味治下筛,酒服五撮,日再,五日愈。麦粥下尤佳。

黄散　治产后下痢方。

黄连二两　黄芩　䗪虫　干地黄各一两

上四味治下筛,酒服方寸匕,日三,十日愈。

龙骨散　治产后痢方。

五色龙骨　代赭　赤石脂　黄柏根皮蜜炙令焦　艾各一两半　黄连二两

上六味治下筛,饮服方寸匕,日三。

淋渴第七方

栝蒌汤 治产后小便数兼渴方。

栝楼根 麦门冬 甘草 黄连各二两 人参 生姜各三两 大枣十五枚 桑螵蛸二十枚

上八味㕮咀,以水七升煮取二升半,分三服。

又方 治产后渴不止。

栝楼根四两 人参 麦门冬各三两 甘草《崔氏》不用 干地黄各二两 大枣二十枚 土瓜根五两,《崔氏》用芦根

上七味㕮咀,以水一斗二升煮取六升,分六服。

鸡肶胵汤 治产后小便数方。

鸡肶胵二十具 鸡肠三具,洗 干地黄 当归 甘草各二两 麻黄四两 厚朴 人参各三两 生姜五两 大枣二十枚

上十味㕮咀,以水一斗煮肶胵及肠大枣,取七升,去滓,内诸药煎取三升半,分三服。

治妇人结气成淋,小便引痛,上至小腹,或时溺血,或如豆汁,或如胶饴,每发欲死,食不生肌,面目萎黄,师所不能治方

贝齿四枚,烧作末 葵子一升 石膏五两,碎 滑石二两,末

上四味,以水七升煮二物,取二升,去滓,内二末及猪脂一合,更煎三沸,分三服,日三。不瘥,再合服。

石韦汤 治产后卒淋、气淋、血淋、石淋方。

石韦 黄芩 通草 甘草各二两 榆皮五两 大枣三十枚 葵子二升 白术《产宝》用芍药 生姜各三两

上九味㕮咀,以水八升煮取二升半,分三服《集验》无甘草、生姜,《崔氏》同。《产宝》不用姜、枣。

葵根汤 治产后淋涩方。

葵根二两　车前子一升　乱发烧灰　大黄　桂心　滑石各一两
通草三两　生姜六两　冬瓜练七合，一作汁

上九味咬咀，以水七升煮取二升半，分三服《千金翼》不用冬瓜练。

茅根汤 治产后淋方。

白茅根一斤　瞿麦　茯苓各四两　地脉　人参各二两　生姜三
两　桃胶　甘草各一两　鲤鱼齿一百枚

上九味咬咀，以水一斗煮取二升半，分三服。

滑石散 治产后淋方。

滑石五两　通草　车前子　葵子各四两

上四味治下筛，醋浆水服方寸匕，稍加至二匕。

竹叶汤 治产后虚渴，少气力方。

竹叶三升　生姜　半夏各三两　大枣十四枚　小麦五合　甘草
茯苓　人参各一两　麦门冬五两

上九味咬咀，以水九升煮竹叶小麦，取七升，去滓，内诸药，更
煎取二升半，一服五合，日三夜一。

杂治第八方　灸法

治妇人劳气食气，胃满吐逆，其病头重结痛，小便赤黄，**大下气方**

乌头　黄芩　巴豆各半两　半夏三两　大黄八两　戎盐一两半
䗪虫　桂心　苦参各十八铢　人参　硝石各一两

上十一味为末，以蜜、青牛胆拌和，捣三万杵，丸如梧子，宿不
食，酒服五丸。安卧，须臾当下。下黄者，小腹积也；青者，疝也；白
者，内风也；如水者，留饮也；青如粥汁，膈上邪气也；血如腐肉者，
伤也；赤如血者，乳余疾也；如虫刺者，蛊也。既下必渴，渴饮粥，饥

食酥糜,三日后当温食,食必肥浓,三十日平复。亦名破积乌头丸。主心腹积聚,气闷胀,疝瘕,内伤瘀血,产乳余疾及诸不足。

竹茹汤 治妇人汗血吐血,尿血下血方。

竹茹二升 人参 芍药 桔梗 芎䓖 当归 甘草 桂心各一两 干地黄四两

上九味㕮咀,以水一斗煮取三升,分三服。

治妇人自少患,头疼眼眩方

石南一方用石苇 细辛 天雄 茵芋各二两 干姜 山茱萸各三两 薯蓣 防风 贯众 独活 藦芜各四两

上十一味㕮咀,以酒三斗渍五日,初饮二合,日三,服后稍稍加之。

治妇人经服硫黄丸,忽患头痛项冷,冷歇又心胸烦热,眉骨眼眦痒痛,有时生疮,喉中干燥,四体痛痒方

栝楼根 麦门冬 龙胆各三两 大黄二两 杏仁二升 土瓜根八两

上六味为末,蜜丸,如梧子大饮服十枚,日三后,渐加之。

治妇人患癖,按时如有三五个而作水声,殊不得寝食,常心闷方

牵牛子三升,治下筛,饮服方寸匕,日一服。三十服后可服好硫黄一两。

治妇人忽与鬼交通方

松脂二两 雄黄一两,末

上二味,先烊松脂,乃内雄黄末,以虎爪搅令相得,药成,取如鸡子中黄,夜卧以着熏笼中烧,令病人取自升其上,以被自覆,惟出头,勿令过热及令气得泄也。

厚朴汤 治妇人下焦劳冷,膀胱肾气损弱,白汁与小便俱出。

厚朴如手大，长四寸，以酒五升煮两沸，去滓，取桂一尺为末，内汁中调和，一宿勿食，旦顿服之。

温经汤　治妇人小腹痛方。

茯苓六两　土瓜根　芍药各三两　薏苡仁半升

上四味㕮咀，以酒三升渍一宿，旦加水七升，煎取二升，分再服。

半夏厚朴汤　治妇人胸满，心下坚，咽中帖帖，如有炙肉脔，吐之不出，咽之不下方。

半夏一升　厚朴三两　茯苓四两　生姜五两　苏叶二两

上五味㕮咀，以水七升煮取四升，分四服，日三夜二。不瘥，顿服。一方无苏叶、生姜。

治妇人气方

平旦服乌牛尿，日一，止。

昆布丸　治妇人胸中伏气方。

昆布　海藻　芍药　桂心　白石英　款冬花　桑白皮　人参各二两　柏子仁　茯苓　钟乳各二两半　紫菀　甘草各一两　干姜一两六铢　吴茱萸　五味子　细辛各一两半　杏仁百枚　橘皮　苏子各五合

上二十味为末，蜜和丸，如梧子酒服二十丸，日再，加至四十丸。

治妇人无故忧恚，胸中迫塞，气不下方

芍药　滑石　黄连　石膏　山茱萸　前胡各一两六铢　大黄　麦门冬　细辛　生姜各一两　半夏十八铢　桂心半两

上十二味为末，蜜丸如梧子，酒服二十丸，加至三十丸，日三服。

妇人断产方

蚕子故纸方一尺，烧为末，酒服之，终身不产。

又方　油煎水银，一日勿息，空肚服枣大一枚，永断，不损人。

治劳损产后无子,阴中冷溢出,子门闭,积年不瘥,身体寒冷方

防风一两半　桔梗三十铢　人参一两　菖蒲　半夏　丹参　厚朴　干姜　紫菀　杜蘅各十八铢　秦艽　白蔹　牛膝　沙参各半两

上十四味为末,白蜜和,丸如小豆,食后服十五丸,日三服。不知,增至二十丸,有娠止。夫不在,勿服之。服药后七日,方合阴阳。

五加酒　治产后癖瘦,玉门冷方。

五加皮二升　枸杞子二升　蛇床子一升　杜仲一斤　乳床半斤　干地黄　丹参各二两　干姜三两　天门冬四两

上九味㕮咀,以绢袋子盛,酒三斗渍三宿,一服五合,日再,稍加至十合,佳。

治子门闭,血聚腹中,生肉癥,藏寒所致方

干漆半斤　生地黄汁三升　生牛膝汁一斤

上三味,先捣漆为散,内汁中搅,微火煎为丸,如梧子大酒服三丸,日再。若觉腹中痛,食后服之。

治产后劳,玉门开而不闭方

硫黄四两　吴茱萸一两半　菟丝子一两六铢　蛇床子一两

上四味为散,以水一升煎二方寸匕,洗玉门,日再。

治产后阴道开而不闭方

石灰一斗,熬令烧草,以水二斗投之,适寒温,入汁中坐渍之,须臾复易,坐如常法。此方已效,千金不传。

黄芩散　治妇人阴脱方。

黄芩　猬皮　当归各半两　芍药一两　牡蛎　竹皮各二两半　狐茎一具,《千金翼》用松皮

上七味治下筛,饮服方寸匕,日三。禁举重房劳,冷食。

硫黄散　治同前。

硫黄　乌贼鱼骨各半两　五味子三铢

上三味治下筛,以粉其上,良,日再三粉之。

当归散　治同前。

当归　黄芩各二两　猬皮半两　牡蛎二两半　芍药一两六铢

上五味治下筛,酒服方寸匕,日三服。禁举重,良。

治产后阴下脱方

蛇床子一升,布裹炙,熨之。亦治产后阴中痛。

又方　烧人屎为末,酒服方寸匕,日三。

又方　烧弊篅头为灰,酒服方寸匕。

又方　鳖头五枚烧末,以井花水服方寸匕,日三。

又方　皂荚半两　半夏　大黄　细辛各十八铢　蛇床子三铢

上五味治下筛,用薄绢囊盛,大如指,内阴中,日一易,即瘥。

又方　吴茱萸　蜀椒各一升　戎盐如鸡子大

上三味皆熬令变色,为末,以绵裹如半鸡子大,内阴中,日一易,二十日瘥。

治妇人阴下脱若脱肛方

羊脂煎讫,适冷暖,取涂上,以铁精傅脂上,多少令调,以火炙布令暖,熨肛上,渐推内之。末磁石,酒服方寸匕,日三。

治阴下挺出方

蜀椒广济方不用　乌头　白及各半两

上三味治末,以方寸匕绵裹,内阴中入三寸,腹中热易之,日一度,明旦乃复着,七日愈。

当归洗汤　治产后脏中风,阴肿痛方。

当归　独活　白芷　地榆各三两　败酱《千金翼》不用　矾石各

二两

上六味㕮咀,以水一斗半煮取五升,适冷暖,稍稍洗阴,日三。

治产后阴肿痛方

熟捣桃仁,敷之,良,日三度。

阴疮膏　治男女阴疮方。

米粉一酒杯　芍药　黄芩　牡蛎　附子　白芷各十八铢

上六味㕮咀,以不中水猪膏一斤微火上煎,三下三上,候白芷黄膏成,绞去滓,内白粉和令相得,傅疮上。并治口疮。

治阴中痛生疮方

羊脂一斤　杏仁一升　当归　白芷　芎䓖各一两

上五味为末,以羊脂和诸药,内钵中,置甑内蒸之三升米顷,药成,取如大豆许绵裹,内阴中,日一。

治男女阴中疮湿痒方

黄连　栀子　甘草　黄柏各一两　蛇床子二两

上五味治下筛,以粉疮上,无汁以猪脂和涂之,深者用绵裹内疮内,日二。

治阴疮方

芫荑　芎䓖　黄芩　甘草　矾石　雄黄　附子　白芷　黄连各六铢

上九味,㕮咀,取猪膏四两合煎,敷之。

治阴中痒如虫行状方

矾石十八铢　芎䓖一两　丹砂少许

上三味治下筛,取绵裹药,着阴中,虫自死。

治阴中痒入骨困方

大黄　黄芩　黄芪各一两　芍药半两　玄参　丹参各十八铢

吴茱萸三十铢

上七味治下筛,酒服方寸匕,日三。

又方　狼牙两把,以水五升煮取一升,洗,日五六度。

治男女阴蚀略尽方

虾蟆　兔屎

上二味等分为末,以傅疮上。

又方　蛇床子一方用芎䓖　当归　芍药　甘草各一两　地榆
三两

上五味㕮咀,以水五升煮取二升,洗,日三夜二。

又方　蒲黄一升　水银一两

上二味研,以粉其上。

又方　肥猪肉十斤,以水煮取熟,去肉,盆中浸之,冷易,不过
三两度。亦治阴中痒,有虫。

治女人交接辄血出方

桂心　伏龙肝各二两

上二味为末,酒服方寸匕,立止。

治童女交接,阳道违理,及为他物所伤,血出流离不止方

取釜底墨少许,研胡麻,以傅之。

又方　烧茧絮灰,傅之。

又方　烧青布并发灰,傅之,立愈。

治合阴阳辄痛不可忍方

黄连一两半　牛膝　甘草各一两

上三味㕮咀,以水四升煮取二升洗,日四度。

治女人伤于丈夫,四体沉重,嘘吸头痛方

香豉　葱白各一升　生地黄八两　生姜四两　甘草二两　芍药

五两

上六味㕮咀,以水七升煮取二升半,分三服。不瘥,重作。慎房事《集验方》无生姜、甘草。

白玉汤 治妇人阴阳过度,玉门疼痛,小便不通方。

白玉二两半 白术 当归各五两 泽泻 苁蓉各二两

上五味㕮咀,先以水一斗煎玉五十沸,去玉内药,煎取二升,分再服,相去一炊顷。

治动胎见血,腰痛,小腹疼,月水不通,阴中肿痛方

蒲黄 当归二两,切 葱白一斤,切 吴茱萸 阿胶各一两

上五味,以水九升煮取二升半,去滓,内胶令烊,分三服。

治妊娠为夫所动欲死,单行竹沥汁方

取淡竹断两头节,火烧中央,器盛两头得汁,饮之,立效。

桑根白皮汤 治伤于丈夫,苦头痛欲呕,心闷方。

桑根白皮半两 干姜二两 桂心五寸 大枣二十枚

上四味㕮咀,以水一斗煮取三升,去滓,分三服。适衣,无令汗出。

治嫁痛单行方

大黄十八铢,以好酒一升煮三沸,顿服之,良。

治小户嫁痛连日方

甘草三两 芍药半两 生姜十八铢 桂心六铢

上四味㕮咀,以酒二升煮三沸,去滓,尽服,神效。

又方 牛膝五两,以酒三升煮取一升半,去滓,分三服。

治小户嫁痛方

乌贼鱼骨烧,为屑,酒服方寸匕,日三。

治阴宽大,令窄小方

兔屎　干漆各半两　鼠头骨二枚　雌鸡肝二个,阴干百日

上四味为末,蜜丸如小豆,月初七日合时,着一丸阴头,令徐徐内入,三日知,十日小,五十日如十五岁童女。

治阴冷令热方

内食茱萸于牛胆中令满,阴干百日,每取二七枚,绵裹之,齿嚼令碎,内阴中,良久热如火。

灸法

月水不利,贲豚上下,并无子,灸四满三十壮。穴在丹田两边相去各一寸半。丹田在脐下二寸是也。

妇人胞落颓,灸脐中三百壮。

又　灸身交五十壮,三报。在脐下横纹中。

又　灸背脊当脐五十壮。

又　灸玉泉五十壮,三报。

又　灸龙门二十壮,三报。在玉泉下,女人入阴内外之际。此穴卑,今废不针灸。

妇人胞下垂,注阴下脱,灸侠玉泉三寸,随年壮,三报。

妇人阴冷肿痛,灸归来三十壮,三报。侠玉泉五寸是其穴。

妇人欲断产,灸右踝上一寸二壮,即断。

卷之六　妇人方

补益第一论　方

论曰：凡妇人欲求美色，肥白罕比，年至七十与少不殊者，勿服紫石英，令人色黑。当服钟乳泽兰丸也。

柏子仁丸　治妇人五劳七伤，羸冷瘦削，面无颜色，饮食减少，貌失光泽，及产后断绪无子，能久服，令人肥白，补益方。

柏子仁　黄芪　干姜　紫石英各二两　蜀椒一两半　杜仲　当归　甘草　芎䓖各四十二铢　厚朴　桂心　桔梗　赤石脂　苁蓉　五味子　白术　细辛　独活　人参　石斛　白芷　芍药各一两　泽兰二两六铢　藁本　芜荑各十八铢　干地黄　乌头一方作牛膝　防风各三十两　钟乳　白石英各二两

上三十味为末，蜜和，酒服二十丸如梧子。不知，加至三十丸《千金翼》无乌头，有龙骨、防葵、茯苓、秦艽各半两，为三十三味，并治产后半身枯悴。

大五石泽兰丸　治妇人风虚寒中，腹内雷鸣，缓急风，头痛寒热，月经不调，绕脐恻恻痛，或心腹痞坚，逆害饮食，手足常冷，多梦纷纭，身体痹痛，荣卫不和，虚弱不能动摇，及产后虚损，并宜服方。

钟乳　禹余粮一两半　紫石英　甘草　黄芪各二两　石膏　白石英　蜀椒　干姜各二两　泽兰二两六铢　当归　桂心　芎䓖　厚朴　柏子仁　干地黄　细辛　茯苓　五味子　龙骨各一两半　石

斛　远志　人参　续断　白术　防风　乌头各三十铢　山茱萸
紫菀各一两　白芷　藁本　芫荑各十八铢

上三十二味为末，蜜和，丸如梧子大，酒服二十丸，加至三十丸
《千金翼》有阳起石二两。

小五石泽兰丸　治妇人劳冷虚损，饮食减少，面无光色，腹中
冷痛，经候不调，吸吸少气无力，补益温中方。

钟乳　紫石英　矾石各一两半　白石英　赤石脂　当归　甘
草各四十二铢　石膏　阳起石　干姜各二两　泽兰二两六铢　苁蓉
龙骨　桂心各二两半　白术　芍药　厚朴　人参　蜀椒　山茱萸各
三十铢　柏子仁　藁本各一两　芫荑十八铢

上二十三味为末，蜜和，丸如梧子大，酒服二十丸，加至三十
丸，日三。

增损泽兰丸　治产后百病，理血气，补虚劳方。

泽兰　甘草　当归　芎䓖各四十二铢　附子　干姜　白术　白
芷　桂心　细辛各一两　防风　人参　牛膝各三十铢　柏子仁　干
地黄　石斛各三十六铢　厚朴　藁本　芫荑各半两　麦门冬二两

上二十味为末，蜜和，丸如梧子，空腹酒下十五丸至二十丸。

大补益当归丸　治产后虚羸不足，胸中少气，腹中拘急疼痛，
或引腰背痛，或所下过多，血不止，虚竭乏气，昼夜不得眠，及崩中，
面目脱色，唇干口燥，亦治男子伤绝，或从高堕下，内有所伤，藏虚
吐血，及金疮伤犯皮肉方。

当归　芎䓖　续断　干姜　阿胶　甘草各四两　白术　吴茱
萸　附子　白芷各三两　桂心　芍药各二两　干地黄十两

上十三味为末，蜜和，丸如梧子大，酒服二十丸，日三夜一。不

知,加至五十丸。若有真蒲黄,加一升绝妙。

白芷丸 治产后所下过多,及崩中伤损,虚竭少气,面目脱色,腹中痛方。

白芷五两 干地黄四两 续断 干姜 当归 阿胶各二两 附子一两

上七味为末,蜜和,丸如梧子大,酒服二十丸,日四五服。无当归,芎䓖代;入蒲黄一两;妙无续断,大蓟根代。

紫石英柏子仁丸 治女子遇冬天时行温风,至春夏病热头痛,热毒风虚,百脉沉重,下赤白,不思饮食,而头眩心悸,酸惭恍惚,不能起居方。

紫石英 柏子仁各三两 乌头 桂心 当归 山茱萸 泽泻 芎䓖 石斛 远志 寄生 苁蓉 干姜 甘草各二两 蜀椒 杜蘅一作杜仲 辛夷各一两 细辛一两半

上十八味,蜜和,丸如梧子,酒服二十丸,渐加至三十丸,日三服。一方用牡蛎一两。

钟乳泽兰圆 治妇人久虚羸瘦,四肢百体烦疼,脐下结冷,不能食,面目瘀黑,忧恚不乐,百病方。

钟乳三两 泽兰三两六铢 防风四十二铢 人参 柏子仁 麦门冬 干地黄 石膏 石斛各一两半 芎䓖 甘草 白芷 牛膝 山茱萸 薯蓣 当归 藁本各三十铢 细辛 桂心各一两 芜荑半两 艾叶十八铢

上二十一味为末,蜜和,丸如梧子,酒服二十丸,加至四十丸,日二服。

大泽兰丸 治妇人虚损,及中风余病,疝瘕,阴中冷痛,或头风入脑,寒痹筋挛缓急,血闭无子,面上游风去来,目泪出,多涕唾,忽忽如醉,或胃中冷,逆胸中,呕不止,及泄痢淋漓,或五脏六腑寒热不调,心下癖急,邪气咳逆,或漏下赤白,阴中肿痛,胸胁支满,或身体皮肤中涩如麻豆,若痒,痰癖结气,或四肢拘挛,风行周身,骨节疼痛,目眩无所见,或上气,恶寒洒淅如疟,或喉痹鼻齆,风痫癫疾,或月水不通,魂魄不定,饮食无味,并产后内衄,无所不治,服之令人有子方。

泽兰二两六铢　藁本　当归　甘草各一两十八铢　紫石英三两芎䓖　干地黄　柏子仁　五味子各一两半　桂心　石斛　白术一两六铢　白芷　苁蓉　厚朴　防风　薯蓣　茯苓　干姜　禹余粮细辛　卷柏各一两　蜀椒　人参　杜仲　牛膝　蛇床子　续断艾叶　芜荑各十八铢　赤石脂　石膏各二两

一有枳实十八铢,门冬一两半。

上三十二味为末,蜜和,为丸如梧子大,酒服二十丸至四十丸。久赤白痢,去干地黄、石膏、麦门冬、柏子仁,加大麦蘖、陈曲、龙骨、阿胶、黄连各一两半。有钟乳,加三两良。

小泽兰丸　治产后虚羸劳冷,身体尪瘦方。

泽兰二两六铢　当归　甘草各一两十八铢　芎䓖　柏子仁　防风　茯苓各一两　白芷　蜀椒　藁本　细辛　白术　桂心　芜荑人参　食茱萸　厚朴各十八铢　石膏二两

上十八味为末,蜜和,丸如梧子大,酒服二十丸,日三服,稍加至四十丸。无疾者,依此方春秋二时常服一剂,甚良;有病虚羸黄瘦者,服如前。一方无茯苓、石膏,有芍药、干姜《胡洽》十五味,无柏子仁、人参、食茱萸,除细辛、桂心生用外,尽熬令变色,为末,蜜丸如弹子大,内暖酒中服之。《千金翼》无茯苓、食茱萸，有干姜一两。

紫石英天门冬丸　主风冷在子宫，有子常堕落，或始为妇便患心痛，仍成心疾，月水都未曾来，服之肥充，令人有子方。

紫石英　天门冬　禹余粮各三两　芜荑　乌头　苁蓉　桂心　甘草　五味子　柏子仁　石斛　人参　泽泻—作泽兰　远志　杜仲各二两　蜀椒　卷柏　寄生　石南　云母　当归—作辛夷　乌贼骨各一两

上二十二味为末，蜜和，为丸梧子大，酒服二十丸，日二服，加至四十丸。

三石泽兰丸　治风虚不足，通血脉，补寒冷方亦名石斛泽兰丸。

钟乳　白石英各四两　紫石英　防风　藁本　茯神各一两六铢　泽兰二两六铢　黄芪　石斛　石膏各二两　甘草　当归　芎䓖各一两十八铢　白术　桂心　人参　干姜　独活　干地黄各一两半　白芷　桔梗　细辛　柏子仁　五味子　蜀椒　黄芩　苁蓉　芍药　秦艽　防葵各一两　厚朴　芜荑各十八铢

上三十二味为末，蜜和，丸如梧子大，酒服二十丸，加至三十丸，日二三服。

大平胃泽兰丸　治男子女人五劳七伤，诸不足，定志意，除烦满，手足虚冷羸瘦，及月水往来不调，体不能动等病方。

泽兰　细辛　黄芪　钟乳各三两　柏子仁　干地黄各二两半　大黄　前胡　远志　紫石英各二两　芎䓖　白术　蜀椒各一两半　白芷　丹参　栀子—本用枳实　芍药　桔梗　秦艽　沙参　桂心　厚朴　石斛　苦参　人参　麦门冬　干姜各一两　附子六两　吴茱萸　麦蘖各五合　陈曲一升　枣五十枚，作膏上三十二味为末,蜜和,丸如梧子大,酒服二十丸,加至三十丸,令人肥健一本无干姜,有当归三两。

泽兰散　治产后风虚方。

泽兰九分　禹余粮　防风各十分　石膏　白芷　干地黄　赤石脂　肉苁蓉　鹿茸　芎䓖各八分　藁本　蜀椒　白术　柏子仁各五分　桂心　甘草　当归　干姜各七分　芜荑　细辛　厚朴各四分　人参三分

上二十二味治下筛,酒服方寸匕,日三,以意增之。

月水不通第二方

桃仁汤　治妇人月水不通方。

桃仁　朴硝　牡丹皮　射干　土瓜根　黄芩各三两　芍药　大黄　柴胡各四两　牛膝　桂心各二两　水蛭　虻虫各七十枚

上十三味㕮咀,以水九升煮取二升半,去滓,分三服。

干姜丸　治妇人寒热羸瘦,酸消怠惰,胸中支满,肩背脊重痛,腹里坚满积聚,或痛不可忍,引腰小腹痛,四肢烦疼,手足厥逆,寒至肘膝,或烦满,手足虚热,意欲投水中,百节尽痛,心下常苦悬痛,时寒时热,恶心,涎唾喜出,每爱咸酸甜苦之物,身体或如鸡皮,月经不通,大小便苦难,食不生肌。

干姜　芎䓖　茯苓　硝石　杏仁　水蛭　虻虫　桃仁　蛴螬　蟅虫各一两　芍药　人参　大黄　蜀椒　当归各二两　柴胡二两

上十六味为末,蜜和,丸如梧子,空心饮下三丸。不知,加至十丸《千金翼》以疗妇人瘕结,胁肋下疾。

干漆汤　治月水不通,小腹坚痛不得近方。

干漆　萎蕤　芍药　细辛　甘草　附子各一两　当归　桂心　芒硝　黄芩各二两　大黄三两　吴茱萸一升

上十二味㕮咀,以清酒一斗浸一宿,煮取三升,去滓,内硝烊尽,分为三服,相去如一炊顷。

芒硝汤　治月经不通方。

芒硝　丹砂末　当归　芍药　土瓜根　水蛭各二两　大黄三两　桃仁一升

上八味㕮咀,以水九升煮取三升,去滓,内丹砂、芒硝,分为三服。

治月经不通,心腹痛绞欲死,通血止痛方

当归　大黄　芍药各三两　吴茱萸　干地黄　干姜　芎䓖　䗪虫　水蛭各二两　细辛　甘草　桂心各一两　栀子十四枚　桃仁一升

上十四味㕮咀,以水一斗五升煮取五升,分为五服。一本有牛膝、麻子仁各三两。

桃仁汤　治月经不通方。

桃仁一升　当归　土瓜根　大黄　水蛭　䗪虫　芒硝各二两　牛膝　麻子仁　桂心各三两

上十味㕮咀,以水九升煮取三升半,去滓,内硝令烊,分为三服《肘后》无当归、麻子仁,用牡丹、射干、黄芩、芍药、柴胡各三两,为十三味。《千金翼》无䗪虫。

前胡牡丹汤　治妇人盛实,有热在腹,月经瘀闭不通,及劳热热病后,或因月经来,得热不通方。

前胡　牡丹　玄参　桃仁　黄芩　射干　旋覆花　栝蒌根　甘草各二两　芍药　茯苓　大黄　枳实各三两

上十三味㕮咀，以水一斗煮取三升，分为三服。

干地黄当归丸　治月水不通，或一月再来，或隔月不至，或多或少，或淋沥不断，或来而腰腹刺痛不可忍，四体嘘吸，不欲食，心腹坚痛，有青黄黑色水下，或如清水，不欲行动，举体沉重，惟思眠卧，欲食酸物，虚乏黄瘦方。

干地黄三两　当归　甘草各一两半　牛膝　芍药　干姜　泽兰　人参　牡丹各一两六铢　丹参　蜀椒　白芷　黄芩　桑耳　桂心各一两　䗪虫四十枚　芎劳一两十八铢　桃仁二两　水蛭　虻虫各七十枚　蒲黄二合

上二十一味为末，蜜和，丸如梧子大，每日空心酒下十五丸，渐加至三十丸，以知为度。

牡丹丸　治妇人女子诸病后，月经闭绝不通，及从小来不通，并新产后瘀血不消，服诸汤利血后，余疢未平，宜服之取平复方。

牡丹三两　芍药　玄参　桃仁　当归　桂心各二两　虻虫　水蛭各五十枚　蛴螬二十枚　瞿麦　芎劳　海藻各一两

上十二味为末，蜜和，丸如梧子大，酒下十五丸，加至二十丸。血盛者，作散，服方寸匕，腹中当转如沸，血自化成水去。如小便赤少，除桂心，用地肤子一两。

黄芩牡丹汤　治女人从小至大月经未尝来，颜色萎黄，气力衰少，饮食无味方。

黄芩　牡丹　桃仁　瞿麦　芎劳各二两　芍药　枳实　射干　海藻　大黄各三两　虻虫七十枚　水蛭五十枚　蛴螬十枚

上十三味㕮咀，以水一斗煮取三升，分三服。服两剂后，灸乳下一寸黑员际各五十壮。

治月经不通方

取葶苈一升,为末,蜜丸如弹子大,绵裹,内阴中入三寸,每丸一宿易之,有汁出止。

干漆丸 治月经不通,百疗不瘥方。

干漆 土瓜根 射干 芍药各一两半 牡丹 牛膝 黄芩桂心 吴茱萸 大黄 柴胡各一两六铢 桃仁 鳖甲各二两 䗪虫蛴螬各四十枚 水蛭 虻虫各七十枚 火麻仁四合 乱发鸡子大二枚 菴蕳子二合

上二十味为末,以蜜和,为丸,每日酒下十五丸梧子大,渐加至三十丸,日三。仍用后浸酒服前丸药。

浸酒方

大麻子三升 菴蕳子二升 桃仁一升 灶屋焲煤四两 土瓜根射干各六两 牛膝八两 桂心四两

上八味㕮咀,以清酒三斗,绢袋盛药,浸五宿,以一盏下前丸药,甚良。或单服之,亦好。

当归丸 治女人脐下癥结,刺痛如虫所啮,及如锥刀所刺,或赤白带下,十二疾,腰背疼痛,月水或在月前或在月后。

当归 葶苈 附子 吴茱萸 大黄各二两 黄芩 桂心 干姜 牡丹 芎䓖各一两半 细辛 秦椒 柴胡 厚朴各一两六铢牡蒙一方无 甘草各一两 虻虫 水蛭各五十枚

上十八味为末,蜜和,丸如梧子大,空心酒下十五丸,日再。有胎勿服之。

鳖甲丸 治女人小腹中积聚,大如七八寸盘面,上下周流,痛不可忍,手足苦冷,咳噫腥臭,两胁热如火炙,玉门冷如风吹,经水不通，或在月前或在月后服之，三十日便瘥，有孕，此是河内太守魏夫人方。

鳖甲 桂心各一两半 蜂房半两 玄参 蜀椒 细辛 人参 苦参 丹参 沙参 吴茱萸各十八铢 䗪虫 水蛭 干姜 牡丹 附子 皂荚 当归 芍药 甘草 防葵各一两 蛴螬二十枚 虻虫 大黄各一两六铢

上二十四味为末，蜜和，丸如梧子大，酒下七丸，日三，稍加之，以知为度。

又方 治妇人因产后虚冷，坚结积在腹内，月经往来不时，苦腹胀满，绕脐下痛引腰背，手足烦，或冷热心闷，不欲食方。

鳖甲一两半 干姜 赤石脂 丹参 禹余粮 当归 白芷一方用术 干地黄各一两六铢 代赭 甘草 鹿茸 乌贼骨 僵蚕各十八铢 桂心 细辛 蜀椒 附子各一两

上十七味末，蜜和，丸如梧子大，空心酒下五丸，加至十丸。

禹余粮丸 治妇人产后积冷坚癖方。

禹余粮 乌贼骨 吴茱萸 桂心 蜀椒各二两半 当归 白术 细辛 干地黄 人参 芍药 芎䓖 前胡各一两六铢 干姜三两 矾石六铢 白薇 紫菀 黄芩各十八铢 䗪虫一两

上十九味为末，蜜和，丸如梧子，空心酒若饮下二十丸，日二。不知，则加之。

牡蒙丸 治妇人产后十二癥病，带下无子，皆是冷风寒气，或产后未满百日，胞胳恶血未尽，便利于悬圊上及久坐，湿寒入胞里，结在小腹，牢痛为之积聚，小如鸡子，大者如拳，按之跳手隐隐然，或如虫啮，或如针刺，气时抢心，两胁支满，不能食，饮食不消化，上下通流,或守胃管,痛连玉门背膊,呕逆,短气汗出,少腹苦寒,胞中创,咳引阴痛,小便自出,子门不正,令人无子,腰胯疼痛,四肢沉重淫跃,一身尽肿,乍来乍去,大便不利,小便淋沥,或月经不通,或下如腐肉,青黄赤白黑等,如豆汁,梦想不祥方亦名紫盖丸。

牡蒙　厚朴　硝石　前胡　干姜　䗪虫　牡丹　蜀椒　黄芩　桔梗　茯苓　细辛　葶苈　人参　芎䓖　吴茱萸　桂心各十八铢　大黄二两半　附子一两六铢　当归半两

上二十味为末,蜜和,更捣万杵,丸如梧子大。空心酒服三丸,日三。不知,则加之至五六丸。下青白黄赤物如鱼子者,病根出矣。

治月经不通,结成癥瘕如石,腹大骨立,宜此破血下癥方

大黄　硝石各六两　巴豆　蜀椒各一两　代赭　柴胡熬变色　水蛭　丹参熬令紫色　土瓜根各三两　干漆　芎䓖　干姜　虻虫　茯苓各二两

上十四味为末,巴豆别研,蜜和,丸如梧子,空心酒服二丸,未知加五丸,日再服《千金翼》无柴胡、水蛭、丹参、土瓜根。

大虻虫丸　治月经不通六七年,或肿满气逆,腹胀瘕痛,宜服此,数有神验方。

虻虫四百枚　蛴螬一升　干地黄　牡丹　干漆　芍药　牛膝　土瓜根　桂心各四两　吴茱萸　桃仁　黄芩　牡蒙各三两　茯苓　海藻各五两　水蛭三百枚　芒硝一两　人参一两半　葶苈五合

上十九味为末,蜜和,丸如梧子大,每日空心酒下七丸,不知加之,日三服。

桂心酒　治月经不通,结成癥瘕方。

桂心　牡丹　芍药　牛膝　干漆　土瓜根　牡蒙各四两　吴

茱萸一升　大黄三两　黄芩　干姜各二两　虻虫二百枚　蠮虫　蛴
螬　水蛭各七十枚　乱发灰　细辛各一两　僵蚕五十枚　大麻仁
灶突墨三升　干地黄六两　虎杖根　鳖甲各五两　菴䕡子二升

上二十四味㕮咀,以酒四斗分两瓮,浸之七日,并一瓮盛,搅令
调和,分作两瓮,初服二合,日二,加至三四合。

虎杖煎　治腹内积聚,虚胀雷鸣,四肢沉重,月经不通,亦治丈
夫病方。

取高地虎杖根,细剉二斛,以水二石五斗煮取一大斗半,去滓,
澄滤令净,取好醇酒五升和煎,令如饧,每服一合。消息为度,不知
则加之。

又方　治月经闭不通,结瘕,腹大如瓮,短气欲死方。

虎杖根百斤,去头去土,曝干,切　土瓜根　牛膝各取汁二斗

上三味㕮咀,以水一斛浸虎杖根一宿,明旦煎取二斗,内土瓜、
牛膝汁,搅令调匀,煎令如饧,每以酒服一合,日再夜一。宿血当
下,若病去止服。

桃仁煎　治带下,经闭不通方。

桃仁　虻虫各一升　朴硝五两　大黄六两

上四味为末,别治桃仁,以醇苦酒四升内铜铛中,炭火煎取二
升,下大黄桃仁虻虫等,搅勿住手,当欲可丸,下朴硝,更搅勿住手,
良久出之,可丸乃止。取一丸如鸡子黄,投酒中,预一宿勿食服之。
至晡时下如大豆汁,或如鸡肝凝血虾蟆子,或如膏,此是病下也。

治月经不通,脐下坚结,大如杯盘,发热往来,下痢羸瘦,此为
气瘕一作血瘕,若生肉癥,不可为也,疗之之方

生地黄三十斤,取汁　干漆一斤,为末

上二味,以漆末内地黄汁中,微火煎令可丸,每服酒下如梧子大三丸,不知加之,常以食后服。

治月经不通甚极闭塞方

牛膝一斤　麻子三升,蒸　土瓜根三两　桃仁二升

上四味㕮咀,以好酒一斗五升浸五宿,一服五合,渐加至一升,日三,能多益佳。

治产后风冷,留血不去,停结,月水闭塞方

桃仁　麻子仁各二升　菴䕡子一升

上三味㕮咀,以好酒三斗浸五宿,每服五合,日三,稍加至一升。

五京丸　治妇人腹中积聚,九痛七害,及腰中冷引小腹,害食,得冷便下方。

干姜　蜀椒各三两　附子一两　吴茱萸一升　当归　狼毒　黄芩　牡蛎各二两

上八味为末,蜜和,丸如梧子,初服三丸,日二,加至十丸。此出京氏五君,故名五京。久患冷困,当服之。

鸡鸣紫丸　治妇人癥瘕积聚方。

皂荚一分　藜芦　甘草　矾石　乌喙　杏仁　干姜　桂心　巴豆各二分　前胡　人参各四分　代赭五分　阿胶六分　大黄八分

上十四味为末,蜜丸如梧子,鸡鸣时服一丸,日益一丸,至五丸止,仍从一起。下白者,风也;赤者,癥瘕也;青微黄者,心腹病。

辽东都尉所上丸　治脐下坚癖,无所不治方。

恒山　大黄　巴豆各一分　天雄二枚　苦参　白薇　干姜　人参　细辛　狼牙　龙胆　沙参　玄参　丹参各三分　芍药　附子　牛膝　茯苓各五分　牡蒙四分　藋芦六分,一方云二两三分

上二十味为末，蜜丸，宿勿食，服五丸，日三。大羸瘦，月水不调，当二十五日服之，下长虫，或下种种病，出二十五日，服中所苦悉愈，肌肤盛，五十日万病除，断绪有子。

牡蛎丸　治经闭不通，不欲饮食方。

牡蛎四两　大黄一斤　柴胡五两　干姜三两　芎䓖　茯苓各二两半　蜀椒十两　葶苈子　芒硝　杏仁各五合　水蛭　虻虫各半两　桃仁七十枚

上十三味为末，蜜丸如梧子大，饮服七丸，日三。

当归丸　治腰腹痛，月水不通利方。

当归　芎䓖各四两　虻虫　乌头　丹参　干漆各一两　人参　牡蛎　土瓜根　水蛭各二两　桃仁五十枚

上十一味为末，以白蜜丸如梧子大，酒下三丸，日三服。

硝石汤　治血瘕，月水留，瘀血大不通，下病，散坚血方。

硝石　附子　虻虫各三两　大黄　细辛　干姜　黄芩各一两　芍药　土瓜根　丹参　代赭　蛴螬各二两　大枣十枚　桃仁二升　牛膝一斤　朴硝四两

上十六味㕮咀，以酒五升、水九升渍药一宿，明旦煎取四升，去滓，下朴硝、硝石烊尽，分四服，相去如炊顷。去病后食黄鸭羹，勿见风。

卷之七　妇人方

赤白带下崩中漏下第三<small>论　方　灸法</small>

论曰:诸方说三十六疾者,十二癥,九痛,七害,五伤,三痼不通是也。

何谓十二癥? 是所下之物,一曰状如膏;二曰如黑血;三曰如紫汁;四曰如赤肉;五曰如脓痂;六曰如豆汁;七曰如葵羹;八曰如凝血;九曰如清血,血似水;十曰如米泔;十一曰如月浣,乍前乍却;十二曰经度不应期也。

何谓九痛? 一曰阴中痛伤;二曰阴中淋沥痛;三曰小便即痛;四曰寒冷痛;五曰经来即腹中痛;六曰气满痛;七曰汁出阴中如有虫啮痛;八曰胁下分痛;九曰腰胯痛。

何谓七害? 一曰穷孔痛不利;二曰中寒热痛;三曰小腹急坚痛;四曰藏不仁;五曰子门不端引背痛;六曰月浣乍多乍少;七曰害吐。

何谓五伤? 一曰两胁支满痛;二曰心痛引胁;三曰气结不通;四曰邪思泄利;五曰前后痼寒。

何谓三痼? 一曰羸瘦不生肌肤;二曰绝产乳;三曰经水闭塞。

病有异同,具治之方。

白垩丸　治女人三十六疾方又方见后。

白垩　龙骨　芍药各十八铢　黄连　当归　茯苓　黄芩　瞿麦　白薇　石韦　甘草　牡蛎　细辛　附子　禹余粮　白石脂

人参　乌贼骨　藁本　甘皮　大黄已上各半两

上二十一味为末，蜜和，丸如梧子大，空腹饮服十丸，日再。不知，加之，二十日知，一月百病除。若十二癥，倍牡蛎、禹余粮、乌贼骨、白石脂、龙骨；若九痛，倍黄连、白蔹、甘草、当归；若七害，倍细辛、藁本、甘皮，加椒、茱萸各一两；若五伤，倍大黄、石韦、瞿麦；若三痼，倍人参，加赤石脂、矾石、巴戟天各半两。合药时随病增减之。

治女人腹中十二疾，一曰经水不时；二曰经来如清水；三曰经水不通；四曰不周时；五曰生不乳；六曰绝无子；七曰阴阳减少；八曰腹苦痛如刺；九曰阴中寒；十曰子门相引痛；十一曰经来冻如葵汁状；十二曰腰急痛。凡此十二病得之时，因与夫卧起，月经不去，或卧湿冷地，及以冷水洗浴，当时取快而后生百病，或疮痍未瘥，便合阴阳，及起早作劳，衣单席薄，寒从下入方

赤石脂　半夏各一两六铢　蜀椒　干姜　吴茱萸　当归　桂心　丹参　白蔹　防风各一两　藋芦半两

上十一味为末，蜜和，丸如梧子大，每日空心酒服十丸，日三。不知，稍加，以知为度。

白石脂丸　治妇人三十六疾，胞中痛，漏下赤白方。

白石脂　乌贼骨　禹余粮　牡蛎各十八铢　赤石脂　干地黄　干姜　龙骨　桂心　石韦　白蔹　细辛　芍药　黄连　附子　当归　黄芩　蜀椒　钟乳　白芷　芎䓖　甘草各半两

上二十二味为末，蜜和，丸如梧子大，每日空心酒下十五丸，日再。一方有黄柏半两。

小牛角䚡散　治带下五贲，一曰热病下血；二曰寒热下血；三曰经脉未断为房事则血漏；四曰经来举重伤任脉下血；五曰产后脏

开经利,五贲之病,外实内虚方。

牛角䚡一枚,烧令赤　鹿茸　禹余粮　当归　干姜　续断各二两

阿胶三两　乌贼骨　龙骨各一两　赤小豆二升

上十味治下筛,空腹以酒服方寸匕,日三《千金翼》无鹿茸、乌贼骨。

龙骨散　治淳下十二病绝产,一曰白带,二曰赤带,三曰经水不利,四曰阴胎,五曰子藏坚,六曰藏癖,七曰阴阳患痛,八曰内强,九曰腹寒,十曰藏闭,十一曰五藏酸痛,十二曰梦与鬼交,宜服之淳下一本作腹下。

龙骨三两　黄柏　半夏　灶中黄土　桂心　干姜各二两　石韦

滑石各一两　乌贼骨　代赭各四两　白僵蚕五枚

上十一味治下筛,酒服方寸匕,日三。白多者,加乌贼骨、僵蚕各二两;赤多者,加代赭五两;小腹冷,加黄柏二两;子藏坚,加干姜、桂心各二两。以上各随病增之。服药三月,有子即住药。药太过多,生两子。当审方取好药。寡妇童女不可妄服。

治女带下诸病方

大黄蒸三斗米下　附子　茯苓　牡蒙　牡丹　桔梗　葶苈各三两　厚朴　芎䓖　人参　当归　虻虫　蜀椒　吴茱萸　柴胡　干姜　桂心各半两　细辛二两半

上十八味为末,蜜和,丸如梧子大,每日空心酒服二丸,不知加之,以腹中温温为度一本有麻子三两,泽兰十两,而无蜀椒、葶苈。

治带下百病无子,服药十四日下血,二十日下长虫及青黄汁出,三十日病除,五十日肥白方

大黄破如豆粒,熬令黑色　柴胡　朴硝各一斤　芎䓖五两　干姜　蜀椒各一升　茯苓如鸡子大一枚

上七味为末,蜜丸如梧子大,先食米,饮服七丸。不知,加至十丸,以知为度。

治带下方

枸杞根一斤　生地黄五斤

上二味㕮咀,以酒一斗煮取五升,分为三服。水煮亦得。

治妇人及女子赤白带下方

禹余粮　当归　芎藭各一两半　赤石脂　白石脂　阿胶　龙骨　石苇一两六铢　乌贼骨　黄柏　白蔹　黄芩用黄连　续断　桑耳　牡蛎各一两

上十五味为末,蜜丸如梧子大,空心饮下十五丸,日再,加至三十丸为度。

白马蹄丸　治女人下焦寒冷成带,下赤白浣方。

白马蹄　鳖甲　鲤鱼甲　龟甲　蜀椒各一两　磁石　甘草　杜仲　萆薢　当归　续断　芎藭　禹余粮　桑耳　附子各二两

上十五味为末,蜜丸梧子大,以酒服十丸,加至三十丸,日三服一本无龟甲。

白马骀散　治带下方下白者取白马骀,下赤者取赤马骀,随色取之。

白马骀二两　龟甲四两　鳖甲十八铢　牡蛎一两十八铢

上四味治下筛,空心酒下方寸匕,日三服,加至一匕半。

治五色带下方

服大豆紫汤,日三服方见前三卷风篇中。

又方　烧马左蹄,为末,以酒服方寸匕,日三服。

又方　烧狗头和毛皮骨,为末,以酒服方寸匕。

又方　煮甑带汁,服一杯,良。

又方　烧马蹄底护,干为末,以酒服方寸匕,日三。

云母芎劳散　卫公治五崩,身瘦咳逆,烦满少气,心下痛,面生疮,腰痛不可俯仰,阴中肿如有疮状,毛中痒,时痛与子藏相通,小便不利,常拘急头眩,颈项急痛,手足热,气逆冲急,心烦不得卧,腹中急痛,食不下,吞醋噫苦,上下肠鸣,漏下赤白青黄黑汁,大臭,如胶污衣状,皆是内伤所致。中寒即下白,热即下赤,多饮即下黑,多食即下黄,多药即下青,或喜或怒,心中常恐,或忧劳便发动,大恶风寒。

云母　芎劳　代赭　东门边木烧,各一两　白僵蚕　乌贼骨　白垩　猬皮各六铢　鳖甲一作龟甲　桂心　伏龙肝　生鲤鱼头各十八铢

上十二味治下筛,酒服方寸匕,日三夜一。一方有龙骨、干葛。

慎火草散　治崩中漏下赤白青黑,腐臭不可近,令人面黑无颜色,皮骨相连,月经失度,往来无常,小腹弦急,或苦绞痛上至心,两胁肿胀,食不生肌肤,令人偏枯,气息乏少,腰背痛连胁,不能久立,每嗜卧困懒又方见后。

慎火草　白石脂　禹余粮　鳖甲　干姜　细辛　当归　芎劳　石斛　芍药　牡蛎各二两　黄连　蔷薇根皮　干地黄各四两　熟艾　桂心各一两

上十六味治下筛,空腹酒服方寸匕,日三,稍加至二匕。若寒多者,加附子、椒;热多者,加知母、黄芩各一两;白多者,加干姜、白石脂;赤多者,加桂心、代赭各二两。

禹余粮丸　治崩中赤白不绝,困笃方。

禹余粮五两　白马蹄十两　龙骨三两　鹿茸二两　乌贼鱼骨一两

上五味为末,蜜丸梧子大,以酒服二十丸,日再,以知为度。

　　增损禹余粮丸　　治女人劳损,因成崩中,状如月经来去,多不可禁止,积日不断,五脏空虚,失色黄瘦,崩竭暂止,少日复发,不耐动摇,小劳辄剧。治法且宜与汤,未宜与此丸也。发时服汤,减退即与此丸。若是疾久,可以长与此方。

　　禹余粮　龙骨　人参　桂心　紫石英　乌头　寄生　杜仲　五味子　远志各二两　泽泻　当归　石斛　苁蓉　干姜各三两　蜀椒　牡蛎　甘草各一两

　　上十八味为末,蜜丸梧子大,空心酒下十丸,渐加至二十丸,日三服。

　　治女人白崩及痔病方

　　槐耳　白敛　艾叶　蒲黄　白芷各二两　黄芪　人参　续断　当归　禹余粮　橘皮　茯苓　干地黄　猬皮各三两　牛角䚡四两　猪后悬蹄二十个　白马蹄四两,酒浸一宿,熬

　　上十七味为末,蜜丸,每日空心酒下二十丸,日二,加之。

　　治妇人忽暴崩中,去血不断,或如鹅鸭肝者方

　　小蓟根六两　当归　阿胶　续断　青竹茹　芎䓖各三两　生地黄八两　釜月下土绢囊裹　地榆各四两　马通一升,赤带用赤马,白带用白马

　　上十味㕮咀,以水八升和马通汁煮取三升,分三服。不止,频服三四剂。未全止,续服后丸方

　　续断　甘草　地榆　鹿茸　小蓟根　丹参各三十铢　干地黄二两半　芎䓖　赤石脂　阿胶　当归各一两半　龟甲　秦牛角䚡各三两,判,熬令黑　柏子仁一两,《集验》作柏叶

　　上十四味为末,蜜丸梧子大,空心以酒服十丸,日再,后稍加至

三十丸。

治女人崩中,去赤白方

白马蹄五两 蒲黄 鹿茸 禹余粮 白马鬐毛 小蓟根 白芷 续断各四两 人参 干地黄 柏子仁 乌贼骨 黄芪 茯苓 当归各三两 艾叶 苁蓉 伏龙肝各二两

上十八味为末,蜜丸如梧子大,空心饮服二十丸,日再,加至四十丸。

当归汤 治崩中去血,虚羸方。

当归 芎䓖 黄芩 芍药 甘草各二两 生竹茹二升

上六味㕮咀,以水一斗煮竹茹,取六升,去滓,内诸药煎取三升半,分三服。忌劳动嗔怒,禁百日房事。

治崩中,昼夜十数行,众医所不能瘥者方

芎䓖八两㕮咀,以酒五升煮取三升,分三服。不饮酒者,水煮亦得。

治崩中下血,出血一斛,服之即断,或月经来过多,及过期不来者,服之亦佳方

吴茱萸 当归各三两 芎䓖 人参 芍药 牡丹 桂心 阿胶 生姜 甘草各二两 半夏八两 麦门冬一升

上十二味㕮咀,以水一斗煮取三升,分为三服。

治暴崩中,去血不止方

牡蛎 兔骨各二两半,炙

上二味治下筛,酒服方寸匕,日三。

治女人白崩方

芎䓖 桂心 阿胶 赤石脂 小蓟根各二两 干地黄四两 伏

龙肝如鸡子大七枚

上七味㕮咀，以酒六升、水四升合煮取三升，去滓，内胶令烊尽，分三服，日三《千金翼》止六味，无伏龙肝。

伏龙肝汤　治崩中去赤白，或如豆汁方。

伏龙肝如弹子七枚　生姜五两　生地黄四升，一方五两　甘草　艾叶　赤石脂　桂心各二两

上七味㕮咀，以水一斗煮取三升，分四服，日三夜一。

大牛角中人散　治积冷崩中，去血不止，腰背痛，四肢沉重，虚极方。

牛角仁一枚，烧　续断　干地黄　桑耳　白术　赤石脂　矾石　干姜　附子　龙骨　当归各三两　人参一两　蒲黄　防风　禹余粮各二两

上十五味治下筛，以温酒未食服方寸匕，日三。不知，稍加。

治崩中去血，积时不止，起死方

肥羊肉三斤　干姜　当归各三两　生地黄二升

上四味㕮咀，以水二斗煮羊肉，取一斗三升，下地黄汁及诸药，煮取三升，分四服，即断。尤宜羸瘦人服之。

生地黄汤　治崩中漏下，日去数升方。

生地黄一斤　细辛三两

上二味㕮咀，以水一斗煮取六升，服七合，久服佳。

治崩中漏下赤白不止，气虚竭方

龟甲　牡蛎各三两

上二味治下筛，酒服方寸匕，日三。

又方　烧乱发，酒和服方寸匕，日三。

又方　桑耳二两半　鹿茸十八铢

上二味,以醋五升渍,炙燥,渍尽为度,治下筛,服方寸匕,日三。

又方　烧鹿角,为末,酒服方寸匕,日三。

又方　烧桃核,为末,酒服方寸匕,日三。

又方　地榆　知母

上二味各指大,长一尺者,㕮咀,以醋三升,东向灶中治极浓,去滓,服之。

又方　桑木中蝎屎烧灰,酒服方寸匕。

治崩中下血,羸瘦少气,调中补虚,止血方

泽兰　蜀椒二两六铢　藁本　柏子仁　山茱萸　厚朴各十八铢
干地黄　牡蛎各一两半　代赭　桂心　防风　细辛　干姜各一两
甘草　当归　芎劳各一两十八铢　芜荑半两

上十七味治下筛,空心温酒服方寸匕,日三,神良。一方加白芷、龙骨各十八铢,人参一两十八铢,为二十味。

治崩中方

白茅根三斤　小蓟根五斤

上二味㕮咀,以水五斗煎取四斗,稍稍服之《外台》用酒煎。

丹参酒　治崩中去血,及产余疾方。

丹参　艾叶　地黄　忍冬　地榆各五斤

上五味剉,先洗臼,熟舂,以水渍三宿,出滓,煮取汁,以黍米一斛炊饭酿酒,酒熟榨之,初服四合,后稍稍添之。

牡丹皮汤　治崩中血盛,并服三剂即瘥方。

牡丹皮　干地黄　斛脉各三两　禹余粮　艾叶　龙骨　柏叶
厚朴　白芷　伏龙肝　青竹茹　芎劳　地榆各二两　阿胶一两

芍药四两

上十五味㕮咀，以水一斗五升煮取五升，分五服，相去如人行十里久再服。

治崩中单方

烧牛角末，以酒服方寸匕，日三服。亦治带下。

又方　桑耳烧令黑，为末，酒服方寸匕，日二服。亦治带下。

又方　生蓟根一斤半，捣取汁，温服。亦可酒煮服之。

又方　羊胰一具，以醋煮，去血服之，即止。忌猪鱼醋滑物，犯之便死。亦治带下。

治白崩方

灸小腹横纹当脐孔直下百壮。

又灸内踝上三寸左右各百壮。

论曰：治漏血不止，或新伤胎，及产后余血不消作坚，使胞门不闭，淋漓去血，经逾日月不止者，未可以诸断血汤，宜且与牡丹丸散等，待血坚消便停也。坚血消者，所去淋漓便自止，亦渐变消少也。此后有余伤毁，不复处此，乃可作诸主治耳。妇人产乳去血多，伤胎去血多，崩中去血多，金疮去血多，拔牙齿去血多，未止，心中悬虚，心闷眩冒，头重目暗，耳聋满，举头便闷欲倒，宜且煮当归、芎劳各三两，以水四升煮取二升，去滓，分二服，即定。辗转续次合诸汤治之。

白垩丸　治女人三十六疾，胞中病，漏下不绝方又方见前。

邯郸白垩　禹余粮　白芷　白石脂　干姜　龙骨　桂心　瞿麦　大黄　石韦　白蔹　细辛　芍药　甘草　黄连　附子　当归　茯苓　钟乳　蜀椒　黄芩各半两　牡蛎　乌贼骨各十八铢

上二十三味为末，蜜丸梧子大，空心酒服五丸，日再服。不知，加至十丸。

治女人漏下，或瘥或剧，常漏不止，身体羸瘦，饮食减少，或赤或白或黄，使人无子者方

牡蛎　伏龙肝　赤石脂　白龙骨　桂心　乌贼骨　禹余粮各等分

上七味治下筛，空心酒服方寸匕，日二。白多者，加牡蛎、龙骨、乌贼骨；赤多者，加赤石脂、禹余粮；黄多者，加伏龙肝、桂心。随病加之张文仲同，亦疗崩中。《肘后》无白龙骨，以粥饮服。

治妇人漏下不止，散方

鹿茸　阿胶各三两　乌贼骨　当归各二两　蒲黄一两

上五味治下筛，空心酒服方寸匕，日三夜再服。

治女人产后漏下，及痔病下血方

矾石一两　附子一枚

上二味为末，蜜丸如梧子大，空心酒下二丸，日三，稍加至五丸，数日瘥。能百日服之，永断。

芎劳汤　治带下漏血不止方。

芎劳　干地黄　黄芪　芍药　吴茱萸　甘草各二两　当归　干姜各三两

上八味㕮咀，以水一斗煮取三升，分三服。若月经后，因有赤白不止者，除地黄、吴茱萸，加杜仲、人参各二两。

治漏下去血不止方

取水蛭治下筛，酒服一钱许，日二，恶血消即愈。

治漏下神方

取槐子烧末，酒服方寸匕，日三，立瘥。

治漏下去黑方

干漆　麻黄　细辛　桂心各一两　甘草半两

上五味治下筛,以指撮着米饮中,服之。

治漏下去赤方

白术二两　白薇半两　黄柏二两半

上三味治下筛,空心酒服方寸匕,日三。

治漏下去黄方

黄连　大黄　桂心各半两　黄芩　䗪虫　干地黄各六铢

上六味治下筛,空心酒服方寸匕,日三。

治漏下去青方

大黄　黄芩　白薇各半两　桂心　牡蛎各六铢

上五味治下筛,空心酒服方寸匕,日三。

治漏下去白方

鹿茸一两　白蔹十八铢　狗脊半两

上三味治下筛,空心米饮服方寸匕,日三。

治女子漏下,积年不断,困笃方

取鹊重巢柴烧灰,作末,服方寸匕,日三服,三十日愈,甚良。重巢者,去年在巢中产,今年又在上作重巢产者是也。

马通汤　治漏下血,积月不止方。

赤马通汁一升,取新马屎绞取汁,干者水浸绞取汁　生艾叶　阿胶各三两　当归　干姜各二两　好墨半丸

上六味㕮咀,以水八升、酒二升煮取三升,去滓,内马通汁及胶,微火煎取二升。分再服,相去如人行十里久。

马蹄屑汤　治白漏不绝方。

白马蹄　赤石脂各五两　禹余粮　乌贼骨　龙骨　牡蛎各四两
附子　干地黄　当归各三两　甘草二两　白僵蚕一两

上十一味㕮咀,以水二斗煮取九升,分六服,日三。

马蹄丸　治白漏不绝方。

白马蹄　禹余粮各四两　龙骨三两　乌贼骨　白僵蚕　赤石脂
各二两

上六味为末,蜜丸梧子大,酒服十丸。不知,加至三十丸。

慎火草散　治漏下方又方见前。

慎火草十两,熬令黄　当归　鹿茸　阿胶各四两　龙骨半两
上五味治下筛,先食酒服方寸匕,日三。

蒲黄散　治漏下不止方。

蒲黄半升　鹿茸　当归各二两

上三味治下筛,酒服五分匕,日三。不知,稍加至方寸匕。

灸法

女人胞漏下血,不可禁止,灸关元两傍相去三寸。

女人阴中痛引心下,及小腹绞痛,腹中五寒,灸关仪百壮。穴
在膝外边上一寸宛宛中是。

女人漏下赤白及血,灸足太阴五十壮。穴在内踝上三寸。足
太阴经内踝上三寸名三阴交。

女人漏下赤白,月经不调,灸交仪三十壮。穴在内踝上五寸。

女人漏下赤白,灸营池四穴三十壮。穴在内踝前后两边池中
脉上,一名阴阳是。

女人漏下赤白,四肢酸削,灸漏阴三十壮。穴在内踝下五分微

动脚脉上。

　　女人漏下,赤白泄注,灸阴阳,随年壮,三报。穴在足拇趾下屈里表头白肉际是。

月经不调第四方　灸法

　　白垩丸　治妇人月经一月再来,或隔月不来,或多或少,淋沥不断,或来而腰腹痛,嘘吸不能食,心腹痛,或青黄黑色,或如水,举体沉重方。

　　白垩　白石脂　牡蛎　禹余粮　龙骨　细辛　乌贼骨_{各一两}半　当归　芍药　黄连　茯苓　干姜　桂心　人参　瞿麦　石韦　白芷　白蔹　附子　甘草_{各一两}　蜀椒_{半两}

　　上二十一味为末,蜜丸如梧子大,空心酒下二十丸,日三。至月候来时,日四五服为佳。

　　桃仁汤　治产后及堕身,月水不调,或淋沥不断,断后复来,状如泻水,四体嘘吸,不能食,腹中坚痛,不可行动,月水或前或后,或经月不来,举体沉重,惟欲眠卧,多思酸物方。

　　桃仁_{五十枚}　泽兰　甘草　芎䓖　人参_{各二两}　牛膝　桂心　牡丹皮　当归_{各三两}　芍药　生姜　半夏_{各四两}　地黄_{八两}　蒲黄_{七合}

　　上十四味㕮咀,以水二斗煮取六升半,分六服。

　　杏仁汤　治月经不调,或一月再来,或两月三月一来,或月前,或月后,闭塞不通。

　　杏仁_{二两}　桃仁_{一两}　大黄_{三两}　水蛭　虻虫_{各三十枚}

　　上五味㕮咀,以水六升煮取二升,分三服。一服当有物随大小便有所下,下多者止之,少者勿止,尽三服。

大黄朴硝汤 治经年月水不利,胞中有风冷所致,宜下之方。

大黄 牛膝各五两 朴硝 牡丹 甘草 紫菀各三两,《千金翼》作紫葳 代赭一两 桃仁 虻虫 水蛭 干姜 细辛 芒硝各二两 麻仁五合

上十四味㕮咀,以水一斗五升煮取五升,去滓,内消令烊,分五服,五更为首,相去一炊顷。自下后将息,忌见风。

茱萸虻虫汤 治久寒月经不利,或多或少方。

吴茱萸三升 虻虫 水蛭 䗪虫 牡丹各一两 生姜一斤 小麦 半夏各一升 大枣二十枚 桃仁五十枚 人参 牛膝各三两 桂心六两 甘草一两半 芍药二两

上十五味㕮咀,以酒一斗、水二斗煮取一斗,去滓,适寒温,一服一升,日三。不能饮酒人,以水代之。汤欲成,乃内诸虫。不耐药者,饮七合。

抵党汤 治月经不利,腹中满,时自减,并男子膀胱满急方。

虎掌《千金翼》作虎杖 大黄各二两 桃仁三十枚 水蛭二十枚

上四味,以水三升煮取一升,尽服之,当下恶血为度。

七熬丸 治月经不利,手足烦热,腹满,默默不欲寐,心烦方。

大黄一两半 前胡一作柴胡 芒硝熬,各五两 葶苈 蜀椒并熬,各六铢 生姜 芎䓖各十八铢 茯苓十五铢 杏仁九铢,熬 桃仁二十枚,熬 水蛭半合,熬 虻虫熬

上十二味为末,蜜丸梧子大,空腹饮服七丸,日三。不知,加一倍《千金翼》无芎䓖。又一方有䗪虫、牡丹各二两,为十四味。

桃仁散 治月经来绕脐痛,上冲心胸,往来寒热,如疟痓状方。

桃仁五十枚　䗪虫二十枚　桂心五寸　茯苓一两　薏苡仁　牛膝　代赭各二两　大黄八两

上八味治下筛,宿勿食,温酒服一钱匕,日三。

治月经往来,腹肿,腰腹痛方

䗪虫四枚　蜀椒　干姜各六铢　大黄　女青　桂心　芎劳各半两

上七味治下筛,取一刀圭,先食酒服之,日三,十日微下。善养之。

治月经不调,或月头,或月后,或如豆汁,腰痛如折,两脚疼,胞中风寒,下之之方

大黄　朴硝各四两　牡丹三两　桃仁一升　人参　阳起石　茯苓　甘草　水蛭　虻虫各二两

上十味㕮咀,以水九升煮取三升,去滓,内朴硝令烊尽,分三服,相去如一饭顷。

阳起石汤　治月水不调,或前或后,或多或少,乍赤乍白方。

阳起石　甘草　续断　干姜　人参　桂心各二两　附子一两　赤石脂三两　伏龙肝五两　生地黄一升

上十味,以水一斗煮取三升二合,分四服,日三夜一。

治妇人忧恚,心下支满,膈中伏热,月经不利,血气上抢心,欲呕,不可多食,懈怠不能动方

大黄　芍药　虻虫各二两　土瓜根　蜀椒　黄芩　白术　地骨皮一作炭皮　干姜　芎劳各一两　桂心　干漆各一两半

上十二味为末,蜜丸如梧子,每服十丸,日三。不知,加之。

牛膝丸　治产后月水往来,乍多乍少,仍复不通,时时疼痛,小

腹里急,下引腰身重方。

牛膝　芍药　人参　大黄各三两　牡丹皮　甘草　当归　芎
劳各二两　桂心一两　䗪虫　蛴螬　蝱蠊各四十枚　虻虫　水蛭各七
十枚

上十四味为末,蜜丸如梧子,酒服五丸,日三。不知,稍增。

又方　鹿角末,服之,良。

又方　生地黄汁三升,煮取二升,服之。

又方　饮人乳汁三合,善。

又方　烧月经衣,井花水服之。

又方　烧白狗粪焦,作末,酒服方寸匕,日三。

又方　取白马尿,服一升,良。

治月经不断方

船茹一斤净洗,河水四升半煮取二升,分二服。

又方　服地黄酒,良。

又方　服大豆酒,亦佳。

又方　烧箕舌灰,酒服之。

又方　灸内踝下白肉际青脉上,随年壮。

卷之八　少小婴孺方

序例第一方

论曰：夫生民之道，莫不以养小为大，若无于小，卒不成大。故《易》称积小以成大，《诗》有厥初生民，《传》云声子生隐公，此之一义。即是从微至着，自少及长，人情共见，不待经史，故今斯方先妇人小儿而后丈夫耆老者，则是崇本之义也。然小儿气势微弱，医士欲留心救疗，立功差难。今之学者，多不存意，良由婴儿在于襁褓之内，乳气腥臊，医者操行英雄，讵肯瞻视。静言思之，可为大息者矣。《小品方》云：凡人年六岁已上为小，十六已上为少《巢源》、《外台》作十八已上为少，三十已上为壮《巢源》、《外台》作二十已上为壮五十已上为老。其六岁以下，经所不载，所以乳下婴儿有病难治者，皆为无所承据也。中古有巫妨《巢源》作巫方者，立《小儿颅囟经》，以占夭寿，判疾病死生，世相传授，始有小儿方焉。逮于晋宋，江左推诸苏家，传习有验，流于人间。齐有徐王者，亦有《小儿方》三卷。故今之学者，颇得传授。然徐氏位望隆重，何暇留心于少小？详其方意，不甚深细，少有可采，未为至秘。今博撰诸家及自经用有效者，以为此篇。凡百居家，皆宜达兹养小之术，则无横夭之祸也。

又曰：小儿病与大人不殊，惟用药有多少为异。其惊痫、客忤、解颅、不行等八九篇合为此卷，下痢等余方并散在诸篇，可披而得之。

凡生后六十日瞳子成，能咳笑应和人；百日任脉成，能自反覆一作百五十日；百八十日尻骨成，能独坐；二百一十日掌骨成，能匍匐；三百日髌骨成，能独立；三百六十日膝骨成，能行。此其定法，若不能依期者，必有不平之处。

凡儿生三十二日一变，六十四日再变，变且蒸；九十六日三变，一百二十八日四变，变且蒸；一百六十日五变，一百九十二日六变，变且蒸；二百二十四日七变，二百五十六日八变，变且蒸；二百八十八日九变，三百二十日十变，变且蒸。积三百二十日小蒸毕后，六十四日大蒸，蒸后六十四日复大蒸，蒸后一百二十八日复大蒸。凡小儿自生三十二日一变，再变为一蒸，凡十变而五小蒸，又三大蒸，积五百七十六日，大小蒸都毕，乃成人。小儿所以变蒸者，是荣其血脉，改其五脏，故一变竟，辄觉情态有异。其变蒸之候，变者上气，蒸者体热。变蒸有轻重，其轻者体热而微惊，耳冷尻冷，上唇头白泡起如鱼目珠子，微汗出，其重者体壮热而脉乱，或汗或不汗，不欲食，食辄吐呗，目白精微赤，黑精微白。又云：目白者重，赤黑者微。变蒸毕，自精明矣，此其证也。单变小微，兼蒸小剧。凡蒸平者五日而衰，远者十日而衰，先期五日，后之五日，为十日之中，热乃除耳。儿生三十二日一变，二十九日先期而热，便治之如法，至三十六七日蒸乃毕耳。恐不解了，故重说之。且变蒸之时，不欲惊动，勿令傍多人。儿变蒸或早或晚，不如法者多。又初变之时，或热甚者，违日数不歇，审计变蒸之日，当其时有热微惊，慎不可治及灸刺，但和视之。若良久热不可已，少与紫丸微下，热歇便止。若于变蒸之中，加以时行温病，或非变蒸时而得时行者，其诊皆相似，惟耳及尻通热，口上无白泡耳。当先服黑散以发其汗，汗出，温粉粉之，热当歇，便就瘥。若犹不都除，乃与紫丸下之。儿变蒸时，若有寒加之,即寒热交争,腰腹夭纠,啼不止者,熨之则愈也熨法出下篇,灸粉絮熨者是。变蒸与温壮伤寒相似,若非变蒸,身热耳热,尻亦热,此乃为他病,可作余治。审是变蒸,不得为余治也。

又一法:凡儿生三十二日始变,变者身热也;至六十四日再变,变且蒸,其状卧端正也;至九十六日三变,定者候丹孔出而泄;至一百二十八日四变,变且蒸,以能咳笑也;至一百六十日五变,以成机关也;至一百九十二日六变,变且蒸,五机成也;至二百二十四日七变,以能匍匐也;至二百五十六日八变,变且蒸,以知欲学语也;至二百八十八日九变,以亭亭然也。凡小儿生至二百八十八日,九变四蒸也。当其变之日,慎不可妄治之,则加其疾。变且蒸者,是儿送迎月也。蒸者,甚热而脉乱,汗出是也。近者五日歇,远者八九日歇也。当是蒸上,不可灸刺妄治之也。

紫丸　治小儿变蒸,发热不解,并挟伤寒温壮,汗后热不歇,及腹中有痰癖,哺乳不进,乳则吐呗,食痫,先寒后热方。

赤石脂　代赭各一两　巴豆三十枚　杏仁五十枚

上四味为末,巴豆、杏仁别研为膏,相和,更捣二千杵,当自相得,若硬,入少蜜同捣之,密器中收,三十日儿服如麻子一丸,与少乳汁令下,食顷后与少乳,勿令多,至日中当小下,热除。若未全除,明旦更与一丸。百日儿服如小豆一丸,以此准量增减。夏月多热,善令发疹,二三十日辄一服佳。紫丸无所不疗,虽下不虚人。

黑散　治小儿变蒸中挟时行温病,或非变蒸时而得时行者方。

麻黄　杏仁各半两　大黄六铢

上三味,先捣麻黄、大黄为散,别研杏仁如脂,乃细细内散,又捣令调和,内密器中,一月儿服小豆大一枚,以乳汁和服,抱令得汗,汗出温粉粉之,勿使见风。百日儿服如枣核,以儿大小量之。

择乳母法

凡乳母者,其血气为乳汁也。五情善恶,悉是血气所生也。其乳儿者,皆宜慎于喜怒。夫乳母形色所宜,其候甚多,不可求备,但取不胡臭、瘿瘘、气嗽、瘑疥、痴癃、白秃、疬疡、沈唇、耳聋、齆鼻、癫痫,无此等疾者,便可饮儿也。师见其故灸瘢,便知其先疾之源也。

卷之九　少小婴孺方

初生出腹第二论

论曰：小儿初生，先以绵裹指，拭儿口中及舌上青泥恶血，此为之玉衡一作衔。若不急拭，啼声一发，即入腹成百病矣。

儿生落地不作声者，取暖水一器灌之，须臾当啼。儿生不作声者，此由难产少气故也，可取儿脐带向身却捋之，令气入腹，仍呵之至百度，啼声自发，亦可以葱白徐徐鞭之，即啼。

儿已生即当举之，举之迟晚，则令中寒，腹内雷鸣。乃先浴之，然后断脐，不得以刀子割之，须令人隔单衣物咬断，兼以暖气呵七遍，然后缠结。所留脐带，令至儿足跌上，短则中寒，令儿腹中不调，常下痢。若先断脐然后浴者，则脐中水，脐中水则发腹痛。其脐断讫，连脐带中多有虫，宜急剔拨去之，不尔，入儿腹成疾。断儿脐者，当令长六寸，长则伤肌，短则伤藏。不以时断，若挼汁不尽，则令暖气渐微，自生寒，令儿脐风。

生儿宜用其父故衣裹之，生女宜以其母故衣，皆勿用新帛为善。不可令衣过厚，令儿伤皮肤，害血脉，发杂疮而黄。儿衣绵帛，特忌厚热，慎之慎之。凡小儿始生，肌肤未成，不可暖衣，暖衣则令筋骨缓弱，宜时见风日。若都不见风，则令肌肤脆软，便易中伤。皆当以故絮衣之，勿用新绵也。凡天和暖无风之时，令母将儿于日中嬉戏，数见风日，则血凝气刚，肌肉牢密，堪耐风寒，不致疾病。若常藏在帏帐之中,重衣温暖,譬犹阴地之草木,不见风日,软脆不堪风寒也。

凡裹脐法,椎治白练令柔软,方四寸,新绵厚半寸,与帛等合之,调其缓急,急则令儿吐呃。儿生二十日,乃解视脐。若十许日儿怒啼,似衣中有刺者,此或脐燥,还刺其腹,当解之,易衣更裹。裹脐时闭户下帐,燃火令帐中温暖,换衣亦然,仍以温粉粉之,此谓冬时寒也。若脐不愈,烧绛帛末粉之。若过一月脐有汁不愈,烧虾蟆灰粉之,日三四度。若脐中水及中冷,则令儿腹绞痛,夭纠啼呼,面目青黑,此是中水之过,当炙粉絮以熨之,不时治护。脐至肿者,当随轻重,重者便炙之,乃可至八九十壮,轻者脐不大肿,但出汁,时时啼呼者,捣当归末,和胡粉傅之,炙絮日熨之,至百日愈,以啼呼止为候。若儿粪青者,冷也,与脐中水同。

儿洗浴断脐竟,绷抱毕,未可与朱蜜,宜与甘草汤:以甘草如手中指一节许打碎,以水二合煮取一合,以绵缠沾取,与儿吮之,连吮汁计得一蚬壳入腹止,儿当快吐,吐去心胸中恶汁也。如得吐,余药更不须与;若不得吐,可消息计如饥渴,须臾更与之若前所服。及更与并不得吐者,但稍稍与之,令尽此一合止。如得吐出恶汁,令儿心神智慧无病也。饮一合尽都不吐者,是儿不含恶血耳,勿复与甘草汤,乃可与朱蜜,以镇心神安魂魄也。

儿新生三日中,与朱蜜者不宜多,多则令儿脾胃冷,腹胀,喜阴痫,气急,变噤痓而死。新生与朱蜜法:以飞炼朱砂如大豆许,以赤蜜一蚬壳和之,以绵缠箸头沾取,与儿吮之,得三沾止,一日令尽此一豆许,可三日与之,则用三豆许也,勿过此,则伤儿也。与朱蜜竟,可与牛黄如朱蜜多少也。牛黄益肝胆,除热,定精神,止惊,辟恶气,除小儿百病也。新生三日后,应开肠胃,助谷神。可研米作厚饮,如乳酪厚薄,以豆大与儿咽之,频咽三豆许止,日三与之,满七日可与哺也。儿生十日,始哺如枣核,二十日倍之,五十日如弹丸,百日如枣。若乳汁少,不得从此法,当用意小增之。若三十日而哺者,令儿无疾。儿哺早者,儿不胜谷气,令生病,头面身体喜生疮,愈而复发,令儿尪弱难养。三十日后,虽哺勿多。若不嗜食,勿强与之,强与之不消,复生疾病。哺乳不进者,腹中皆有痰癖也,当以四物紫丸微下之,节哺乳数日,便自愈。小儿微寒热,亦当尔利之,要当下之,然后乃瘥。

凡乳儿,不欲太饱,饱则呕吐。每候儿吐者,乳太饱也,以空乳乳之即消,日四。乳儿若脐未愈,乳儿太饱,令风中脐也。夏不去热乳,令儿呕逆;冬不去寒乳,令儿咳痢。母新房以乳儿,令儿羸瘦交胫,不能行;母有热以乳儿,令变黄,不能食;母怒以乳儿,令喜惊,发气疝,又令上气癫狂;母新吐下以乳儿,令虚羸;母醉以乳儿,令身热腹满。

凡新生小儿,一月内常饮猪乳,大佳。

凡乳母乳儿,当先极挼,散其热气。勿令汁奔出,令儿噎,辄夺其乳,令得息,息已复乳之,如是十返五返,视儿饥饱节度,知一日中几乳而足,以为常。又常捉去宿乳。儿若卧,乳母当以臂枕之,令乳与儿头平乃乳之,令儿不噎。母欲寐,则夺其乳,恐填口鼻,又不知饥饱也。

浴儿法

凡浴小儿,汤极须令冷热调和。冷热失所,令儿惊,亦致五藏疾也。凡儿,冬不可久浴,浴久则伤寒;夏不可久浴,浴久则伤热。数浴背冷则发痫,若不浴又令儿毛落。

新生浴儿者,以猪胆一枚取汁,投汤中以浴儿,终身不患疮疥。勿以杂水浴之。

儿生三日,宜用桃根汤浴:桃根、李根、梅根各二两,枝亦得,咬咀之以水三斗煮二十沸,去滓,浴儿良,去不祥,令儿终身无疮疥。

治小儿惊,辟恶气,以金虎汤浴:金一斤,虎头骨一枚,以水三斗煮为汤,浴。但须浴即煮用之。

凡小儿初出腹有鹅口者,其舌上有白屑如米,剧者鼻外外,一作中亦有之,此由儿在胞胎中受谷气盛故也,或妊娠时嗜糯米使之然。治之法:以发缠箸头,沾井花水撩拭之,三日如此,便脱去。如不脱,可煮栗荴汁令浓,以绵缠箸头拭之。若春夏无栗荴,可煮栗木皮,如用井花水法。

小儿初出腹有连舌,舌下有膜如石榴子中隔,连其舌下后,喜令儿言语不发不转也,可以爪摘断之,微有血出无害,若血出不止,可烧发作灰末傅之,血便止也。

小儿出腹六七日后,其血气收敛成肉,则口舌喉颊里清净也。若喉里舌上有物如芦箨盛水状者,若悬痈有胀起者,可以绵缠长针,留刃处如粟米许大,以刺决之,令气泄,去青黄赤血汁也。一刺之止,消息;一日未消者,来日又刺之,不过三刺,自消尽;余小小未消,三刺亦止,自然得消也。有着舌下如此者名重舌,有着颊里及上腭如此者名重腭,有着齿龈上者名重龈,皆刺去血汁也。

小儿生辄死,治之法

当喉视儿口中悬痈前上腭有胞者,以指摘取头,决令溃去血。勿令血入咽,入咽杀儿,急急慎之。

小儿初出腹,骨肉未敛,肌肉犹是血也,血凝乃坚成肌肉耳。

其血沮败,不成肌肉,则使面目绕鼻口左右悉黄而啼。闭目,聚口,撮面,口中干燥,四肢不能伸缩者,皆是血脉不敛也,喜不育。若有如此者,皆宜与龙胆汤也方出下惊痫篇。

相儿命短长法

儿初生叫声连延相属者,寿。声绝而复扬急者,不寿。啼声散,不成人。啼声深,不成人。脐中无血者,好。脐小者,不寿。通身软弱如无骨者,不寿。

鲜白长大者,寿。自开目者,不成人。目视不正,数动者,大非佳。汗血者,多厄不寿。汗不流,不成人。小便凝如脂膏,不成人。头四破,不成人。常摇手足者,不成人。早坐早行,早齿早语,皆恶性,非佳人。

头毛不周匝者,不成人。发稀少者,强,不听人一作不聪。额上有旋毛者,早贵,妨父母。

儿生枕骨不成者,能言而死。

尻骨不成者,能倨而死。掌骨不成者,能匍匐而死。踵骨不成者,能行而死。膑骨不成者,能立而死。身不收者,死。鱼口者,死。股间无生肉者,死。颐下破者,死。阴不起者,死。阴囊下白者死,赤者死。卵缝通达黑者,寿。

论曰:儿三岁已上十岁已下,视其性气高下,即可知其夭寿大略。儿小时识悟通敏过人者,多夭,大则项橐颜回之流是也。小儿骨法,成就威仪,回转迟舒,稍费人精神雕琢者,寿。其预知人意,回旋敏速者,亦夭,即杨修孔融之徒是也。由此观之,夭寿大略可知也。亦犹梅花早发,不睹岁寒,甘菊晚成,终于年事,是知晚成者,寿之兆也。

卷之十　少小婴孺方

惊痫第三_{论　方　候痫法　灸}

论曰：少小所以有痫病及痉病者，皆由脏气不平故也。新生即痫者，是其五脏不收敛，血气不聚，五脏不流，骨怯不成也，多不全育。其一月四十日已上至期岁而痫者，亦由乳养失理，血气不和，风邪所中也。病先身热掣疭，惊啼叫唤，而后发痫，脉浮者，为阳痫，病在六腑，外在肌肤，犹易治也；病先身冷，不惊掣，不啼呼，而病发时脉沉者，为阴痫，病在五脏，内在骨髓，极难治也。病发身软时醒者，谓之痫也；身强直，反张如弓，不时醒者，谓之痉。诸反张，大人脊不容侧手，小儿容三指者，不可复治也。凡脉浮之与沉，以判其病在阴阳表里耳。其浮沉复有大小、滑涩、虚实、迟快诸证，各依脉形为治。

《神农本草经》说：小儿惊痫有一百二十种，其证候微异于常，便是痫候也。初出腹，血脉不敛，五脏未成，稍将养失宜，即为病也。时不成人，其经变蒸之后有病，余证并宽，惟中风最暴卒也。小儿四肢不好，惊掣，气息小异，欲作痫，及变蒸日满不解者，并宜与龙胆汤也。

凡小儿之痫有三种：有风痫，有惊痫，有食痫。然风痫、惊痫时时有之，十儿之中未有一二是风惊者。凡是先寒后热发者，皆是食痫也。惊痫当按图灸之，风痫当与猪心汤，食痫当下乃愈，紫丸佳。凡小儿所以得风痫者，缘衣暖汗出，风因入也。风痫者，初得之时，先屈指如数乃发作者,此风痫也;惊痫者,起于惊怖大啼乃发作者,此惊痫也。惊痫微者,急持之,勿复更惊之,或自止也。其先不哺乳,吐而变热,后发痫者,此食痫,早下则瘥,四味紫丸、逐癖饮最良,去病速而不虚人,赤丸本无赤丸方,诸医方并无。按此服四味紫丸不得下者,当以赤丸,赤丸瘥快,疾重者当用之。今次后癖结胀满篇中第一方八味名紫双丸者,用朱砂色当赤,用巴豆,又用甘遂,比紫丸当驶,疑此即赤丸也。瘥快,病重者当用之。

凡小儿不能乳哺,当与紫丸下之。小儿始生,生气尚盛,但有微恶,则须下之,必无所损,及其愈病,则致深益。若不时下,则成大疾,疾成则难治矣。凡下,四味紫丸最善,虽下不损人,足以去疾。若四味紫丸不得下者,当以赤丸下之。赤丸不下,当倍之。若已下而有余热不尽,当按方作龙胆汤稍稍服之,并摩赤膏方见本篇末。风痫亦当下之,然当以猪心汤下之。惊痫但按图灸之,及摩生膏方见本篇末,不可大下也。何者?惊痫,心气不定一作足,下之内虚,益令甚尔。惊痫甚者特为难治,故养小儿常慎惊,勿令闻大声,抱持之间当安徐,勿令惊怖。又天雷时当塞儿耳,并作余细声以乱之也。

凡养小儿,皆微惊以长其血脉,但不欲大惊。大惊,乃灸惊脉,若五六十日灸者,惊复更甚,生百日后灸惊脉乃善。儿有热,不欲哺乳,卧不安,又数惊,此痫之初也,服紫丸便愈,不愈复与之。儿眠时小惊者,一月辄一以紫丸下之,减其盛气,令儿不病痫也。

儿立夏后有病,治之慎勿妄灸,不欲吐下,但以除热汤浴之,除热散粉之除热汤散见下篇伤寒条中,除热赤膏摩之,又以膏涂脐中,令儿在凉处,勿禁水浆,常以新水饮之。

小儿衣甚薄,则腹中乳食不消,不消则大便皆醋臭,此欲为癖之渐也,便将紫丸以微消之,服法先从少起,常令大便稀,勿大下也,稀后便渐减之,不醋臭乃止药也。

凡小儿,冬月下无所畏,夏月下难瘥,然有病者不可不下,下后腹中当小胀满,故当节哺乳数日,不可妄下。又乳哺小儿,当令多少有常剂,儿渐大当稍稍增之。若减少者,此腹中已有小不调也,便微服药,勿复哺之,但当与乳,甚者十许日,微者五六日止,哺自当如常。若都不肯食哺,而但欲乳者,此是有癖,为疾重,要当下之。不可不下,不下则致寒热,或吐而发痫,或更致下痢,此皆病重不早下之所为也,此即难治矣。但先治其轻时,儿不耗损而病可速愈。

凡小儿屎黄而臭者,此腹中有伏热,宜微将服龙胆汤。若白而醋臭者,此挟宿寒不消也,当服紫丸,微者少与药令内消,甚者小增药令小下,皆复节乳哺数日,令胃气平和。若不节乳哺,则病易复,复下之则伤其胃气,令腹胀满,再三下之尚可,过则伤矣。

凡小儿有癖,其脉大,必发痫,此为食痫,下之便愈。当审候掌中与三指脉,不可令起,而不时下,致于发痫,则难疗矣。若早下之,此脉终不起也。脉在掌中,尚可早疗,若至指则病增矣。

凡小儿腹中有疾生,则身寒热,寒热则血脉动,动则心不定,心不定则易惊,惊则痫发速也。

候痫法

夫痫,小儿之恶病也,或有不及求医而致困者也。然气发于内,必先有候,常宜审察其精神而采其候也。

手白肉鱼际脉黑者,是痫候。鱼际脉赤者热,脉青大者寒,脉青细者为平也。鼻口干燥,大小便不利,是痫候。眼不明,上视喜阳,是痫候。耳后完骨上有青络盛,卧不静,是痫候,青脉刺之令血出也。小儿发逆上,啼笑面暗,色不变,是痫候。鼻口青,时小惊,是痫候。目闭青，时小惊，是痫候。身热，头常汗出，是痫候。身热，吐呗而喘，是痫候。身热，目时直视，是痫候。喜欠，目上视，是痫候。身热，小便难，是痫候。目瞳子卒大黑于常，是痫候。卧惕惕而惊，手足振摇，是痫候。卧梦笑，手足动摇，是痫候。意气下而妄怒，是痫候。咽乳不利，是痫候。身热，目视不精，是痫候。吐痢不止，厥痛时起，是痫候。弄舌摇头，是痫候。

已上诸候二十余条，皆痫之初也。见其候，便爪其阳脉所应灸，爪之皆重手，令儿骤啼，及足绝脉，亦依方与汤。直视瞳子动，腹满转鸣，下血身热，口噤不得乳，反张脊强，汗出发热，为卧不悟，手足掣疭喜惊，凡八条，痫之极者也。如有此，非复汤爪所能救，便当时灸之。

论曰：若病家始发便来诣师，师可诊候，所解为法，作次序治之，以其节度首尾取瘥也。病家已经杂治无次序，不能制病，病则变异其本候，师便不知其前证虚实，直依其后证作治，亦不得瘥也。要应精问察之，为前师所配依，取其前踪迹以为治，乃无逆耳。前师处汤，本应数剂乃瘥，而病家服一两剂未效，便谓不验，已后更问他师，师不寻前人为治寒温次序而更为治，而不次前师治则弊也。或前已下之，后须平和疗以接之而得瘥也；或前人未下之，或不去者，或前治寒温失度，后人应调治之，是为治败病，皆须邀射之，然后免耳。不依次第及不审察，必及重弊也。

龙胆汤 治婴儿出腹，血脉盛实，寒热温壮，四肢惊掣，发热，大吐呗者，若已能进哺，中食实不消，壮热及变蒸不解，中客人鬼气，并诸惊痫，方悉主之。十岁已下小儿皆服之，小儿龙胆汤第一。此是新出腹婴儿方。若日月长大者，以次依此为例。若必知客忤及有魃气者，可加人参、当归，各如龙胆多少也，一百日儿加三铢，二百日儿加六铢,一岁儿加半两,余药皆准耳。

龙胆　钓藤皮　柴胡　黄芩　桔梗　芍药　茯苓一作茯神
甘草各六铢　蜣螂二枚　大黄一两

上十味㕮咀,以水一升煮取五合为剂也,服之如后节度。药有虚实,虚药宜如数合水也。儿生一日至七日,分一合为三服;儿生八日至十五日,分一合半为三服;儿生十六日至二十日,分二合为三服;儿生二十日至三十日,分三合为三服;儿生三十日至四十日,尽以五合为三服。皆得下即止,勿再服也。

大黄汤　治少小风痫积聚,腹痛夭矫,二十五痫方。

大黄　人参　细辛　干姜　当归　甘皮各三铢

上六味㕮咀,以水一升煮取四合,服如枣许,日三。

白羊鲜汤　治小儿风痫,胸中有疾。

白羊鲜三铢　蚱蝉二枚　大黄四铢　甘草　钓藤皮　细辛各二
铢　牛黄如大豆四枚　蛇蜕皮一寸

上八味㕮咀,以水二升半煮取一升二合,分五服,日三。若服已尽而痫不断者,可更加大黄、钩藤各一铢,以水渍药半日,然后煮之。

增损续命汤　治小儿卒中风恶毒及久风,四肢角弓反张不随,并躄痿僻,不能行步方。

麻黄　甘草　桂心各一两　芎䓖　葛根　升麻　当归　独活
各十八铢　人参　黄芩　石膏各半两　杏仁二十枚

上十二味㕮咀,以水六升煮麻黄,去上沫,乃纳诸药,煮取一升二合,三岁儿分为四服,一日令尽。少取汗,得汗以粉粉之。

石膏汤　治小儿中风恶痱,不能语,口眼了戾,四肢不随方。

石膏一合　麻黄八铢　甘草　射干　桂心　芍药　当归各四铢

细辛二铢

上八味㕮咀,以水三升半先煮麻黄三沸,去上沫,内余药煮取一升,三岁儿分为四服,日三。

治少小中风,状如欲绝汤方

大黄　牡蛎　龙骨　栝楼根　甘草　桂心各十二铢　赤石脂　寒水石各六铢

上八味㕮咀,以水一升内药重半两,煮再沸,绞去滓,半岁儿服如鸡子大一枚,大儿尽服,入口中即愈。汗出粉之,药无毒,可服日二。有热,加大黄;不汗,加麻黄。无寒水石,朴硝代之。

二物石膏汤　治少小中风,手足拘急方。

石膏如鸡子大一块,碎　珍珠一两

上以水二升煮石膏五六沸,内珍珠,煮取一升,稍稍分服之。

桂枝汤　治少小中风,脉浮发热,自汗出,项强,鼻鸣干呕方。

桂心　生姜　甘草　芍药各一两　大枣四枚

上五味,㕮咀三物,以水三升煮取一升,分三服此方与伤寒篇中方相重。

二物驴毛散　治少小新生中风方。

驴毛一把取背前交脊上会中,拔取如手拇指大一把　麝香二豆大

上以乳汁和,铜器中微火煎令焦熟,出,为末,小儿不能饮,以乳汁和之,苇筒贮,泻着咽中,然后饮乳令入腹。

茵芋丸　治少小有风痫疾,至长不除,或遇天阴节变便发动,食饮坚强亦发。百脉挛缩,行步不正,言语不便者,服之永不发方。

茵芋叶　铅丹　秦艽　钓藤皮　石膏　杜蘅　防葵各一两　菖蒲　黄芩各一两半　松萝半两　蜣螂十枚　甘草三两

上十二味为末,蜜丸如小豆大,三岁已下服五丸,三岁已上服

七丸,五岁已上服十丸,十岁已上可至十五丸。

镇心丸　治小儿惊痫百病,镇心气方。

银屑_{十二铢}　水银_{二十铢}　牛黄_{六铢}　大黄_{六分}　茯苓_{三分}　茯神　远志　防己　白蔹　雄黄　人参　芍药_{各二分}　紫石英　珍珠　防葵　铁精_{各四分}

上十六味,先以水银和银屑如泥,别治诸药,和丸,三岁儿如麻子二丸,随儿大小增之。一方无牛黄一味。

丹参赤膏　治少小心腹热,除热方。

丹参　雷丸　芒硝　戎盐　大黄_{各二两}

上五味㕮咀,以苦酒半升浸四种一宿,以成炼猪肪一斤煎,三上三下,去滓,乃内芒硝,膏成,以摩心下。冬夏可用。一方但用丹参、雷丸,亦佳。

五物甘草生摩膏　治少小新生,肌肤幼弱,喜为风邪所中,身体壮热,或中大风,手足惊掣方。

甘草　防风_{各一两}　白术　桔梗_{各二十铢}　雷丸_{二两半}

上㕮咀,以不中水猪肪一斤煎为膏,以煎药,微火上煎之,消息视稠浊,膏成去滓,取如弹丸大一枚,炙手以摩儿百过,寒者更热,热者更寒。小儿虽无病,早起常以膏摩囟上及手足心,甚辟寒风。

灸法

论曰:小儿新生无疾,慎不可逆针灸之。如逆针灸,则忍痛动其五脉,因喜成痫。河洛关中,土地多寒,儿喜病痉,其生儿三日,多逆灸以防之。又灸颊以防噤,有噤者舌下脉急,牙车筋急,其土地寒,皆决舌下去血,灸颊以防噤也。吴蜀地温,无此疾也。古方既传之,今人不详南北之殊,便按方而用之,是以多害于小儿也。

所以田舍小儿,任其自然,皆得无有夭横也。

小儿惊啼,眠中四肢掣动,变蒸未解,慎不可针灸爪之,动其百脉,仍因惊成痫也。惟阴痫噤痉可针灸爪之。

凡灸痫,当先下儿使虚,乃承虚灸之。未下有实而灸者,气逼前后不通,杀人。

痫发平旦者,在足少阳;晨朝发者,在足厥阴;日中发者,在足太阳;黄昏发者,在足太阴;人定发者,在足阳明;夜半发者,在足少阴。

上痫发时病所在,视其发早晚,灸其所也。

痫有五藏之痫,六畜之痫,或在四肢,或在腹内。审其候,随病所在灸之,虽少必瘥,若失其要则为害也。

肝痫之为病,面青,目反视,手足摇,灸足少阳厥阴各三壮。

心痫之为病,面赤,心下有热,短气,息微数,灸心下第二肋端宛宛中,此为巨阙也,又灸手心主及少阴各三壮。

脾痫之为病,面黄腹大,喜痢,灸胃管三壮,侠胃管傍灸二壮,足阳明太阴各二壮。

肺痫之为病,面目白,口沫出,灸肺俞三壮,又灸手阳明、太阴各二壮。

肾痫之为病,面黑,正直视,不摇如尸状,灸心下二寸二分三壮,又灸肘中动脉各二壮,又灸足太阳、少阴各二壮。

膈痫之为病,目反,四肢不举,灸风府,又灸顶上、鼻人中、下唇承浆,皆随年壮。

肠痫之为病,不动摇,灸两承山,又灸足心两手劳宫,又灸两耳后完骨,各随年壮,又灸脐中五十壮。

上五藏痫证候。

马痫之为病,张口摇头,马鸣,欲反折,灸项风府脐中三壮,病在腹中,烧马蹄末服之良。

牛痫之为病,目正直视,腹胀,灸鸠尾骨及大椎各二壮,烧牛蹄末服之良。

羊痫之为病,喜扬目吐舌,灸大椎上三壮。

猪痫之为病,喜吐沫,灸脊骨两傍各一寸七壮。

犬痫之为病,手屈拳挛,灸两手心一壮,灸足太阳一壮,灸肋户一壮。

鸡痫之为病,摇头反折,喜惊自摇,灸足诸阳各三壮。

上六畜痫证候。

小儿暴痫,灸两乳头,女儿灸乳下二分。

治小儿暴痫者,身躯正直如死人,及腹中雷鸣,灸太仓及脐中上下两傍各一寸,凡六处,又灸当腹度取背,以绳绕颈下至脐中竭,便转绳向背,顺脊下行,尽绳头,灸两傍各一寸五壮。

若面白,啼声色不变,灸足阳明、太阴。

若目反上视,眸子动,当灸囟中。取之法:横度口尽两吻际,又横度鼻下,亦尽两边,折去鼻度半,都合口为度,以额上发际上行度之,灸度头一处,正在囟上未合骨中,随手动者是,此最要处也;次灸当额上入发二分许,直望鼻为正;次灸其两边,当目瞳子直上入发际二分许;次灸顶上回毛中;次灸客主人,穴在眉后际动脉是;次灸两耳门,当耳,开口则骨解开动张陷是也;次灸两耳上,卷耳取之,当卷耳上头是也,一法大人当耳上横三指,小儿各自取其指也;次灸两耳后完骨上青脉,亦可以针刺令血出;次灸玉枕,项后高骨是也;次灸两风池,在项后两辕动筋外发际陷中是也;次灸风府,当项中央发际,亦可与风池三处高下相等;次灸头两角,两角当回毛两边起骨是也。

上头部凡十九处，儿生十日可灸三壮，三十日可灸五壮，五十日可灸七壮。病重者具灸之，轻者惟灸囟中、风池、玉枕也。艾使熟，炷令平正着肉，火势乃至病所也。艾若生，炷不平正，不着肉，徒灸多炷，故无益也。

若腹满短气转鸣，灸肺募，在两乳上第二肋间宛宛中，悬绳取之，当瞳子是，次灸膻中，次灸胸堂，次灸脐中，次灸薛息，薛息在两乳下第一肋间宛宛中是也，次灸巨阙，大人去鸠尾下一寸，小儿去脐作六分分之，去鸠尾下一寸是也，并灸两边，次灸胃管，次灸金门，金门在谷道前，囊之后，当中央是也，从阴囊下度至大孔前，中分之。

上腹部十二处，胸堂、巨阙、胃管，十日儿可灸三壮，一月已上可五壮。阴下缝中可三壮，或云随年壮。

若脊强反张，灸大椎，并灸诸藏腧及督脊上当中，从大椎数至穷骨，中屈，更从大椎度之，灸度下头，是督脊也。

上背部十二处，十日儿可灸三壮，一月已上可灸五壮。

若手足掣疭惊者，灸尺泽，次灸阳明，次灸少商，次灸劳宫，次灸心主，次灸合谷，次灸三关，次灸少阳。

上手部十六处，其要者阳明、少商、心主、尺泽、合谷、少阳也，壮数如上。

又灸伏兔，次灸三里，次灸腓肠，次灸鹿溪，次灸阳明，次灸少阳，次灸然谷。

上足部十四处，皆要可灸，壮数如上。

手足阳明，谓人四指，凡小儿惊痫皆灸之。若风病大动，手足掣疭者，尽灸手足十指端，又灸本节后。

卷之十一　少小婴孺方

客忤第四_{论　方　灸法　咒法}

论曰：少小所以有客忤病者，是外人来气息忤之，一名中人，是为客忤也。虽是家人，或别房异户，虽是乳母及父母，或从外还，衣服经履鬼神粗恶暴气，或牛马之气，皆为忤也。执作喘息，乳气未定者，皆为客忤。其乳母遇醉及房劳，喘后乳儿，最剧，能杀儿也，不可不慎。

凡诸乘马行，得马汗气臭，未盥洗易衣装，便向儿边，令儿中马客忤。儿卒见马来，及闻马鸣惊，及马上衣物马气，皆令小儿中马客忤。慎护之，特重一岁儿也。

凡小儿衣布帛绵中，不得有头发，履中亦尔。白衣青带，青衣白带，皆令中忤。

凡非常人及诸物从外来，亦能惊小儿致病。欲防之法，诸有从外来人凡有异物入户，当将儿避之，勿令见也。若不避者，烧牛屎令常有烟气，置户前，则善。

小儿中客为病者，无时不有此病也，而秋初一切小儿皆病者，岂是一切小儿悉中客邪？夫小儿所以春冬少病，秋夏多病者，秋夏小儿阳气在外，血脉嫩弱，秋初夏末，晨夕时有暴冷，小儿嫩弱，其外则易伤，暴冷折其阳，阳结则壮热，胃冷则下痢，是故夏末秋初，小儿多壮热而下痢也，未必皆是中客还及魅也。若治少小法，夏末秋初常宜候天气温凉也。有暴寒卒冷者,其少小则多患壮热而下痢也,慎不可先下之,皆先杀毒,后下之耳。

《玄中记》云:天下有女鸟,名曰姑获《肘后》、《子母秘录》作鸟获,一名天帝女,一名隐飞鸟,一名夜行游女,又名钓星鬼,喜以阴雨夜过飞鸣,徘徊人村里,唤得来者是也。鸟纯雌无雄,不产,阴气毒化生。喜落毛羽于人中庭,置儿衣中,便令儿作痫,病必死,即化为其儿也。是以小儿生至十岁,衣被不可露也,七八月尤忌。

凡中客忤之为病,类皆吐下青黄白色,水谷解离,腹痛夭纠,面色变易,其候似痫,但眼不上插耳,其脉急数者是也。宜与龙胆汤下之,加人参、当归,各如龙胆秤分等多少也。

小儿中客,急视其口中悬痈左右,当有青黑肿脉,核如麻豆大,或赤或白或青,如此便宜用针速刺溃去之,亦可爪摘决之,并以绵缠钗头拭去血也。

少小中客之为病,吐下青黄赤白汁,腹中痛,及反倒偃侧,喘似痫状,但目不上插,少睡,耳面变五色,其脉弦急。若失时不治,小久则难治矣。欲疗之方

用豉数合,水拌令湿,捣熟,丸如鸡子大,以摩儿囟及手足心各五六遍,毕,以丸摩儿心及脐,上下行转摩之,食顷破视其中,当有细毛,即掷丸道中,痛即止。

治少小中客忤,强项欲死方

取衣中白鱼十枚,为末,以傅母乳头上,令儿饮之,入咽立愈。一方二枚着儿母手,掩儿脐中,儿吐下,愈。亦以摩儿项及脊强处。

治少小客忤,二物黄土涂头方

灶中黄土、蚯蚓屎等分,捣,合水和如鸡子黄大,涂儿头上及五

心,良。一方云鸡子清和如泥。

又方 吞麝香如大豆许,立愈。

治少小犯客忤,发作有时者方

以母月衣覆儿上,大良。

治小儿卒中忤方

剪取驴前膊胛上旋毛,大如弹子,以乳汁煎之令毛消,药成,着乳头饮之,下喉即愈。

又方 烧母衣带三寸并发,合乳汁服之。

又方 取牛鼻津服之。

又方 取牛口沫,傅乳头,饮之。

一物猪蹄散 治小儿寒热及赤气中人方。

猪后脚悬蹄烧末,捣筛,以饮乳汁一撮,立效。

治少小卒中客忤,不知人者方

取热马屎一丸,绞取汁,饮儿,下咽便愈。亦治中客忤而噎啼,面青腹强者。

二物烧发散 治少小见人来卒不佳,腹中作声者方。

用向来者人囟上发十茎,断儿衣带少许,合烧灰,细末,和乳饮儿,即愈。

治小儿卒客忤方

铜镜鼻烧令赤,着少许酒中,大儿饮之,小儿不能饮者含与之,即愈。

一物马通浴汤 治少小中忤方。

马通三升,烧令烟绝,以酒一斗煮三沸,去滓,浴儿,即愈。

一物猪通浴汤　治小儿中人忤,啼啼,面青腹强者方。

豭猪通二升,以热汤灌之,适寒温,浴儿。

治小儿中马客忤而吐不止者方

灸手心主、间使、大都、隐白、三阴交各三壮。可用粉丸如豉法,并用唾,唾而咒之,咒法如下:

咒客忤法:咒曰:摩家公,摩家母,摩家子儿苦客忤,从我始,扁鹊虽良,不如善唾良。咒讫,弃丸道中。

又法　取一刀横着灶上,解儿衣,发其心腹讫,取刀持向儿咒之唾,辄以刀拟向心腹,啡啡曰_{音非},出唾貌:煌煌日,出东方,背阴向阳。葛公葛公,不知何公,子来不视,去不顾,过与生人忤。梁上尘,天之神,户下土,鬼所经,大刀环犀对灶君。二七唾客愈儿惊,唾啡啡。如此二七,啡啡每唾,以刀拟之,咒当三遍乃毕。用豉丸如上法,五六遍讫,取此丸破视,其中有毛,弃丸道中,客忤即愈矣。

小儿魃方

论曰:凡小儿所以有魃病者,是妇人怀娠,有恶神导其腹中胎妒嫉他小儿令病也。魃者,小鬼也。妊娠妇人不必悉招魃魅,人时有此耳。魃之为疾,喜微微下痢,寒热,或有去来,毫毛鬓发鬈鬈不悦,是其证也。宜服龙胆汤。凡妇人先有小儿,未能行,而母更有娠,使儿饮此乳,亦作魃也,令儿黄瘦骨立,发落壮热,是其证也。

治魃方

灸伏翼,熟嚼哺之。

又方　烧伏翼末,饮服之。

又方　以水二升煮萹蓄、冬瓜各四两,取浴之。

白鲜皮汤 治少小客忤挟实方。

白鲜皮 大黄 甘草各一两 芍药 茯苓 细辛 桂心各十八铢

上七味㕮咀,以水二升煮取九合,分三服。

小儿夜啼方

龙骨丸 治小儿五惊夜啼方

龙角三铢 牡蛎一作牡丹 川大黄各九铢 黄芩半两 蚱蝉二枚 牛黄如小豆五枚

上六味末,蜜丸如麻子,蓐里儿服二丸,随儿大小,以意增减之。

芎藭散 治小儿夜啼,至明即安寐方。

芎藭 白术 防己各半两

上三味治下筛,以乳和,与儿服之,量多少,又以儿母手掩脐中,亦以摩儿头及脊,验。二十日儿未能服散者,以乳汁和,服如麻子一丸;儿大能服散者,以意斟酌与之。

一物前胡丸 治少小夜啼方。

前胡随多少,捣末,以蜜和,丸如大豆,服一丸,日三,稍加至五六丸,以瘥为度。

又方 以妊娠时食饮偏有所思者物,以此哺儿,则愈。

又方 伏龙肝 交道中土各一把

上二味治下筛,水和少许,饮之。

又方 取马骨烧灰,傅乳上,饮儿,啼即止。

治小儿夜啼不已,医所不治者方

取狼屎中骨,烧灰为末,水服如黍米粒大二枚,即定。

治小儿惊啼方

取鸡屎白熬末,以乳服之,佳。

又方 酒服乱发灰。

又方 车辖脂如小豆许,内口中及脐中。

又方 腊月缚猪绳烧灰,服之。

又方 烧猬皮三寸灰,着乳头,饮之。

千金汤 治小儿暴惊啼绝死,或有人从外来,邪气所逐,令儿得疾,众医不治方。

蜀椒 左顾牡蛎各六铢,碎

上二味,以醋浆水一升煮取五合,每服一合。

伤寒第五论 方 灸法

论曰:夫小儿未能冒涉霜雪,乃不病伤寒也。大人解脱之久,伤于寒冷,则不论耳。然天行非节之气,其亦得之。有时行疾疫之年,小儿出腹便患斑者也。治其时行节度,故如大人法,但用药分剂少异,药小冷耳。

麦门冬汤 治小儿未满百日伤寒,鼻衄,身热,呕逆方。

麦门冬十八铢 石膏 寒水石 甘草各半两 桂心八铢

上五味㕮咀,以水二升半煮取一升,分服一合,日三。

芍药四物解肌汤 治少小伤寒方。

芍药 黄芩 升麻 葛根各半两

上四味㕮咀,以水三升煮取九合,去滓,分服,期岁已上分三服。

麻黄汤 治少小伤寒,发热咳嗽,头面热者方。

麻黄 生姜 黄芩各一两 甘草 桂心 石膏 芍药各半两

杏仁十枚

上八味咬咀,以水四升煮取一升半,分二服。儿若小,以意减之。

治小儿伤寒方

葛根汁　淡竹沥各六合

上二味相和,二三岁儿分三服,百日儿斟酌服之。不宜生,煮服佳。

治小儿时气方

桃叶三两捣,以水五升煮十沸,取汁,日五六遍淋之。若复发,烧雄鼠屎二枚,烧水调服之。

五味子汤　治小儿伤寒,病久不除,瘥后复剧,瘦瘠骨立方。

五味子十铢　大黄　黄连　黄芩　麦门冬　前胡各六铢　芒硝五铢　石膏一两　甘草　当归各十二铢

上十味咬咀,以水三升煮取一升半,服二合。得下便止,计大小增减之。

莽草浴汤　治少小伤寒方。

莽草半斤　牡蛎四两　雷丸三十枚　大黄一两　蛇床子一升

上五味咬咀,以水三斗煮取一斗半,适寒温以浴儿。避眼及阴。

又方　治小儿卒寒热不佳,不能服药方。

莽草　丹参　桂心各三两　菖蒲半斤　雷丸一升　蛇床子一两

上六味,以水二斗煮三五沸,适寒温以浴儿。避目及阴。

雷丸浴汤　治小儿忽寒热方。

雷丸二十枚　大黄四两　黄芩一两　苦参　石膏各三两　丹参二两

上六味咬咀,以水二斗煮取一斗半,浴儿。避目及阴。浴讫以粉粉之,勿厚衣。一宿复浴。

李叶浴汤　治少小身热方。

李叶无多少，咬咀，以水煮，去滓，将浴儿，良。

柳枝浴汤　治小儿生一月至五月，乍寒乍热方。

细切柳枝，煮取汁，洗儿。若渴，绞冬瓜汁服之。

青木香浴汤　治小儿壮热羸瘠方。

青木香四两　麻子仁　竹叶各一升　虎骨五两　白芷三两

上五味咬咀，以水二斗煮取一斗，稍稍浴儿。

十二物寒水石散粉　治少小身体壮热，不能服药方。

寒水石　芒硝　滑石　石膏　赤石脂　青木香　大黄　甘草
黄芩　防风　芎䓖　麻黄根

上各等分，合治下筛，以粉一升药屑三合相和，复以筛筛之，以
粉儿身，日三。

李根汤　治小儿暴有热，得之二三日者方。

李根　桂心　芒硝各十八铢　麦门冬　甘草各一两

上五味咬咀，以水三升煮取一升，分五服。

升麻汤　治小儿伤寒，变热毒病，身热面赤，口燥，心腹坚急，
大小便不利，或口疮者，或因壮热便四肢挛掣，惊，仍成痫疾，时发
时醒，醒后身热如火者，悉主之方。

升麻　白薇　麻黄　萎蕤　柴胡　甘草各半两　黄芩一两　朴
硝　大黄　钓藤各六铢

上十味咬咀，以水三升先煮麻黄，去上沫，内诸药煮取一升，儿
生三十日至六十日一服二合，六十日至百日一服二合半，百日至二
百日一服三合。

大黄汤　治小儿肉中久挟宿热，瘠瘠，热进退休作无时方。

大黄　甘草　芒硝_{各半两}　桂心_{八两}　石膏_{一两}　大枣_{五枚}

上六味㕮咀,以水三升煮取一升,每服二合。

蜀漆汤　治小儿潮热方。

蜀漆　甘草　知母　龙骨　牡蛎_{各半两}

上五味㕮咀,以水四升煮取一升,去滓,一岁儿少少温服半合,日再。

治小儿腹大短气,热有进退,食不安,谷为不化方

大黄　黄芩　甘草　麦门冬　芒硝_{各半两}　石膏_{一两}　桂心_{八铢}

上七味㕮咀,以水三升煮取一升半,三服,期岁已下儿作五服。

竹叶汤　治小儿夏月患腹中伏热,温壮来往,或患下痢,色或白或黄,三焦不利方。

竹叶_{切,五合}　小麦_{三合}　柴胡　麦门冬　人参　甘草_{各半两}　茯苓_{十八铢}　黄芩_{一两六铢}

上八味㕮咀,以水四升煮竹叶、小麦,取三升,去竹叶、小麦,下诸药,煮取一升半,分三服。若小儿夏月忽壮热烧人手,洞下黄溏,气力惙然,脉极洪数,用此方加大黄二两再服,得下即瘥。

又方　治五六岁儿温壮,腹中急满,息不利,或有微肿,亦治极羸,不下饮食,坚癖,手足逆冷方。

竹叶_{切,一升}　小麦_{半升}　甘草　黄芩　栝楼根　泽泻　茯苓　知母　白术　大黄_{各二两}　桂心_{二铢}　生姜_{一两半}　人参　麦门冬　半夏_{各一两}　当归_{十八铢}

上十六味㕮咀,以水七升煮竹叶小麦,取四升,去滓内药,煎取一升六合,分四服。

治小儿连壮热,实滞不去,寒热往来,微惊悸方

大黄一两 黄芩 栝楼根 甘草各十八铢 滑石二两 桂心 牡蛎 人参 龙骨 凝水石 白石脂 硝石各半两

上十二味㕮咀,以水四升煮取一升半,每服三合,一日一夜令尽。虽吐亦与之一本加紫石英半两。

调中汤 治小儿春秋月晨夕中暴冷,冷气折其四肢,热不得泄,则壮热冷气入胃,变下痢,或欲赤白滞起数去,小腹胀痛,极壮热,气脉洪大或急数者,服之热便歇,下亦瘥也,但壮热不吐下者,亦主之方。

葛根 黄芩 茯苓 桔梗 芍药 白术 藁本 大黄 甘草各六铢

上九味㕮咀,以水二升煮取五合,服如后法:儿生一日至七日,取一合分三服;生八日至十五日,取一合半分三服;生十六日至二十日,取二合分三服;生二十日至三十日,取三合分三服;生三十日至四十日,取五合分三服。恐吃五合未得,更以意斟酌。百日至三百日儿,一如前篇龙胆汤加之。

生地黄汤 治小儿寒热进退,啼呼腹痛方。

生地黄 桂心各二两

上二味㕮咀,以水三升煮取一升,期岁以下服二合,已上三合。一方七味,有芍药、寒水石、黄芩、当归、甘草各半两。

治小儿伤寒发黄方

捣土瓜根汁三合,服之。

又方 捣韭根汁,澄清,取如大豆许滴儿鼻中,即出黄水,瘥。

又方 捣青麦汁,服之。

又方 小豆三七枚 瓜蒂十四枚 糯米四十粒

上三味为末,吹入鼻中。

二物通汗散 治少小有热不汗方。

粉半斤 雷丸四两

上捣为细末和下筛,以粉儿身。

二物茯苓粉散 治少小头汗方。

茯苓 牡蛎各四两

上治下筛,以粉八两合捣为散,有热辄取粉,汗即自止。

三物黄连粉散 治少小盗汗方。

黄连 牡蛎 贝母各十八铢

上以粉一升合捣,下筛,以粉儿身,佳。

犀角饮子 此由心脏热之所感,宜服此方。

犀角十八铢 茯神一两 麦门冬一两半 甘草半两 白术六铢

上五味㕮咀,以水九合煎取四合,分服。加龙齿一两,佳。

恒山汤 治小儿温疟方。

恒山切,一两 小麦三合 淡竹叶切,一升

上三味,以水一升半煮取五合,一日至七日儿一合为三服,八日至十五日儿一合半为三服,十六日至二十日儿二合为三服,四十日至六十日儿六合为三服,六十日至百日儿一服二合半,百日至二百日儿一服三合。

又方 鹿角末,先发时先服一钱匕。

又方 烧鳖甲灰,以酒服一钱匕,至发时服三匕,并以火炙身。

又方 烧鸡肶胵中黄皮,为末,和乳与服。男雄女雌。

小儿温疟,灸两乳下一指三壮。

卷之十二　少小婴孺方

咳嗽第六_方

小儿出胎二百许日,头身患小小疮,治护小瘥,复发,五月中忽小小咳嗽,微温和治之,因变痫,一日二十过发,四肢缩动,背脊躯虽,眼反,须臾气绝,良久复苏,已与常治痫汤,得快吐下,经日不间,尔后单与竹沥汁稍进,一日一夕中合进一升许,发时小疏,明日与此竹沥汤,得吐下,发便大折,其间犹稍稍与竹沥汁,**竹沥汤方**

竹沥_{五合}　黄芩_{三十铢}　木防己　羚羊角　白术_{各六铢,一方作}白鲜　大黄_{二两}　茵芋_{三铢}　麻黄　白薇　桑寄生　萆薢　甘草_各半两

上十二味㕮咀,以水二升半煮取药减半,内竹沥,煎取一升,分服二合,相去一食久进一服_{一方无萆薢}。

紫菀汤　治小儿中冷及伤寒暴嗽,或上气,咽喉鸣气逆,或鼻塞,清水出方。

紫菀　杏仁　黄芩　当归　甘草_{各半两}　橘皮　青木香　麻黄　桂心_{各六铢}　大黄_{一两}

上十味㕮咀,以水三升煮取九合,去滓,六十日至百日儿一服二合半,一百日至二百日儿一服三合。

五味子汤　治小儿风冷入肺,上气气逆,面青,喘迫咳嗽,昼夜不息,食则吐,不下方。

五味子　当归各半两　麻黄　干姜　桂心　人参　紫菀　甘
草各六铢　款冬花　细辛各三铢　大黄一两半

上十一味咬咀，以水二升半煮取九合，去滓，儿六十日至百日
一服二合半，一百日至二百日一服三合。其大黄别浸一宿下一方无
款冬花、大黄，有大枣三枚。

治小儿大人咳逆短气，胸中吸吸，呵出涕唾，嗽出臭脓方

烧淡竹沥，煮二十沸，小儿一服一合，日五服，大人一升，亦日
五服。不妨食息乳哺。

治小儿寒热咳逆，膈中有癖乳，若吐不欲食方

干地黄四两　麦门冬　五味子　蜜各半升　大黄　硝石各一两

上六味咬咀，以水三升煮取一升，去滓，内硝石、蜜煮令沸，服
二合，日三，胸中当有宿乳汁一升许出。大者服五合。

射干汤　治小儿咳逆，喘息如水鸡声方。

射干　麻黄　紫菀　甘草　生姜各一两　半夏五枚　桂心五寸
大枣二十枚

上八味咬咀，以水七升煮取一升五合，去滓，内蜜五合，煎一
沸，分温服二合，日三。

又方　半夏四两　紫菀　桂心　生姜　细辛　阿胶　甘草各
二两　款冬花二合　蜜一合

上九味咬咀，以水一斗煮半夏，取六升，去滓，内诸药，煮取二
升五合，五岁儿服一升，二岁服六合，量大小多少加减之。

杏仁丸　治大人小儿咳逆上气方。

杏仁三升，熟捣如膏，蜜一升为三分，以一分内杏仁，捣令强，
更内一分捣之如膏，又内一分捣熟止，先食已，含咽之，多少自在，

日三。每服不得过半方寸匕,则利。

又方 半夏二斤,去皮,河水洗六七度,完用 白矾一斤,为末 丁香 甘草 草豆蔻 川升麻 缩砂各四两,粗捣

上七味,以好酒一斗与半夏拌和匀,同浸,春冬三七日,夏秋七日,密封口,日足取出,用冷水急洗,风吹干,每服一粒,嚼破,用姜汤下,或干吃。候六十日干方得服疑非孙思邈方。

八味生姜煎 治少小嗽方。

生姜七两 干姜四两 桂心二两 甘草 款冬花各三两 紫菀各三两 杏仁 蜜各一升

上合诸药为末,微火上煎取如饴饷,量其大小多少与儿含咽之,百日小儿如枣核许,日四五服,甚有验。

四物款冬丸 治小儿嗽,日中瘥,夜甚,初不得息,不能复啼方。

款冬花 紫菀各一两半 桂心半两 伏龙肝六铢

上为末,蜜和如泥,取如枣核大傅乳头,令儿饮之,日三傅之,渐渐令儿饮之。

菖蒲丸 治小儿暴冷嗽,及积风冷嗽,兼气逆鸣方。

菖蒲 乌头 杏仁 矾石 细辛 皂荚各六铢 款冬花 干姜 桂心 紫菀各十八铢 蜀椒五合 吴茱萸六合

上十二味为末,蜜丸如梧子,三岁儿饮服五丸,加至十丸,日三。儿小以意减之,儿大以意加之。暴嗽,数服便瘥。

桂枝汤 治少小十日已上至五十日,卒得謦咳,吐乳呕逆,暴嗽,昼夜不得息方。

桂枝半两 甘草二两半 紫菀十八铢 麦门冬一两十八铢

上四味哎咀,以水二升煮取半升,以绵着汤中,捉绵滴儿口中,

昼夜四五过与之。节乳哺。

麻黄汤 治少小卒肩息上气，不得安，此恶风入肺方。

麻黄四两 甘草一两 桂心五寸 五味子半升 半夏 生姜各二两

上六味㕮咀，以水五升煮取二升，百日儿服一合，大小节度服之，便愈。

癖结胀满第七方 灸法 霍乱附

双紫丸 治小儿身热头痛，食饮不消，腹中胀满；或小腹绞痛，大小便不利；或重下数起，小儿无异疾，惟饮食过度，不知自止，哺乳失节；或惊悸寒热，惟此丸治之。不瘥，更可重服。小儿欲下，是其蒸候，哺食减少，气息不快，夜啼不眠，是腹内不调，悉宜用此丸，不用他药，数用神验，千金不传方。臣亿等详序例中凡云服紫丸者，即前变蒸篇十四味者是也。云服紫丸不下者，服赤丸，赤丸差缺，病重者当用之。方中并无赤丸，而此用硃砂，又力紧于紫丸，疑此即赤丸也。

巴豆 葳核仁各十八铢 麦门冬十铢 甘草五铢 甘遂 朱砂各二铢 牡蛎八铢 蜡十铢

上八味，以汤熟洗巴豆，研，新布绞去油，别捣甘草、甘遂、牡蛎、麦门冬，下筛讫，研葳核仁令极熟，乃内散更捣二千杵。药燥不能相丸，更入少蜜足之。半岁儿服如荏子一双，一岁二岁儿服如半麻子一双，三四岁者服如麻子二丸，五六岁者服如大麻子二丸，七岁八岁服如小豆二丸，九岁十岁微大于小豆二丸。常以鸡鸣时服，至日出时不下者，热粥饮数合即下，丸皆双出也。下甚者，饮以冷粥，即止。

治小儿胎中宿热，乳母饮食粗恶辛苦，乳汁不起儿，乳哺不为

肌肤,心腹痞满,萎黄瘦瘠,四肢痿躄缭戾,服之可令充悦方

芍药二两半　柴胡二两　大黄一两　甘草半两　人参一两　干姜半两如热以枳实代　鳖甲　茯苓各一两半

上八味为末,蜜丸如大豆,服一丸,一岁已上乳服三丸,七岁儿服十丸,日二。

牛黄丸　治小儿宿乳不消,腹痛惊啼方。

牛黄三铢　附子二枚　珍珠　巴豆　杏仁各一两

上五味,捣附子珍珠为末,下筛,别捣巴豆杏仁令如泥,内药及牛黄,捣一千二百杵,药成。若干,入少蜜足之。百日儿服如粟米一丸,三岁儿服如麻子一丸,五六岁儿服如胡豆一丸,日二,先乳哺了服之。膈上下悉当微转,药丸出者病愈,散出者更服,以药完出为度。

芒硝紫丸　治小儿宿食,癖气痰饮,往来寒热,不欲食,消瘦方。

芒硝　大黄各四两　半夏　甘遂各二两　代赭一两　巴豆二百枚　杏仁一百二十枚

上七味为末,别捣巴豆杏仁,治如膏,旋内药末,捣三千杵,令相和合,强者内少蜜,百日儿服如胡豆一丸,过百日至一岁服二丸,随儿大小,以意节度。当候儿大便中药出为愈,若不出,更服如初。

治八岁已上儿热结痰实,不能食,自下方

芍药　栀子　知母　大黄各二两　柴胡一两六铢　升麻　黄连　黄芩各二两半　竹叶切,一升半　桔梗一两半　细辛十五铢

上十一味㕮咀,以水六升煮取一升八合,去滓,分四服,十岁儿为三服。一本有枳实、杏仁各一两半,无桔梗、黄连。

治十五已下儿热结多痰,食饮减,自下方

大黄　柴胡　黄芩各三两　枳实一两十八铢　升麻　芍药　知

母　栀子各二两半　生姜十八铢　杏仁二两　竹叶切，一升半

上十一味㕮咀，以水六升半煮取二升，十岁至十五者分三服。

牛黄双丸　治小儿结实，乳食不消，心腹痛方。

牛黄　太山甘遂各半两　珍珠六铢　杏仁　芍药　黄芩各一两
巴豆十八铢

上七味为末，蜜丸，一岁儿饮服如麻子二丸，但随儿大小加减之。

牛黄鳖甲丸　治少小癖实壮热，食不消化，中恶忤气方。

牛黄　厚朴　茯苓　桂心　芍药　干姜各半两　麦曲　柴胡
大黄　鳖甲　枳实　芎䓖各一两

上十二味为末，蜜丸如小豆大，日三服，以意量之。

芫花丸　治小儿心下痞，痰癖结聚，腹大胀满，身体壮热，不欲
哺乳方。

芫花　黄芩各一两　大黄　雄黄各二两半

上四味为末，蜜和，更捣一千杵，三岁儿至一岁已下服如粟米
一丸。欲服丸，内儿喉中，令母与乳。若长服消病者，当以意消息
与服之。与乳哺相避。

真朱丸　治小儿痰实结聚，宿癖羸露，不能饮食方。

真朱半两　麦门冬一两　藙仁二百枚　巴豆四十枚

上四味为末，蜜丸，期岁儿服二丸如小豆大，二百日儿服如麻
子二丸，渐增，以知为度。当下病赤黄白黑葵汁，下勿绝药，病尽下
自止。久服使小儿肥白，已试验。

鳖甲丸　治少小腹中结坚，胁下有疹，手足烦热方。

鳖甲　芍药　大黄各三十铢　茯苓　柴胡　干姜各二十四铢
桂心六铢　䗪虫　蛴螬各二十枚

上九味为末,蜜和,服如梧子七丸,渐渐加之,以知为度。

鳖头丸　治小儿痞气,胁下腹中有积聚坚痛方。

鳖头一枚　甘皮半两　虻虫　䗪虫　桃仁各十八铢

上五味为末,蜜丸,服如小豆二丸,日三。大便不利,加大黄十八铢,以知为度。

治小儿羸瘦惙惙,宜常服,不妨乳方

甘草五两为末,蜜丸,一岁儿如小豆十丸,日三,服尽即更合。

桂心橘皮汤　治小儿五六日不食,气逆方。

桂心　人参各半两　橘皮三两　黍米五合　成择薤五两

上五味㕮咀,以水七升先煮药,煎取二升,次下薤米,米熟药成,稍稍服之。

地黄丸　治少小胃气不调,不嗜食,生肌肉方。

干地黄　大黄各一两六铢　茯苓十八铢　当归　柴胡　杏仁各半两

上六味为末,以蜜丸如麻子大,服五丸,日三。

马通粟丸　治少小胁下有气,内痛喘逆,气息难,往来寒热,羸瘦不食方。

马通中粟十八铢　杏仁　紫苏　细辛各半两　五味子　石膏秦艽　半夏　茯苓各六铢

上九味为末,蜜丸,服如小豆十丸,日三。不知,加至二十丸。

治小儿下痢,腹大且坚方

以故衣带多垢者切一升,水三升煮取一升,分三服。

又方　腹上摩衣中白鱼,亦治阴肿。

治少小腹胀满方

烧父母指甲灰,乳头上饮之。

又方　韭根汁,和猪脂煎,细细服之。

又方　车毂中脂,和轮下土如弹丸,吞之,立愈。

又方　米粉、盐等分,炒变色,腹上摩之。

治小儿癖　灸两乳下一寸各三壮。

当归丸　治小儿胎寒噭啼,腹中痛,舌上黑,青涎下方一名黑丸。

当归　狼毒各九铢　吴茱萸一作杏仁　蜀椒各半两　细辛　干姜　附子各十八铢　巴豆十枚　豉七合

上九味,捣七种下筛,秤药末令足,研巴豆如膏,稍稍内末,捣令相得,蜜和,桑杯盛,蒸五升米饭下,出,捣一千杵,一月儿服如黍米一丸,日一夜二。不知稍加,以知为度。亦治水癖。

马齿矾丸　治小儿胎寒噭啼,惊痫腹胀,不嗜食,大便青黄,并大人虚冷内冷,或有实不可吐下方。

马齿矾一斤,烧半日,以枣膏和,大人服如梧子二丸,日三,小儿以意减之。以腹内温为度,有实实去,神妙。

治小儿忽患腹痛,夭矫汗出,名曰胎寒方

煮梨叶浓汁七合,可三四度饮之。

半夏丸　治小儿暴腹满欲死方。

半夏随多少,微火炮之,捣末,酒和服如粟米粒大五丸,日三,立愈。

治小儿霍乱吐痢方

人参一两　厚朴　甘草各半两　白术十八铢

上四味哎咀,以水一升二合煮取半升,六十日儿服一合,百日儿分三服,期岁分二服,中间隔乳服之。乳母忌生冷油腻等。一方加干姜一分,或加生姜三分。

藿香汤　治毒气吐下,腹胀,逆害乳哺方。

藿香一两　生姜三两　青竹茹　甘草各半两

上四味咬咀,以水二升煮取八合,每服一合,日三。有热,加升麻半两。

治孩子霍乱,已用立验方

人参　芦簜各半两　藊豆藤二两　仓米一撮

上四味咬咀,以水二升煮取八合,分温服。

又方　人参一两　木瓜一枚　仓米一撮

上三味咬咀,以水煮,分服,以意量之,立效。

治小儿霍乱方

研尿滓,乳上服之。

又方　牛涎灌口中一合。

治少小吐痢方

乱发烧,半两　鹿角六铢

上二味为末,米汁服一刀圭,日三服。

又方　热牛屎含之。一作牛膝。

又方　烧特猪屎,水解取汁,少少服之。

卷之十三　少小婴孺方

痈疽瘰疬第八_{论　方　灸法}

漏芦汤　治小儿热毒痈疽,赤白诸丹毒,疮疖方。

漏芦　连翘《肘后》用白薇　白蔹　芒硝《肘后》用芍药　甘草各六铢　大黄一两　升麻　枳实　麻黄　黄芩各九铢

上十味咬咀,以水一升半煎取五合,儿生一日至七日取一合分三服,八日至十五日取一合半分三服,十六日至二十日取二合分三服,二十日至三十日取三合分三服,三十日至四十日取五合分三服《肘后》治大人各用二两,大黄三两,以水一斗煮取三升,分三服。其丹毒须针镵去血。《经心录》无连翘,有知母、芍药、犀角各等分。

五香连翘汤　治小儿风热毒肿,肿色白,或有恶核瘰疬,附骨痈疽,节解不举,白丹走竟身中,白轸瘙不已方。

青木香　薰陆香　鸡舌香　沉香　麻黄　黄芩各六铢　大黄二两　麝香三铢　连翘　海藻　射干　升麻　枳实各半两　竹沥三合

上十四味咬咀,以水四升煮药减半,内竹沥,煮取一升二合,儿生百日至二百日一服三合,二百日至期岁一服五合。一方不用麻黄。

连翘丸　治小儿无故寒热,强健如故,而身体颈项结核瘰疬,及心胁腹背里有坚核,不痛,名为结风气肿方。

连翘　桑白皮　白头翁　牡丹　防风　黄柏　桂心　香豉　独活　秦艽各一两　海藻半两

上十一味为末,蜜丸如小豆,三岁儿饮服五丸,加至十丸,五岁已上者以意加之。

治丹毒,大赤肿,身壮热,百病不折方

寒水石十六铢　石膏十三铢　蓝青十二铢,冬用干者　犀角　柴胡　杏仁各八铢　知母十铢　甘草五铢　羚羊角六铢　芍药　黄芩各七铢　栀子十一铢　竹沥一升　生葛汁四合,澄清　蜜二升

上十五味㕮咀,以水五升并竹沥煮取三升三合,去滓,内杏仁脂、葛汁、蜜,微火煎取二升,一二岁儿服二合,大者量加之。

麻黄汤　治小儿丹肿,及风毒风疹方。

麻黄一两半　独活　射干　甘草　桂心　青木香　石膏　黄芩各一两

上八味㕮咀,以水四升煮取一升,三岁儿分为四服,日再。

又方　治小儿恶毒丹及风疹方。

麻黄　升麻　葛根各一两　射干　鸡舌香　甘草各半两　石膏半合

上七味㕮咀,以水三升煮取一升,三岁儿分三服,日三。

搨汤　治小儿数十种丹方。

大黄　甘草　当归　芎䓖　白芷　独活　黄芩　芍药　升麻　沉香　青木香　木兰皮各一两　芒硝三两

上十三味㕮咀,以水一斗一升煮取四升,去滓,内芒硝,以绵搨汤中,适寒温搨之,干则易之,取瘥止。

治小儿溺灶丹,初从两股及脐间起,走入阴头,皆赤方

桑根皮切一斗,以水二斗煮取一斗,以洗浴之。

治小儿丹毒方

捣慎火草,绞取汁,涂之,良。其丹毒方具在第二十二卷中。

治小儿赤游肿若遍身,入心腹即能杀人方

捣伏龙肝为末,以鸡子白和傅,干易之。

又方　白豆末,水和傅之,勿令干。

治小儿半身皆红赤,渐渐长引者方

牛膝　甘草

上二味㕮咀,合得五升,以水八升煮三沸,去滓,和伏龙肝末,傅之。

治小儿身赤肿起者方

熬米粉令黑,以唾和,傅之。

又方　伏龙肝　乱发灰

上二味为末,以膏和,傅之。

治小儿卒腹皮青黑方

以酒和胡粉,傅上。若不急治,须臾便死。

又灸脐上下左右去脐半寸,并鸠尾骨下一寸,凡五处,各三壮。

五香枳实汤　治小儿着风热,瘰疬坚如麻豆粒,疮痒搔之,皮剥汁出,或遍身头面,年年常发者方。

青木香九铢　麝香六铢　鸡舌香　薰陆香　沉香　防风　秦艽　漏芦各半两　升麻　黄芩　白蔹　麻黄各一两　枳实一两半　大黄一两十八铢

上十四味㕮咀,以水五升煮取一升八合,儿五六岁者一服四五合,七八岁者一服六合,十岁至十四五者加大黄半两,足水为一斗,煮取二升半,分三服。

治小儿火灼疮,一身尽有如麻豆,或有脓汁,乍痛乍痒方

甘草　芍药　白蔹　黄芩　黄连　黄柏　苦参各半两

上七味为末,以蜜和,傅之,日二夜一,亦可作汤洗之。

治小儿疮初起,熛浆似火,疮名曰熛疮,亦名烂疮方

桃仁熟捣,以面脂和,傅之。亦治遍身赤肿起。

又方　马骨烧灰,傅之。

水银膏　治小儿热疮方。

水银　胡粉　松脂各三两

上三味,以猪脂四升煎松脂,水气尽,下二物搅令匀,不见水银,以傅之。

治小儿上下遍身生疮方

芍药 黄连 黄芩各三两 苦参八两 大黄二两 蛇床子一升 黄柏五两 拔葜一斤

上八味㕮咀,以水二斗煮取一斗,以洗浴儿。

苦参汤 浴小儿身上下百疮不瘥方。

苦参八两 地榆 黄连 王不留行 独活 艾叶各三两 竹叶二升

上七味㕮咀,以水三斗煮取一斗,以浴儿疮上。浴讫,傅黄连散。

治三日小儿头面疮起,身体大热方

升麻 柴胡 石膏各六铢 甘草 当归各十二铢 大黄 黄芩各十八铢

上七味㕮咀,以水四升煮取二升,分服,日三夜一,量儿大小用之。

治小儿身体、头面悉生疮方

榆白皮随多少,曝令燥,下筛,醋和涂绵,以傅疮上,虫自出。亦可以猪脂和,涂之。

枳实丸 治小儿病风瘙,痒痛如疥,搔之汁出,遍身瘄瘟如麻豆粒,年年喜发,面目虚肥,手足干枯,毛发细黄,及肌肤不光泽,鼻气不利,此则少时热盛极,体当风,风热相薄所得也,不早治之,成大风疾方。

枳实一两半 菊花 蛇床子 防风 蒺藜子 白薇 浮萍各一两 天雄 麻黄 漏芦各半两

上十味为末,蜜和如大豆许,五岁儿饮服十丸,加至二十丸,日二,五岁已上者随意加之,儿大者可为散服。

治小儿风瘙隐疹方

蒴藋 防风 羊桃 石南 秦椒 升麻 苦参 茵芋 芫花一名芫蔚 蒺藜 蛇床子 枳实 矾石_{各一两}

上十三味㕮咀，以浆水三斗煮取一斗，去滓内矾，令小沸，浴之。

又方 牛膝末，酒服方寸匕。漏疮多年不瘥，捣末傅之。亦主骨疽癫疾瘰疬，绝妙。

泽兰汤 主丹及隐疹入腹杀人方。

泽兰 芎劳 附子 茵芋 藁本 莽草 细辛_{各十二铢}

上七味㕮咀，以水三升煮取一升半，分四服。先服此汤，然后作余治。

治小儿手足及身肿方

以小便温暖渍之，良。

又方 巴豆五十枚，去心皮，以水三升煮取一升，以绵内汤中，拭病上，随手消。并治隐疹。

论曰：小儿头生小疮，浸淫疽痒，黄膏出，不生痂，连年不瘥者，亦名妒头疮。以赤龙皮汤及天麻汤洗之，内服漏芦汤，外宜傅飞乌膏散及黄连胡粉水银膏散。方具在别卷。

藜芦膏 治小儿一切头疮，久即疽痒，不生痂方。

藜芦 黄连 雄黄 黄芩 松脂_{各三两} 猪脂_{半斤} 矾石_{五两}

上七味为末，煎令调和，先以赤龙皮天麻汤洗讫，傅之_{赤龙皮，榭木皮是也。}

治小儿头疮，经年不瘥方

松脂 苦参 黄连_{各一两半} 大黄 胡粉_{各一两} 黄芩 水银_{各一两六铢} 矾石_{半两} 蛇床子_{十八铢}

上九味为末，以腊月猪脂和，研水银不见，傅之。

又方 取屋尘末，和油瓶下滓，以皂荚汤洗，傅之。

又方　取大虫脂,傅之。亦治白秃。

又方　发中生疮顶白者,皆以熊白傅之。

治小儿头疮方

胡粉一两　黄连二两

上二味为末,洗疮去痂,拭干傅之,即瘥。更发,如前傅之。

又方　胡粉　连翘各一两　水银半两

上三味,以水煎连翘,内胡粉、水银和调,傅之。

又方　白松脂　胡粉各二两　水银一两　猪脂四两

上四味合煎,去滓,内水银、粉调,傅之。大人患同。

苦参汤　治小儿头疮方。

苦参　黄芩　黄连　黄柏　甘草　大黄　芎䓖各一两　蒺藜子三合

上八味㕮咀,以水六升煮取三升,渍布搨疮上,日数过。

治小儿头上恶毒肿痤疖诸疮方　男子屎尖烧灰,和腊月猪脂,先以醋泔清净洗拭干,傅之。

治小儿秃头疮方

取雄鸡屎,陈酱汁,苦酒和,以洗疮了,傅之。

又方　芫花,腊月猪脂和如泥,洗去痂,傅之,日一度。

治小儿头秃疮方

葶苈子细末,先洗,傅之。

又方　不中水芜青叶烧作灰,和猪脂,傅之。

治小儿头秃疮,无发苦痒方

野葛末　猪脂　羊脂各一两

上三味合煎令消,待冷以傅之,不过三上。

治少小头不生发,一物楸叶方

楸叶捣取汁,傅头上,立生。

治小儿头不生发方

烧鲫鱼灰末,以酱汁和,傅之。

治小儿瘰疮方

家中石灰傅之,厚着之,良。

又方　烧桑根灰,傅之,并烧乌羊角作灰,相和傅之。

治小儿疽瘘方

丹砂　大黄各三十铢　雄黄　藺茹漆头者　雌黄各二十四铢　矾石马齿者　莽草各十八铢　黄连三十六铢

上八味㕮咀,以猪脂一升三合微火煎,三上三下,膏成去滓,下诸色末搅凝,傅之。

治小儿恶疮方

熬豉令黄,为末,傅疮上,不过三傅,愈。

治小儿疽极,月初即生,常黄水出方

醋和油煎令如粥,及热傅之,二日一易。欲重傅,则以皂荚汤洗疮,乃傅之。

治小儿月蚀疮,随月生死方

以胡粉和酥,傅之,五日瘥。

治月蚀,九窍皆有疮者方

烧蚯蚓屎末,和猪膏,傅之。

又方　水和粉,傅之。

治小儿浸淫疮方

灶中黄土　发灰

上二味各等分,为末,以猪脂和,傅之。

治小儿黄烂疮方

四交道中土　灶下土

上二味各等分,为末,以傅亦治夜啼。

又方　烧艾灰,傅之。

又方　烧牛屎,傅之。亦可灭瘢。

治小儿疥方

烧竹叶为灰,鸡子白和,傅之,日三。亦治疕疮。

又方　烧乱发灰,和腊月猪脂,傅之。

又方　以臭酥和胡粉,傅之。

治小儿头面疮疥方

麻子五升为末,以水和,绞取汁,与蜜和,傅之。若有白犬胆,傅之大佳。

治小儿湿癣方

枸杞根捣作末,和腊月猪膏,傅之。

又方　桃青皮捣末,和醋,傅之,日二。

又方　煎马尿,以洗。

又方　揩破,以牛鼻上津傅之。

又方　烧狗屎灰,和猪脂,涂之。

治小儿身上生赤疵方

取马尿洗,日四五度。

治小儿身上有赤黑疵方

针父脚中取血,贴疵上,即消。

又方　取狗热屎傅之,皮自卷落。

治小儿疣目方

以针及小刀子决目四面,令似血出,取患疮人疮中汁、黄脓傅之。莫近水三日,即脓溃根动,自脱落。

卷之十四 少小婴孺方

小儿杂病第九方 灸法

治小儿脐中生疮方

桑汁傅乳上,使儿饮之。

又方 饮羖羊乳及血。

治小儿风脐,遂作恶疮,历年不瘥方

取东壁上土傅之,大佳。若汗不止,烧苍耳子,粉之。

又方 干蚵蟊虫末,粉之,不过三四度,瘥。

治小儿脐不合方

取车辖脂烧灰,日一傅之。

又方 烧蜂房灰末,傅之。

治小儿脐中生疮方

烧甑带灰,和膏,傅之。

治小儿脐赤肿方

杏仁半两　猪颊车髓十八铢

上二味,先研杏仁如脂,和髓,傅脐中肿上。

白石脂散 治小儿脐汗出不止,兼赤肿方。

以白石脂细研,熬令微暖,以粉脐疮,日三四度。

治小儿鹅口,不能饮乳方

鹅屎汁沥儿口中。

又方　黍米汁涂之。

又方　取小儿父母乱发净洗,缠桃枝,沾取井花水,东向向日以发拭口中,得口中白乳,以置水中,七过沥洗,三朝作之。

治小儿心热,口为生疮,重舌鹅口方

柘根剉五升,无根,弓材亦佳,以水五升煮取二升,去滓,煎取五合,细细傅之,数数为之,良。

治口疮白漫漫方

取桑汁,先以父发拭口,以桑汁涂之。

治重舌舌强,不能收唾方

鹿角末如大豆许,安舌下,日三四度。亦治小儿不能乳。

又方　取蛇蜕烧末,以鸡毛蘸醇醋点药,掠舌下,愈。

治小儿重舌方

取田中蜂房烧灰,酒和,涂喉下,愈。

又方　衣鱼涂舌上。

又方　灶月下黄土末,苦酒和,涂舌上。

又方　三家屠肉切令如指大,摩舌上,儿立能啼。

又方　赤小豆末,醋和,涂舌上。

又方　烧簸箕灰,傅舌上。

又方　黄柏以竹沥渍取,细细点舌上,良。

治重舌方　灸行间,随年壮。穴在足大趾歧中。

又　灸两足外踝上三壮。

治小儿舌上疮方

蜂房烧灰,屋间尘各等分,和匀傅之。

又方　桑白汁涂乳,与儿饮之。

又方　羊蹄骨中生髓和胡粉,傅之。

治舌肿强满方　满口含糖醋,良。

又方　饮羖羊乳,即瘥。

治小儿口疮,不得吮乳方

大青十八铢　黄连十二铢

上二味㕮咀,以水三升煮取一升二合,一服一合,日再夜一。

又方　蜜二升　甘草如指大三寸　腊月猪脂一斤

上三味合煎相得,含如枣大,稍稍咽之,日三。

又方　矾石如鸡子大,置醋中,涂儿足下二七遍,愈。

治小儿燕口,两吻生疮方

烧发灰,和猪脂,傅之。

治小儿口下黄肌疮方　取羖羊髭烧作灰,和腊月猪脂,傅之。

角亦可用。

治口傍恶疮方

乱发灰　故絮灰　黄连　干姜

上四味等分,为散,以粉疮上,不过三遍。

治口噤,赤者心噤,白者肺噤方

鸡屎白枣大,绵裹,以水一合煮二沸,分再服。

治小儿口噤方

鹿角粉　大豆末

上二味等分,和乳,涂乳上饮儿。

又方　驴乳　猪乳各二升

上二味合煎,得一升五合,服如杏仁许,三四服瘥。

雀屎丸　主小儿卒中风,口噤,不下一物方。

雀屎如麻子,丸之,饮下即愈,大良。鸡屎白亦佳。

治小儿口中涎出方

以白羊屎内口中。

又方　以东行牛口中沫涂口中及颐上。

又　桑白汁涂之,瘥。

治小儿卒毒肿着喉颈,肚热妨乳方

升麻　射干　大黄各一两

上三味㕮咀,以水一升五合煮取八合,一岁儿分三服。以滓薄肿上,冷,更暖以薄,大儿以意加之。

升麻汤　治小儿喉痛,若毒气盛便咽塞,并主大人咽喉不利方。

升麻　生姜　射干各二两　橘皮一两

上四味㕮咀,以水六升煮取二升,去滓,分三服。

治小儿喉痹肿方

鱼胆二七枚,以和灶底土,涂之,瘥。

治小儿喉痹方

桂心　杏仁各半两

上二味为末,以绵裹如枣大,含咽汁。

治小儿解颅方

熬蛇蜕皮,为末,和猪颊车中髓,傅顶上,日三四度。

又方　猪牙颊车髓傅囟上,瘥。

治小儿脑长,解颅不合,羸瘦色黄,至四五岁不能行,半夏熨方

半夏　生姜　芎䓖各一升　细辛三两　桂心一尺　乌头十枚

上六味㕮咀,以醇苦酒五升渍之晬时,煮三沸,绞去滓,以绵一片浸药中,适寒温,以熨囟上,冷更温之,复熨如前,朝暮各三四熨乃止,二十日可愈。

治小儿解颅,生蟹足傅方

生蟹足　白蔹各半两

上二味捣末,以乳汁和,傅颅上,立愈。

治小儿解颅,三物细辛傅方

细辛　桂心各半两　干姜十八铢

上三味为末,以乳汁和,傅颅上,干复傅之,儿面赤即愈。

治小儿囟开不合方

防风一两半　柏子仁　白芨各一两

上三味为末,以乳和,傅囟上,十日知,二十日愈,日一。

又方　取猪牙车骨,煎取髓,傅囟上,愈。

小儿囟陷　灸脐上下各半寸及鸠尾骨端,又足太阴,各一壮。

治小儿狐疝,伤损生癫方

桂心十八铢　白术一两十八铢　地肤子二两半

上三味为末,以蜜和丸,白酒服如小豆七丸,日三亦治大人。

又方　芍药　茯苓各十八铢　防葵一作防风　大黄各半两　半夏　桂心　蜀椒各六铢

上七味为末,蜜和,服如大豆一丸,日五服,可加至三丸。

五等丸　治小儿阴偏大,又卵核坚癫方。

黄柏　香豉　牡丹　防风　桂心各二两

上五味为末,蜜丸如大豆,儿三岁饮服五丸,加至十丸,儿小,以意酌量,着乳头上服之。

治小儿卵肿方

取鸡翅六茎,烧灰,服之。随卵左右取翮《古今录验》云:治阴大如斗。

治小儿癫方

蜥蜴一枚烧末,酒服之。

治小儿气癥方

土瓜根　芍药　当归各一两

上三味,㕮咀,以水二升煎取一升,服五合,日二。

又方　三月上除日,取白头翁根,捣之,随偏处傅之,一宿作疮,二十日愈。

治气癥方　灸足厥阴、大敦,左灸右,右灸左,各一壮。

治小儿阴疮方

以人屎灰傅之。又狗屎灰傅之。又狗骨灰傅之。又马骨末傅之。

治小儿岐股间连阴囊生疮,汁出,先痒后痛,十日五日自瘥,或一月或半月复发,连年不瘥者方。

灸疮,搔去痂,帛拭令干,以蜜傅,更搜面作烧饼,熟即以饧涂饼,熨之,冷即止,再度瘥。

治小儿阴肿方

狐茎炙,捣末,酒服之。

又方　灸大敦七壮。

又方　斫桑木白汁,涂之。

又方　捣芜菁,薄上。

又方　捣垣衣,傅之。又以衣中白鱼傅之。

又方　猪屎五升,水煮沸,布裹,安肿上。

治小儿阴疮方

取狼牙浓煮汁,洗之。

又方　黄连胡粉等分,以香脂油和,傅之。

治小儿核肿,壮热有实方

青木香　甘草　石膏　甘遂各十八铢　麝香三铢　大黄　前胡各一两　黄芩半两

上八味㕮咀,以水七升煮取一升九合,每服三合。日四夜二。

鳖头丸 治小儿积冷久下,瘥后余脱肛不瘥,腹中冷,肛中疼痛,不得入者方。

死鳖头二枚,炙令焦 磁石四两 桂心三两 小猬皮一枚,炙令焦

上四味为末,蜜丸如大豆,儿三岁至五岁服五丸至十丸,日三。儿大,以意加之。

小儿脱肛方

灸顶上旋毛中三壮,即入。

又灸尾翠骨三壮。又灸脐中,随年壮。

治小儿疳湿疮方

铁衣着下部中,即瘥。

又方 灸第十五椎侠脊两傍七壮。未瘥,加七壮。

治小儿疳疮方 以猪脂和胡粉,傅之,五六度。

又方 嚼麻子,傅之,日六七度。

又方 羊胆二枚,和酱汁,于下部灌之。猪脂亦佳。

治湿疮方

浓煎地榆汁,洗浴,每日二度。

治小儿久痢脓,湿𧏾方 艾叶五升,以水一斗煮取一升半,分为三服。

除热结肠丸 断小儿热,下黄赤汁沫及鱼脑杂血,肛中疮烂,坐𧏾生虫方。

黄连 柏皮 苦参 鬼臼 独活 橘皮 芍药 阿胶各半两

上八味为末,以蓝汁及蜜丸如小豆,日服三丸至十丸。冬无蓝汁,可用蓝子一合,皆蜜和丸。

治小儿蛔虫方

楝木削上苍皮,以水煮取汁,饮之。量大小多少,为此有小毒。

治小儿羸瘦,有蛔虫方

藿芦二两,以水一升米二合煮取米熟,去滓,与服之。

又方　萹蓄三两,水一升煮取四合,分服之。捣汁服亦佳。

又方　桃白皮三两　东引吴茱萸根白皮四两

上二味㕮咀,以酒一升二合渍之一宿,渐与服,取瘥。

又方　取猪膏服之一云治蛲虫。

又方　捣槐子,内下部中,瘥为度一云治蛲虫。

又方　楝实一枚,内孔中一云治蛲虫。

治寸白虫方　东行石榴根一把,水一升煮取三合,分服。

又方　桃叶捣绞取汁,服之。

治小儿三虫方

雷丸　芎䓖

上二味各等分,为末,服一钱匕,日三。

治大便竟出血方

鳖头一枚炙令黄黑,为末,以饮下五分匕,多少量儿大小,日三服。

又方　烧车釭一枚令赤,内一升水中,分二服。

又方　烧甑带末,傅乳头上,令儿饮之。

治小儿尿血方

烧鹊巢灰,井花水服之。亦治夜尿床。

又方　尿血,灸第七椎两傍各五寸,随年壮。

治小儿遗尿方

瞿麦　石韦　龙胆　皂荚　桂心各半两　鸡肠草　人参各一两
车前子一两六铢

上八味为末,蜜丸,每食后服如小豆大五丸,日三,加至六七丸。

又方 小豆叶捣汁,服。

又方 烧鸡肠,为末,浆水服方寸匕,日三。一云面北斗服。

遗尿 灸脐下一寸半,随年壮。

又灸大敦三壮。亦治尿血。

地肤子汤 治小儿热毒入膀胱中,忽患小便不通,欲小便则涩痛不出,出少如血,须臾复出方。

地肤子 瞿麦 知母 黄芩 枳实 升麻 葵子 猪苓各六铢 通草 海藻 橘皮各三铢 大黄十八铢

上十二味㕮咀,以水三升煮取一升,一日至七日儿服一合为三服,八日至十五日儿一合半为三服,十六日至二十日儿二合为三服,四十日儿以此为准,五十日已上七岁已下,以意加药益水。

治小儿淋方

车前子一升,水二升煮取一升,分服。

又方 煮冬葵子汁,服之。

又方 取蜂房乱发烧灰,以水服一钱匕,日再。

治小儿小便不通方

车前草切,一升 小麦一升

上二味,以水二升煮取一升二合,去滓,煮粥服,日三四。

又方 冬葵子一升,以水二升煮取一升,分服,入滑石末六铢。

治小儿癩方

蜥蜴一枚,烧末,酒服之。

治小儿吐血方

烧蛇蜕皮末,以乳服之。并治重舌。

又方 取油三分、酒一分和之,分再服。

治小儿鼻塞,生息肉方

通草　细辛_{各一两}

上二味捣末,取药如豆,着绵缠头,内鼻中,日二。

治小儿鼻塞不通,浊涕出方

杏仁_{半两}　蜀椒　附子　细辛_{各六铢}

上四味㕮咀,以醋五合,渍药一宿,明旦以猪脂五合煎,令附子色黄,膏成去滓,待冷以涂絮,导鼻孔中_{日再},兼摩顶上。

治小儿聤耳方

末石硫黄,以粉耳中,日一夜一。

治小儿耳疮方

烧马骨灰,傅之。

又方　烧鸡屎白,筒中吹入。

治小儿齿落,久不生方

以牛屎中大豆二七枚,小开豆头,以注齿根处,数度即生。

又方　取雄鼠屎三七枚,以一屎拭一齿根处,尽此止,二十一日即生。雄鼠屎头尖。

治小儿四五岁不语方

末赤小豆,酒和,傅舌下。

又方　灸足两踝各三壮。

治小儿数岁不能行方

取葬家未开户,盗食来以哺之,日三,便起行。

治小儿不能乳方

雀屎四枚为末,着乳头饮儿。儿大十枚。

蒲黄汤　治小儿落床堕地,如有瘀血,腹中阴阴,寒热,不肯乳哺,但啼哭叫唤方。

蒲黄　麦门冬　大黄　黄芩各十铢　甘草八铢　芒硝七铢　黄连十二铢

上七味㕮咀,以水二升煮取一升,去滓,内芒硝,分三服。消息视儿,赢瘦半之。大小便血即愈。忌冷食。

治小儿食不知饥饱方

鼠屎二七枚,烧为末,服之。

治小儿食土方

取肉一斤,绳系,曳地行数里,勿洗,火炙,与食。

治小儿哕方

生姜汁　牛乳各五合

上二味煎取五合,分为二服。

又方　取牛乳一升,煎取五合,分五服。

治小儿痓方

灶中灰,盐等分,相和,熬,熨之。

治小儿误吞针方

取磁石如枣核大,或吞或含,其针立出。

治小儿误吞铁物等方

艾蒿一把剉,以水五升煮取一升半,服之,即下。

治小儿蠷螋咬,绕腹匝即死方

捣蒺藜叶,傅之。无叶,子亦可。

又方　取燕窠中土,猪脂和,傅之,干即易之。

卷之十五　七窍病方

目病第一 论 证 方 咒法 灸法

论曰：凡人年四十五已后，渐觉眼暗，至六十已后，还渐目明。治之法，五十已前可服泻肝汤，五十已后不可泻肝。目中有疾，可傅石胆散药等，无病不可辄傅散，但补肝而已。自有肝中有风热，令人眼昏暗者，当灸肝腧，及服除风汤、丸、散数十剂，当愈。

生食五辛，接热饮食，热餐面食，饮酒不已，房室无节，极目远视，数看日月，夜视星火，夜读细书，月下看书，抄写多年，雕镂细作，博弈不休，久处烟火，泣泪过多，刺头出血过多。

上十六件，并是丧明之本，养性之士宜熟慎焉。又有驰骋田猎，冒涉风霜，迎风追兽，日夜不息者，亦是伤目之媒也。恣一时之浮意，为百年之痼疾，可不慎欤？凡人少时不自将慎，年至四十，即渐眼昏。若能依此慎护，可得白首无他。所以人年四十已去，常须瞑目，勿顾他视，非有要事，不宜辄开。此一术，护慎之极也。其读书博弈等过度患目者，名曰肝劳，若欲治之，非三年闭目不视，不可得瘥。徒自泻肝，及作诸治，终是无效。人有风疹，必多眼昏，先攻其风，其暗自瘥。

足太阳、阳明、手少阳脉动，发目病。黄帝问曰：余尝上清冷之台，中阶而顾，匍匐而前。余私异之，窃内怪之。或独冥视，安心定气，久而不解，被发长跪，俯而视，复久之，又不已，卒然自止，何气使然？岐伯对曰：五脏六腑之精气，皆上注于目而为之睛。睛之窠者为眼。骨之精为瞳子，筋之精为黑眼，血之精为络其窠，气之精为白眼，肌肉之精为约束窠契。筋骨血气之精而与脉并为系，系上属于脑，后出于项中。故邪中于项，因逢身之虚，其入深，则随眼系以入于脑则转，转则引目系急，急则目眩以转矣。邪中其睛，则其睛所中者不相比，则睛散，睛散则岐，故见两物。目者，五脏六腑之精也，营卫魂魄之所营也，神气之所生也。故神劳则魂魄散，志意乱。是故瞳子黑眼法于阴，白眼赤脉法于阳，故阴阳合揣《灵枢》作俱转而精明矣。目者，心之使也；心者，神之舍也，故神分精乱而不专《灵枢》作转，卒然见非常之处，精神魂魄，散不相得，故曰惑。帝曰：余疑何其然也。余每之东苑，未尝不惑，去之则复。余惟独为东苑劳神乎？何其异也？岐伯曰：不然。夫心有所喜，神有所恶，卒然相感，则精乱视误，故神惑，神移乃复。是故间者为迷，甚者为惑。

目眦外决于面者为锐眦，在内近鼻者，上为外眦，下为内眦。目赤色者病在心，白色者病在肺，青色者病在肝，黄色者病在脾，黑色者病在肾。黄色不可名者，病在胸中。

诊目痛，赤脉从上下者太阳病，从下上者阳明病，从外走内者少阳病。

夫鼻洞，鼻洞者浊下不止，传为衄蔑瞑目，故得之气厥。足阳明有侠鼻入于面者，名曰悬颅，属口对，入系目本，视有过者取之，损有余，益不足，反者益甚；足太阳有通项入于脑者，正属目本，名曰眼系，头目固痛取之，在项中两筋间，入脑乃别。阴跷，阴阳相交，阳入阴出，阳交于锐眦，阳气盛则瞋目，阴气绝则眠。

神曲丸　主明目，百岁可读注书方。

神曲四两　磁石二两　光明砂一两

上三味为末，炼蜜为丸如梧子，饮服三丸，日三。不禁。常服益眼力，众方不及，学者宜知此方神验不可言，当秘之。

瓜子散　补肝，治眼漠漠不明，亦名十子散方

冬瓜子　青葙子　芜蔚子　枸杞子　牡荆子　蒺藜子　菟丝子　芜菁子　决明子　地肤子　柏子仁各二合　牡桂　蘡薁根各二两　蕤仁一合，一本云二两　车前子一两　细辛半两，一本云一两半

上十六味治下筛，食后以酒服方寸匕，日二，神验。

补肝丸　治眼暗方。

青葙子　桂心　葶苈子　杏仁　细辛　芜蔚子　枸杞子　五味子各一两　茯苓　黄芩　防风　地肤子　泽泻　决明子　麦门冬　蕤仁各一两六铢　车前子　菟丝子各二合　干地黄二两　兔肝一具

上二十味为末，蜜丸，饮下二十丸如梧子，日再，加至三十丸。

又方　治眼暗，䁾䁾不明，寒则泪出，肝痹所损方。

兔肝二具　柏子仁　干地黄　茯苓　细辛　蕤仁　枸杞子各一两六铢　防风　芎劳　薯蓣各一两　车前子二合　五味子十八铢　甘草半两　菟丝子一合

上十四味为末，蜜丸，酒服如梧子二十丸，日再服，加至四十丸。

补肝散　治目失明漠漠方。

决明子半升　蓼子一合，熬令香　青羊肝一具，去上膜，薄切之，以新瓦瓶子未用者净拭，内肝于中，炭火上炙之，令极干汁尽，为末

上三味合治下筛，以粥饮，食后服方寸匕，日二，稍加至三匕，不过两剂。能一岁服之，可夜读细书。

又方　治三十年失明方。

钟乳粉　云母粉各炼成者　细辛　茯苓　远志　五味子等分

上六味治下筛,以酒服五分匕,日三,加至一钱匕。

补肝芜菁子散　常服明目方。

芜菁子三升,净淘,以清酒三升煮令熟,曝干,治下筛,以井花水和服方寸匕,稍加至三匕。无所忌。可少少作服之,令人充肥,明目洞视。水煮酒服亦可《千金翼》用水煮,三易水。

又方　胡麻一斗,蒸三十遍,治下筛,每日酒服一升。

又方　服小黑豆,每日空心吞二七粒。

又方　三月三日采蔓菁花,阴干,治下筛,空心井花水服方寸匕。久服长生明目,可夜读细书。

补肝散　治男子五劳七伤,明目方。

地肤子一斗,阴干,为末　生地黄十斤,捣取汁

上二味,以地黄汁和散,曝干,更为末,以酒服方寸匕,日二服。

又方　白瓜子七升,绢袋盛,搅沸汤中三遍,曝干,以醋五升浸一宿,曝干,治下筛,酒服方寸匕,日三。服之百日,夜写细书。

栀子仁煎　治肝实热,目眦痛如刺方。

栀子仁　决明子　蕤仁各一两　车前叶　秦皮各一两六铢　石膏二两,碎如小豆大　苦竹叶二合　细辛半两　赤蜜三合

上九味㕮咀,以井花水三升煮取七合,去滓下蜜,更煎取四合,以绵滤之,干器贮,密封,勿使草芥落中,以药汁细细仰卧以傅目中。

泻肝汤　治眼赤,漠漠不见物,息肉生方。

柴胡　芍药　大黄各四两　决明子　泽泻　黄芩　杏仁各三两　升麻　枳实　栀子仁　竹叶各二两

上十一味㕮咀,水九升煮取二升七合,分三服。热多体壮,加大黄一两;羸老,去大黄,加栀子仁五两。

又方　治眼风赤暗方。

前胡　芍药各四两　生地黄十两　芒硝　黄芩　茯苓　白芷　枳实各三两　人参　白术　栀子仁　泽泻各二两　甘草　细辛各一两　竹叶五升

上十五味㕮咀,以水一斗二升先煎竹叶,取九升,去滓,下诸药煮取三升半,分三服。

治肝热不止冲眼,眼眦赤,赤脉息肉痛,闭不开,热势彭彭不歇,及目睛黄,洗肝干蓝煎方

干蓝　车前叶　苦竹叶各三升　细辛　秦皮　蕤仁　栀子仁　芍药各三两　决明子四两　升麻二两

上十味㕮咀,以水二斗先煮干蓝、车前、竹叶,取一斗,去滓澄清,取八升,内药煮取三升,分三服。须利,加芒硝二两。

大枣煎　治目热眦赤,生赤脉侵睛,息肉急痛,闭不开,如芥在眼磣痛方。

大枣七枚,去皮核　黄连二两,碎,绵裹　淡竹叶切,五合

上三味,以水二升煮竹叶,取一升,澄清,取八合,内枣肉、黄连,煎取四合,去滓令净,细细以傅目眦中。

治目中息肉方

驴脂　石盐末

上二味和合令调,注目两眦头,日三夜一,瘥。

又方　五加不闻水声者根,去土取皮,捣末一升,和上酒二升浸七日外,一日两时服之。禁醋。二七日遍身生疮,若不出,未得

药力，以生熟汤浴之，取毒疮出，瘥。

洗眼汤　治热上出攻，目生障翳，目热痛汁出方。

秦皮　黄柏　决明子　黄连　黄芩　蕤仁_{各十八铢}　栀子_{七枚}
大枣_{五枚}

上八味㕮咀，以水二升浸，煮取六合，澄清，仰卧洗目，日一。

治目生翳方

贝子十枚，烧灰，治下筛，取如胡豆，着翳上，日二，正仰卧令人傅之，炊久乃拭之。息肉者，加珍珠如贝子等分。

治目赤及翳方

乌贼骨　铅丹_{大小等分}

上二味合研细，和白蜜如泥，蒸之半食久，冷，着眼四眦，日一。

又方　白羊髓傅之，良。

又方　熟羊眼睛曝干，治下筛，傅目两角。

又方　新生孩子胞衣曝干，烧末，傅目眦中。

又方　古钱_{一枚}　盐_{方寸匕}

上二味合治下筛，傅目眦中。

治目风，泪出浮翳，多脓烂眦方

干姜　决明子　矾石　蕤仁　细辛　黄连　戎盐_{各六铢}　铜
青_{三铢}

上八味㕮咀，以少许水浸一宿，明旦以好白蜜八合和之，着铜器中，绵盖器上，着甑中，以三斗麦屑蒸之，饭熟药成，绞去滓，以新死大雄鲤鱼胆二枚和内药中，又以大钱七枚常着药底，兼常着铜器中，竹簪绵裹头，以注目眦头，昼夜三四。不避寒暑。数着，药讫，又以鱼胆和好，覆药器头，勿令气歇。

治热翳漫睛方

以羊筋漱口熟嚼，夜卧开目内之，即闭目睡，去膜，明日即瘥《千金翼》以治眼目不明。

治风翳方

取死猪鼻烧灰，治下筛，日一，向日水服方寸匕。

治目热生肤，赤白膜方

取雄雀屎细直者，人乳和，熟研，以傅之，当渐消烂。

又方　以蛔虫烧为末，傅之，良。

治人马白膜漫睛方

以鸡翎截之，近黑睛及当白睛㓨之，膜自聚，钩针钩挽之，割去，即见物，以绵当眼上着血断，三日瘥。

荡风散　治目白肤，风泪下方《删繁方》名真朱散。

光明朱砂半两　贝齿五枚，炭上熟烧，为末　衣中白鱼七枚　干姜三铢　一方用生姜，自然汁澄粉代干姜。

上四味，于新瓷钵内研之，厚帛三下为散，仰卧，令人小指爪挑少许，傅目中，取瘥为度《千金翼》名珍珠散，主目翳覆瞳，睛不见物。

治目中生息肉，肤翳稍长欲满目，闭瞳子及生珠管方

贝齿七枚，烧，为末　珍珠等分

上二味合治如粉，以注翳肉上，日三度，甚良。亦治目中眯不出。

治目生珠管方

滑石一作冷石　手爪甲烧　龙骨　贝齿　丹砂各等分

上五味治下筛，以新笔点取当珠管上，日三度，良。

治毒病后目赤痛有翳方

以青布掩目上，以冷水渍青布，数易之。

治热病后生瞖方

豉二七枚烧,为末,内管中,以吹目中。

治热病后眼暗失明方

以羊胆傅之,旦暮各一。

治风眼烂眦方

竹叶　黄连各一两　柏白皮一两半

上三味㕮咀,以水二升煮取五合,稍用滴目两眦,日三四度。

治胎赤眼方

取槐木枝如马鞭大,长二尺,齐头。油麻一匙置铜钵中,旦使童子以木研之,至瞑止,夜卧时洗目傅眦,日三,良。

治目烂赤方

取三指撮盐,置古文钱上,重重火烧赤,投少醋中,足淹钱,以绵沾汁,注目眦中。

乳汁煎　治目中风冷泪出,眦赤痒方。

黄连十八铢　蕤仁半两　干姜一两

上三味㕮咀,以人乳汁一升浸药一宿,明旦以微火煎取二合,绵绞去滓,取如黍米许,内目眦头,日再。《张文仲方》三味等分。

治目中风肿痛,除热揉眼方

矾石三两,烧令汁尽,以枣膏和如弹丸,揉眼上下食顷,日三,止。

洗眼汤　治目赤痛方。

甘竹叶二七枚　乌梅三枚　古钱三枚

上三味,以水二升渍药半日,东向灶煮二沸,三上三下,得二合,临欲眠注目眦。

治目卒肿方

以醋浆水作盐汤洗之,日四五度。

治目卒痒痛方

削干姜令圆滑,内眦中,有汁拭却,复内之,味尽易之。

治五脏客热,上冲眼内,外受风冷,目痛不明方

地肤子　瓜子仁　青葙子　蒺藜子　芜蔚子　蓝子　菟丝子

蕤仁《千金翼》作车前子,各二合　柏子仁一合半　决明子五合　细辛
一两六铢　桂心一两十八铢　大黄二两　萤火六铢　黄连一两半

上十五味为末,蜜丸,如梧子每服三十丸,食后服,日三。《千金翼》无柏子仁。

治目赤痛方

雄黄一铢　细辛　黄连　干姜各二铢

上四味合治如粉,以绵裹钗股,唾濡头注药末,内大眦头,急闭目,目中泪出,须臾止。勿将手近,勿将帛裹,勿洗之。

又方　雄黄　干姜　黄连　矾石各六铢

上四味,合治并如前方。一方加细辛六铢。

治眼赤暗方

古青钱三枚　青盐一两六铢　杏仁杏未熟时取仁,捣汁一合

上三味合内坩器中,封头勿泄气,百日后出,着目四眦头,日二三。避风冷。

治眼暗赤冷泪方

蕤仁　波斯盐

上二味等分,治下筛,以驴生脂和,每夜傅目四角以一粟大。密室中将息一月日,瘥。忌五辛。失明者,三十日傅之。

治目痛及泪出不止方

削附子作蚕屎大,内目中,卧,良。

治目不明,泪出方

以乌鸡胆,临卧傅之。

治雀盲方

地肤子五两　决明子一升

上二味为末,以米饮汁和丸,食后服二十丸至三十丸,日二,尽即更合,瘥止。

治雀目术

令雀盲人至黄昏时看雀宿处,打令惊起,雀飞,乃咒曰:紫公紫公,我还汝盲,汝还明我。如此日日暝三过作之,眼即明,曾试有验。《肘后》云:《删繁》载支太医法。

珍珠散　治肝气虚寒,眼青,肮肮不见物方。

珍珠一两,研　白蜜二合　鲤鱼胆　鲤鱼脑各一枚

上四味和合,微火煎两沸,绵裹,内目中,当汁出。药歇更为之。

治目肮肮无所见方

青羊肝一具,细切,以水一斗内铜器中煮,以曲饼覆上,上钻两孔如人眼,正以目向就熏目,不过再熏之即瘥。《千金翼》若眼暮无所见,不用曲饼。

治眼暗方

以铜器盛大醋三四升,煎七八日,覆器湿地,取铜青一合,以三月杏白仁一升取汁,和铜青傅之,日不过三四度,大良。

又方　古钱七枚　铜青　干姜　石盐　胡粉　蒴藋子各中枣大
乌头枣核大　黄连三铢　细辛五铢　蕤仁一百二十枚　醋二合　清

酒五合　楸叶一把,取汁

上十三味治下筛,合煎取三分去一,盛瓷器中,若燥取人乳和,傅目。慎风冷。

又方　每朝含黄柏一爪甲许,使津置掌中拭目,讫,以水洗之,至百日眼明。此法乃可终身行之,永除眼疾,神良。

又方　柴胡六铢　决明子十八铢

上二味治下筛,人乳汁和,傅目,可夜书,见五色。

治眼暗方

七月七日生苦瓠中白,绞取汁一合,以醋一升、古文钱七枚浸之,微火煎之减半,以米许大内眦中。

治眼漠漠无所见方

蕤仁　秦皮　黄连各十八铢　萤火七枚　决明子一合

上五味㕮咀,以水八合微火煎取三合,冷,以绵注洗目,日三度。

芜菁子　常服,主轻身益气明目方。

芜菁子一升,以水四升煮令汁尽出,曝干,复以水四升煮如前法,三煮三曝,治下筛,饮服方寸匕。《千金翼》云:百日身热疮出,不久自瘥。

明目,令发不落方

十月上巳日收槐子,内新净瓮中,以盆密封口,三七日发封,洗,去皮取子,从月一日服一枚,二日二枚,日别加,计十日服五十五枚,一月日服一百六十五枚,一年服一千九百八十枚,小月减六十枚。此药主补脑,早服之,发不白,好颜色,长生益寿。先病冷人勿服之。《肘后》云扁鹊方。

又方　牛胆中渍槐子,阴干百日,食后吞一枚,十日身轻,三十日白发再黑,至百日通神。

治目中眯不出方

以蚕砂一粒吞之,即出。

治稻麦芒等入目中方

取生蛴螬,以新布覆目上,将蛴螬从布上摩之,芒出着布,良。

治沙石草木入目中不出方

以鸡肝注之。

又方 以书中白鱼和乳汁,注目中。

治目中眯法

旦起对门户跪拜,云:户门狭小,不足宿客。乃便瘥。

治目为物所伤触青黑方

煮羊肉令热,熨。勿令过热。猪肝亦得。

治目痛不得睡方

暮灸新青布,熨,并蒸大豆,袋盛枕之,夜恒令热。

目中赤痛,从内眦始,取之阴跷。

目中痛,不能视上星主之。先取噫嘻,后取天牖、风池。

青盲,远视不明,承光主之。

目瞑,远视肮肮,目窗主之。

目肮肮赤痛,天柱主之。

目眩无所见,偏头痛,引目外眦而急,颔厌以主之。

目远视不明,恶风,目泪出,憎寒头痛,目眩瞢,内眦赤痛,远视肮肮无见,眦痒痛,淫肤白翳,精明主之。

青盲无所见,远视肮肮,目中淫肤白膜覆瞳子,巨窌主之。

目不明,泪出,目眩瞢,瞳子痒,远视肮肮,昏夜无见,目眴动,与项口参相引,㖞僻,口不能言,刺承泣。

目痛僻戾,目不明,四白主之。

目赤目黄,权窌主之。

睊目,水沟主之。

目痛不明,龈交主之。

目瞑,身汗出,承浆主之。

青盲䁜目,恶风寒,上关主之。

青盲,商阳主之。

䁜目䀮䀮,偏历主之。

眼痛,下廉主之。

目中白翳,前谷主之。

目痛泣出,甚者如脱前谷主之。

白膜覆珠子,无所见,解溪主之。

灸法,余穴见前。

䁜目䀮䀮,少气,灸五里,右取左,左取右。

眼暗,灸大椎下,数节第十,当脊中安灸二百壮,惟多为佳,至验。

肝劳邪气眼赤　灸当容百壮,两边各尔。穴在眼小眦近后,当耳前三阳三阴之会处,以两手按之有上下横脉则是,与耳门相对是也。

眼急痛,不可远视,灸当瞳子上入发际一寸,随年壮。穴名当阳。

风翳,患右目,灸右手中指本节头骨上五壮,如小麦大,左手亦如之。

风痒赤痛,灸人中近鼻柱二壮,仰卧灸之。

目卒生翳,灸大指节横纹三壮,在左灸右,在右灸左,良。

卷之十六　七窍病方

鼻病第二_{论　方　灸法}

治鼻塞脑冷,清涕出方

通草　辛夷_{各半两}　细辛　甘遂_{一作甘草}　桂心　芎䓖　附子_{各一两}

上七味为末,蜜丸,绵裹内鼻中,密封塞,勿令气泄,丸如大麻子,稍加,微觉小痛,捣姜为丸,即愈。用白狗胆汁和之更佳。

治鼻塞,常有清涕出方

细辛　蜀椒　干姜　芎䓖　吴茱萸　附子_{各十八铢}　桂心_{一两}皂荚屑_{半两}　猪膏_{一升}

上九味㕮咀,以绵裹,苦酒渍一宿,取猪膏煎,以附子色黄为度,去滓,绵裹内鼻孔中,并摩鼻上。

治涕出不止方　灸鼻两孔与柱齐七壮。

香膏　治鼻塞窒方。

白芷　芎䓖　通草_{各十八铢}　当归　细辛　莽草_{《小品》并《千金翼》以作薰草}　辛夷_{各三十铢}

上七味㕮咀,以苦酒渍一宿,以不中水猪肪一升煎,三上三下,以白芷色黄膏成,去滓,绵沾如枣核大,内鼻中,日三。《小品》加桂心十八铢。

香膏　治鼻不利方。

当归　薰草《古今录验》用木香　通草　细辛　蕤仁各十八铢

芎䓖　白芷各半两　羊髓四两,猪脂亦得

上八味㕮咀,以微火合煎,三上三下,白芷色黄膏成,去滓,取如小豆大,内鼻中,日二。先患热,后鼻中生赤烂疮者,以黄芩、栀子代当归、细辛。

治鼻窒,气息不通方

小蓟一把㕮咀,以水三升煮取一升,分二服。

又方　瓜蒂末少许,吹鼻中。亦可绵裹塞鼻中。

又方　槐叶五升　葱白切,一升　豉一合

上三味,以水五升煮取三升,分温三服。

治鼻塞多年,不闻香臭,清水出不止方

取当道车辗过蒺藜一把,捣,以水三升煎取熟。先仰卧,使人满口含,取一合汁,灌鼻中使入,不过再度,大嚏,必出一两个息肉似赤蛹。一方有黄连等分,同煎。

治鼻齆方

通草　细辛　附子

上三味各等分,为末,以蜜和,绵裹少许,内鼻中。

又方　甘遂　通草　细辛　附子各等分

上四味为末,以白雄犬胆和为丸,如枣核大,绵裹内鼻中,辛热涕出四五升,瘥。亦治息肉。

又方　炙皂荚,为末,如小豆大,以竹管吹鼻中。

又方　干姜末,蜜和,塞鼻中。吹亦佳。

又方　铁锁磨石取末,以猪脂和,绵裹内之,经日肉出,瘥。

又方　以马新屎汁,仰头含满口,灌鼻中。

又方　伏面临床前,以新汲冷水淋玉枕上,后以瓜蒂末绵裹塞之。

治齆鼻,有息肉,不闻香臭方

瓜丁　细辛

上二味各等分,为末,以绵裹如豆大许,塞鼻中,须臾即通。

通草散　治鼻中息肉不通利方。

通草半两　矾石　珍珠各一两

上三味为末,捻绵如枣核,取药如小豆,着绵头,内鼻中,日三易之。一方有桂心、细辛各一两,同前捣末,和使之。

治齆鼻,鼻中息肉,不得息方

矾石　藜芦各六铢　瓜蒂二七枚　附子十一铢

上四味各捣筛,合和,以小竹管吹药如小豆许于鼻孔中,以绵絮塞鼻中,日再,以愈为度。《古今录验》葶苈半两。

治鼻中息肉方

炙猬皮为末,绵裹,塞之三日。

又方　细筛釜底墨,水服之三五日。

治鼻中息肉,不闻香臭方

烧矾石末,以面脂和,绵裹着鼻中,数日息肉随药消落。

又方　末瓜丁如小豆许,吹入鼻中,必消,如此三数度。

又方　细辛　釜底墨

上二味为末,水和,服方寸匕。

又方　绵裹瓜蒂末,塞鼻中。

羊肺散　治鼻中息肉梁起方。

羊肺一具,干之　白术四两　苁蓉　通草　干姜　芎𦬊各二两

上六味为末,食后以米饮服五分匕,加至方寸匕。

又方　通草十三铢　珍珠六铢　矾石　细辛各一两

上四味为末,捻绵如枣核,沾散如小豆,并绵内鼻中,日再三。

治鼻中息肉方　灸上星三百壮。穴在直鼻入发际一寸。

治鼻中生疮方

烧祀灶饭末,以傅鼻中。

又方　烧故马绊末,傅鼻中。

又方　偷孝子帽,以拭之。

又方　乌牛耳垢傅之。

又方　以牛鼻津傅之。

又方　捣杏仁乳,傅之。亦烧核,压取油,傅之。

又方　烧牛狗骨灰,以腊月猪脂和,傅之。

治疳虫蚀鼻,生疮方

烧铜箸头,以醋淬之数过,取醋傅之,又以人屎灰涂之,瘥。

治鼻痛方

常以油涂鼻内外。酥亦得。

治卒食物从鼻中缩入脑中,介介痛,不出方

牛脂若羊脂如指头大,内鼻中,以鼻吸取脂,须臾脂消,则物逐脂俱出也。

论曰:鼻头微白者,亡血。设令微赤非时者,死。病人色白者,皆亡血也。凡时行衄,不宜断之。如一二升已上,恐多者可断,即以龙骨末吹之。九窍出血者,皆用吹之。

治大便出血，及口鼻皆出血，血上胸心，气急，此是劳热所致方

生地黄_{八两}　蒲黄_{一升}　地骨皮_{五两}　黄芩　芍药　生竹茹_{各三两}

上六味㕮咀，以水八升煮取二升七合，分温三服。

凡吐血、衄血、溺血，皆脏气虚，膈气伤，或起惊悸，治之方

生竹皮_{一升}　芍药　黄芩_{各二两}　芎䓖　当归　桂心　甘草_{各一两}

上七味㕮咀，以水一斗煮竹皮，减三升，下药煎取二升，分三服。

治衄血方

生地黄_{六两}　芎䓖_{一两}　细辛_{六铢}　伏龙肝_{二枚，如鸡子大}　桂心　白芷　干姜　芍药　甘草　吴茱萸_{各三两}

上十味㕮咀，以水三升、酒七升煮取三升，分三服。

生地黄汤　治鼻衄方。

生地黄_{八两}　黄芩_{一两}　阿胶　甘草_{各二两}　柏叶_{一把}

上五味㕮咀，以水七升煮取三升，去滓内胶，煎取二升半，分三服。

又方　生地黄_{三升，切}　阿胶_{二两}　蒲黄_{六两}

上三味，以水五升煮取三升，分三服。

治鼻衄方

地黄汁五合，煮取四合，空腹服之。忌酒炙肉，且服粳米饮。

又方　饮小蓟汁。

又方　以冷水净漱口，含水，以芦管吹二孔中，即止。

又方　取乱发五两，烧作灰，以管吹鼻中枣核大。不止，益吹之，以血断止。并水服方寸匕，日三，甚者夜二。已困不识人者，服

亦佳。

又方　取人屎尖烧灰,水服,并吹少许鼻中,止。

又方　五月五日取人屎,烧作灰,冷水服五分匕,佳。

又方　以胶帖鼻头上,至顶及发际三寸,止。

又方　新马屎汁灌鼻中,及饮之,良。

又方　以湿布薄胸上,善。

又方　淳醋和土,涂阴囊上,干易之。

又方　韭根、葱根取汁,悬头,着一枣大内鼻中,少时更着,两三度瘥。葱白捣汁亦得。

治鼻中出血不止方

干地黄　栀子　甘草等分

上三味治下筛,酒服方寸匕,日三。如鼻疼者,加豉一合;鼻有风热者,以葱涕和服如梧子五丸。

又方　捣楮叶汁,饮三升,大良。

又方　张弓令弦向上,病儿仰卧枕弦,放四体如常卧法。

衄时痒痒　便灸足大指节横理三毛中十壮,剧者百壮。衄不止,灸之。并治阴卵肿。

又　灸风府一穴四壮。不止,又灸。

又　灸涌泉二穴各百壮。

卷之十七　七窍病方

口病第三_{论　方　灸法}

论曰：凡患口疮及齿，禁油面、酒、酱、酸醋、咸腻、干枣，瘥后仍须慎之。若不久慎，寻手再发，发即难瘥。蔷薇根、角蒿为口疮之神药，人不知之也。

治口中面上息肉转大方　以刀决溃，去脓血，即愈。

治口中疮久不瘥，入胸中，并生疮三年已上不瘥者方。

浓煎蔷薇根汁，含之，又稍稍咽之，日三夜一。冬用根，夏用茎叶。

又方　角蒿灰傅之，一宿知，二宿瘥。有汁吐之，不得咽也。

治口疮不歇方

牛膝　生襄荷根_{各三两}　黄柏_{一两}

上三味㕮咀，以绵裹，酒三升渍一宿，微火煎一两沸，细细含之。

升麻煎　治膀胱热不已，口舌生疮，咽肿方。

升麻　玄参　蔷薇根白皮　射干_{各四两}　大青　黄柏_{各三两}
蜜_{七合}

上七味㕮咀，以水七升煮取一升五合，去滓下蜜，更煎两沸，细细含咽之。

治口数生疮，连年不瘥方

蔷薇根　黄芩　当归　桔梗　黄芪　白蔹　大黄　鼠李根皮

芍药　续断　黄柏　葛根各一两

上十二味为末，以酒服方寸匕，日二服。亦可浆水服之。

治胃中客热，唇口干燥生疮方

茯苓　黄芩　甘草　大黄　蔷薇根各三十铢　枳实　杏仁　黄连各二两　桂心半两　栝楼根十八铢

上十味为末，食前浆水服方寸匕，日二。

治口热生疮方

升麻三十铢　黄连十八铢，又《古今录验》作黄柏

上二味为末，绵裹，含咽汁，亦可去之。

治口疮方

黄柏三两　升麻三两　生地黄五两　蔷薇根皮四两

上四味㕮咀，以水七升煮取三升，去滓含之，瘥止，含极吐却更含。

治口中疮烂，痛不得食方

甘草一寸　黄连六铢　杏仁二十枚

上三味为末，合和，绵裹杏仁大含之，勿咽，日三夜一。

蔷薇丸　治口中疮，身体有热气痱瘰方。

蔷薇根　黄芩　鼠李根　当归　葛根　白蔹　黄柏　石龙芮《翼》作黄连　芍药　续断　黄芪各一两　栝楼根二两

上十二味为末，蜜和丸，如梧子服十丸，日三《千金翼》有黄连一两。

治口吻疮方

以楸白皮及湿帖之，三四度瘥。

又方　取经年葵根，欲腐者弥佳，烧作灰，及热傅之，良。

又方　以新炊饭了甑，及热以唇口向甑唇上熨之，二七下，三

两上瘥止。

又方　栀子　甘草各十八铢　细辛三十铢　桂心十二铢　芎䓖一两

上五味为末，蜜丸，食后服七丸，日再服，瘥。

又方　芎䓖　白芷　橘皮　桂心　枣肉各一两半

上五味为末，蜜和为丸，食后服十五丸，又含之，以瘥为度。此方甚验。

治口肥疮方

熬灶上饭令焦，末，傅之。

治燕吻疮方

白杨枯枝，铁上烧，取㵢，及热傅之。

又方　以木履尾，内煻灰中，令热，取拄两吻各二七遍。

治口傍恶疮方

乱发灰　故絮灰　黄连末　干姜末

上四味等分，合和为散，以粉疮上，不过三遍，即愈。

治口中疮，咽喉塞不利，口燥，膏方

猪膏　白蜜各一斤　黄连一两

上三味合煎，去滓，搅令相得，含如半枣，日四五，夜二。

治热病口烂，咽喉生疮，水浆不得入，膏方

当归　射干　升麻各一两　附子半两　白蜜四两

上五味㕮咀，以猪脂四两先煎令成膏，下着地，勿令大热，内诸药，微火煎令附子色黄，药成，绞去滓，内蜜，复上火一两沸，令相得，置器中令凝，取如杏仁大含之，日四五遍，辄咽之。

治失欠颊车蹉,开张不合方

一人以手指牵其颐,以渐推之,则复入矣。推当疾出其指,恐误啮伤人指也。

治失欠颊车蹉方

消蜡,和水傅之,善。

又方　灸背第五椎,一日二七壮。满三日未瘥,灸气冲二百壮。胸前喉下甲骨中是,亦名气堂。

又方　又灸足内踝上三寸宛宛中,或三寸五分,百壮,三报。此三阴交穴也。

治卒口噤不开方

以附子捣末,内管中,强开口,吹口中。

甘草丸　治口中热干方。

甘草　人参　半夏　生姜　乌梅肉各二两半　枣膏二两半

上六味为末,蜜丸如弹子大,旋含咽汁,日三。

治口干方

羊脂若猪脂鸡子大,擘之,内半升醋中渍一宿,绞取汁,含之。

治口干,除热下气方

石膏五合,碎　蜜二升

上二味,以水三升煮石膏,取二升,内蜜煮取二升,去滓,含如枣核大,咽汁尽,更含之。

治虚劳口干方

麦门冬二两,末　大枣三十枚,肉

上二味,以蜜一升和令熟,五升米下蒸之,任性服。

又方　羊脂如鸡子大,醇酒半升,枣七枚擘,合渍七日,取枣食之，立愈。

又方　酸枣一升　酸石榴子　乌梅各五合　栝蒌实　葛根　甘草各二两　麦门冬四两　覆盆子三合

上八味为末，以蜜丸，含如枣大，以润为度。

五香丸　治口及身臭，令香，止烦散气方。

豆蔻　丁香　藿香　零陵香　青木香　白芷　桂心各一两香附子二两　甘松香　当归各半两　槟榔二枚

上十一味为末，蜜和丸，常含一丸如大豆许，咽汁，日三夜一，亦可常含咽之。五日口香，十日遍体香，二七日衣被香，三七日下风人闻香，四七日洗手水落地香，五七日把他手亦香。慎五辛。下气去臭。

含香圆　治口气臭秽，宜常服之方。

丁香半两　甘草三两　芎䓖一两　细辛　桂心各一两半

上五味为末，蜜和丸，如弹子大临卧服二丸。

又方　常以月旦日未出时，从东壁取步，七步回，头向垣立，含水噀壁七遍，口即美香。

又方　桂心　甘草　细辛　橘皮

上四味等分，治下筛，以酒服一钱匕，瘥止。

又方　枣肉八两　芎䓖　白芷　橘皮　桂心各四两

上五味为末，次内枣肉，干则加蜜，和丸如大豆，服十丸，食前食后常含之，或吞之，七日大香。

治口中臭方

桂心《古今录》用细辛　甘草各等分

上二味为末，临卧以三指撮，酒服，二十日香。

又方　细辛豆蔻含之,甚良。

又方　蜀椒　桂心各等分

上二味为末,酒服三指撮。

主口香,去臭方

甘草三十铢　白芷十八铢　芎䓖二十四铢

上三味治下筛,以酒服方寸匕,日三服,三十日口香。

又方　大枣　瓜子仁　松根白皮

上三味治下筛,以酒服方寸匕,日二,一百日衣被香。

又方　瓜子仁　芎䓖　藁本　当归　杜蘅各六铢　细辛半两
防风二两

上七味治下筛,食后饮服方寸匕,日三服。五日口香,十日身香,二十日肉香,三十日衣被香,五十日远闻香。一方加白芷十八铢。

又方　橘皮二十铢　桂心十八铢　木兰皮一两　大枣二十枚

上四味治下筛,酒服方寸匕,日三。久服身香。亦可以枣肉丸之,服二十丸如梧子大,稍加至三十丸。一方有芎䓖十八铢。

又方　浓煮细辛汁,含之,久乃吐之。

又方　井花水三升漱口,吐厕中,良。

又方　香薷一把,水一斗煎取三升,稍稍含之。

又方　甜瓜子作末,蜜和丸,如枣核大,每日空心洗漱讫,含一丸,亦傅齿。

又方　熬大豆令焦,及热醋沃,取汁含之。

治七孔臭气,皆令香方

沉香五两　藁本三两　白瓜瓣半升　丁香五合　甘草　当归芎䓖　麝香各二两

上八味为末,蜜丸,如小豆大食后服五丸,日三,久服令举身皆香。

治身体臭,令香方

甘子皮　白芷各一两半　瓜子仁二两　藁本　当归　细辛　桂心各一两

上七味治下筛,酒服方寸匕,日三服。五日口香,三七日身香。

又方　甘草　松根皮　大枣　甜瓜子各等分

上四味,治下筛,食后服方寸匕,日三。七日知,百日大香。

熏衣香方

零陵香　丁香　青桂皮　青木香　鸡骨煎香　郁金香　枫香各三两　薰陆香　苏合香　甘松香　甲香各二两　沉水香五两　雀头香　白檀香　安息香　艾纳香　藿香各一两　麝香半两

上十八味为末,蜜二升半煮肥枣四十枚令烂熟,以手痛搦令烂如粥,以生布绞去滓,用和香,干湿如搋面,捣五百杵,成丸,密封七日乃用之,以微火烧之,以盆水内笼下,以杀火气,不尔必有焦气也。

又方　沉香　煎香各五两　雀头香　丁子香　藿香各一两

上五味治下筛,内麝香末半两,粗罗之,临熏衣时蜜和用。

又方　薰陆香　沉香　檀香　兜娄婆香　煎香　甘松香　零陵香　藿香各一两　丁香十八铢　枣肉八两　苜蓿香二两

上十一味粗下,筛合枣肉再捣,量加蜜丸用之,善。

湿香方

沉香二斤七两九铢　甘松　檀香　雀头香一作藿香　鸡骨煎香　甲香　零陵香　丁香各三两九铢　麝香二两九铢　薰陆香三两六铢

上十味为末,临用时以蜜和。若预和味歇,不中用。

又方　沉香三两　零陵香　煎香　麝香各一两半　丁子香　藿

香各半两　甲香　檀香各三铢　薰陆香　甘松香各六铢

上十味粗下筛,蜜和,用熏衣瓶盛,埋之,窨久佳。

百和香　通道俗用者方。

沉水香五两　丁子香　鸡骨香　兜娄婆香　甲香各二两　薰陆香　白檀香　熟捷香　炭末各二两　零陵香　青桂皮　青木香　甘松香　白渐香柴也　藿香各一两　雀头香　苏合香　安息香　麝香　燕香各半两

上二十味为末,酒渍软,再宿酒气歇,以白蜜和,内瓷器中,蜡纸封勿令气泄,冬月开取用,大佳。

裹衣香方

丁子香一两　苜蓿香二两　甘松香　茅香各三两　藿香　零陵香各四两

上六味各捣,加泽兰叶四两,粗下筛用之,极美。

又方　零陵香二两　藿香　甘松香　苜蓿香　煎香　白檀香　沉水香各一两

上七味合捣,加麝香半两,粗下筛,用如前法,良。

又方　藿香四两　丁香七枚　甘松香　麝香　沉香　煎香

上六味粗下筛,和为干香,取裹衣,太佳。

卷之十八　七窍病方

舌病第四方

升麻煎　舌主心,脏热即应舌,生疮裂破,引唇揭赤,服之泄热方

蜀升麻　射干各三两　柏叶切,一升　大青二两　苦竹叶切　地黄汁各五合　生玄参汁三合　赤蜜八合　生芦根　蔷薇根白皮各五两

上十味㕮咀,以水四升煮取一升,去滓,下玄参汁令两沸,次下地黄汁两沸,次下蜜,煎取一升七合,绵惹取汁,安舌上含,细细咽之。

治舌上疮,不得食,舌本强,颈两边痛,此是心虚热所致之方。

柴胡　升麻　芍药　栀子仁　通草各二两　黄芩　大青　杏仁各一两半　生姜　石膏各四两

上十味㕮咀,以水一斗九升煮取三升半,分四服,日三夜一。滓可重煎服之。

治舌卒肿,满口溢出,如吹猪胞,气息不得通,须臾不治杀人方

急以指刮破舌两边,去汁即愈。亦可以铍刀决两边破之,以疮膏傅之。

又方　刺舌下两边大脉血出。勿使刺着舌下中央脉,血出不止,杀人。如上治不愈,或血出数升,则烧铁篦令赤,熨疮数过,以绝血也。

又方　半夏十二枚,洗熟,以醋一升煮取八合,稍稍含嗽之,吐出。加生姜一两,佳。

治舌肿起如猪胞方

釜下墨末,以醋厚傅舌上下,脱去更傅,须臾即消。若先决出血汁竟傅之,弥佳。凡此患人皆不识,或错治益困,杀人甚急。但看其舌下自有噤虫形状,或如蝼蛄,或如卧蚕子,细看之有头尾,其头少白,烧铁钉烙头上使熟,即自消。

治舌肿强满口方

满口含糖醋少许时,热通即止。

治舌肿满口,不得语方

盐一升　䗪虫三十枚

上二味,以水三升煮三沸,含之,稍稍咽之,日三。

治舌强不得语方

矾石　桂心

上二味等分,为末,安舌下,立瘥。

舌上黑,有数孔大如箸,出血如涌泉,此心藏病,治之之方。

戎盐　黄芩一作葵子　黄柏　大黄各五两　人参　桂心　甘草各二两

上七味末,蜜丸,梧子大以饮服十丸,日三。亦烧铁箆烙之。

治舌上出血如泉方

烧铁箆热,烙孔中,良。

唇病第五_{甲煎法 方 灸法}

脾唇热焦法

润脾膏 治脾热,唇焦枯无润方。

生天门冬_切 生地黄汁_{一升} 生麦门冬 萎蕤_{各四两} 猪膏_三升 细辛 甘草 芎䓖 白术_{各二两} 黄芪 升麻_{各三两}

上十一味㕮咀,诸药苦酒淹一宿,绵裹药,临煎下生地黄汁与猪膏,共煎取膏,鸣水气尽,去滓,取细细含之。

甲煎唇脂 治唇裂口臭方。

先以麻捣泥,泥两口好瓷瓶,容一斗已上,各厚半寸,曝令干。

甘松香_{五两} 艾纳香 苜蓿香 茅香_{各一两} 藿香_{三两} 零陵香_{四两}

上六味,先以酒一升、水五升相和作汤,洗香令净,切碎,又以酒水各一升浸一宿,明旦取一斗五升乌麻油六味内其中,微火煎之,三上三下,去滓,内上件一口瓶中,令少许不满,然后取:

上色沉香_{三斤} 雀头香 苏合香_{各八两} 白胶香 白檀香_{各五两} 丁香 麝香 甲香_{各一两}

上八味,先酒水相和作汤,洗香令净,各各别捣碎,不用绝细,以蜜二升、酒一升和香,内上件瓷瓶中令实满,以绵裹瓶口,又以竹篦交横约之,勿令香出。先掘地埋上件油瓶,令口与地平,以香瓶合覆油瓶上,令两口相当,以麻捣泥,泥两瓶口际令牢密,可厚半寸许,用糠壅瓶上,厚五寸,烧之,火欲尽即加糠,三日三夜勿令火绝,计糠十二石讫,停三日令冷,出之。别炼蜡八斤,煮数沸,内紫草十二两,煎数十沸,取一茎紫草向爪甲上研,看紫草骨白,出之,又以绵滤过,与前煎相和令调,乃内朱砂粉六两,搅令相得,少冷来凝之间倾置竹筒中,筒上用纸裹,麻缠之,待凝冷解开,任意用之。计此可得五十挺。

甲煎口脂 治唇白无血色及口臭方。

烧香泽法

沉香 甲香 丁香 麝香 檀香 苏合香 薰陆香 零陵香 白胶香 藿香 甘松香 泽兰

上十二味各六两,胡麻五升,先煎油令熟,乃下白胶、藿香、甘松、泽兰,少时下火,绵滤,内瓷瓶中。余八种香捣作末,以蜜和,勿过湿,内着一小瓷瓶中令满,以绵幕口,竹十字络之,以小瓶覆大瓶上,两口相合,密泥泥之,乃掘地埋油瓶,令口与地平,乃聚干牛粪烧之一方用糠火烧之七日七夜,不须急,满十二日火尤佳,待冷出之即成。其瓶并须熟泥匀厚一寸,曝干乃可用。

炼蜡合甲煎法

蜡 紫草各二两

上先炼蜡令消,乃内紫草煮少时,候看,以紫草向指甲上研之,紫草心白即出之,下蜡,勿令凝,即倾弱一合甲煎于蜡中,均搅之讫,灌筒中,勿触动,候冷凝乃取之,便成好口脂也,傅口面,日三。

治紧唇方

缠白布作大灯炷如指,安斧刃上,燃炷令刃汗出,拭取,傅唇上,日二三度。故青布亦佳。并治渖唇。

又方 自死蝼蛄灰傅之。

又方 炙松脂,帖上瘥。

又方 取蛇皮拭之,烧为灰,傅之。

又方 以火炙蜡,帖唇上,瘥。

又方 水服蛴螬灰,良。

又方　青布灰,以酒服之。脂和涂亦可。

又方　灸虎口,男左女右。

又方　灸承浆三壮。

治沈唇方

以干蛴螬烧末,和猪脂,临卧傅之。

又方　烧鳖甲及头令烟尽,为末,傅之,日三度。

治唇生疮方

以头垢傅之,日三度。

又方　以胡粉傅之。

治唇边生疮,连年不瘥方

以八月蓝叶十斤绞取汁,洗,不过三日,即瘥。

治唇舌忽生疮方

烧鸡屎白为末,以布裹着病上,含之。

治唇生核方

猪屎平量一升,投水绞取汁,温服之。

治唇黑肿痛,痒不可忍方

取大钱四文,于石上以腊月猪脂磨取汁,涂之。

又方　以竹弓弹之,出其恶血,瘥。

又方　烧乱发及蜂房六畜毛作灰,猪脂和,傅之。亦治沈唇。

治冬月唇干坼血出方

捣桃仁,以猪脂和,傅之。

治远行唇口面皴裂方　熟煎猪脂,将行夜常傅面卧,行万里野宿不损。

卷之十九　七窍病方

齿病第六_{论　方　灸法}

论曰：凡齿龈宣露，多是疳䘌及月蚀。以角蒿灰夜傅龈间使满，勿食油，不过二三夜，瘥。食油及干枣即发，所以患齿者，忌油，干枣及桂心。每旦以一捻盐内口中，以温水含，揩齿及叩齿百遍，为之不绝，不过五日，口齿即牢密。凡人齿龈不能食果菜者，皆由齿根露也，为此盐汤揩齿、叩齿法，无不愈也，神良。凡人好患齿病，多由月蚀夜食饮之所致也，识者深宜慎之。所以日月蚀未平时，特忌饮食，小儿亦然。

治龋齿及虫痛方

白附子　知母　细辛_{各六铢}　芎藭　高良姜_{各十二铢}

上五味为末，以绵裹少许着齿上，有汁吐出，一日两度含之。亦治口气。

又方　切白马悬蹄如米许，以绵裹，着痛处孔，不过三度，善。

治䘌齿、虫齿，积年不瘥，从少至老方。

雀麦草，一名杜姥草，似牛毛草，以苦瓠叶四十枚净洗，露一宿，平旦取草，屈长二寸，广一寸，厚五分，以瓠叶裹缚之，作五六十裹子，取三年酽醋浸之，至日中取两裹内火中，炮令极热，内口中齿外边熨之，冷则易之，取铜器以水内中，解裹于水中洗之，得虫长三分，老者黄赤色，小者白色，多者得三四十枚，少者得一二十枚。

治虫齿方

莨菪子三合，如无，葱子韭子并得，以青钱七文烧令赤，取小口罂子令可口含得者，将钱内罂子中，取一撮许莨菪子安钱上，令炮炸声，仍与半合许水淋，令气上从罂出，将口含罂口，令气莫出，用熏齿，冷复更作，取三合药尽为剂。非止虫齿得瘥，或风齿、龋齿、齿中病悉主之。口中多津，即吐之。

又方　白杨叶切一升，水三升煮取一升，含之。

又方　大醋一升，煮枸杞根白皮一升，取半升，含之，虫立出。

又方　取桃仁少许，以钗头穿，向灯上烧之烟出，经少时吹灭，即内入口，安虫齿上咬之，不过五六度。一方作胡桃仁。

治疳虫蚀齿根方

地龙置石上，着一撮盐，须臾化为水，以面展取，却待凝厚，取以内病上。又以皂荚去皮涂上，虫即出。

又方　纯麻子烛烬研，以井花水涂之。

又方　黑羖羊脂、莨菪子各等分，先烧铁锄斧銎令赤，内其中，烟出，以布单覆头，令烟气入口熏之。

治齿龈肿痛及虫痛方

黄芩　甘草　桂心　当归　细辛　蛇床子各一两

上六味㕮咀，以醋浆水七升煮取三升，去滓，含之，日三夜二。

治齿有孔，不得食，面肿方

莽草十叶　猪椒附根皮长四寸者，七枚

上二味㕮咀，以浆水二升煮取一升，满口含，倦即吐却，日二三度。

治齿根肿方

松叶一把，切　盐一合

上二味,以酒三升煮取一升,含之。

治齿根动,欲脱落方

生地黄绵裹,着齿上咋之,又咬咀,以汁渍齿根,日四五度着之,并咽汁,十日内大佳。

治齿根动且痛方

生地黄 独活各三两

上二味咬咀,以酒一升渍一宿,取含之。

治齿龈间津液血出不止方

生竹茹二两,醋煮含之。

又方 细辛二两 甘草一两

上二味咬咀,以醋二升煎取一升,日夜旋含之。

又方 矾石一两烧,水三升煮取一升,先拭血,乃含之。已后不用,朽人牙根,齿落不用之可也。

治齿间血出方

以苦竹叶浓煮之,与盐少许,寒温得所含之,冷即吐。

又方 温童子小便半升,取三合含之,其血即止也。

治齿出血不止方

刮生竹皮二两,苦酒浸之,令其人解衣坐,使人含噀其背上三过,仍取竹茹浓煮汁,勿与盐,适寒温含嗽之,竟日为度。

治酒醉,牙齿涌血出方

当归二两 矾石六铢 桂心 细辛 甘草各一两

上五味咬咀,以浆水五升煮取二升,含之,日五六,夜三。

又方 烧铁钉令赤,注血孔中,止。

治头面风,口齿疼痛不可忍方

蜀椒二合　莽草十叶　雀李根　独活各二两　细辛　芎䓖　防风各一两

上七味㕮咀,以酒二升半煮三五沸,去滓,含之,冷吐更含之。勿咽汁。张文仲有白术二两。

又方　鸡屎白烧灰,以绵裹,置齿痛上,咬咋之。

又方　煮枸杞汁,含之。

又方　鸡屎白以醋煮渍,稍稍含之。

又方　生地黄一节　蒜一瓣

上二味熟捣,绵裹,着痛上咬之,勿咽汁,汁出吐之,日日为之,瘥止。

又方　含驴尿,须臾即止。

治风齿疼痛方

灸外踝上高骨前交脉,三壮。

又以线量手中指至掌后横纹,折为四分,量横纹后当臂中,灸二壮愈,随左右。

含漱汤　治齿痛方。

独活　当归各三两　黄芩　细辛　芎䓖　荜茇各二两　丁香一两

上七味㕮咀,以水五升煮取二升半,去滓,含漱之,须臾闷出吐,更含之《古今录验》同,有甘草二两。

又方　含白马尿,随左右含之,不过三五口。

漱汤　治齿痛方。

腐棘刺二百枚,以水二升煮取一升,旋旋含之,日四五度,以瘥止。

又方　芎䓖　细辛　防风　矾石　附子　藜芦　莽草

上七味各等分,作末,绵裹如弹丸大,酒浸,安所患处含之,勿咽,日三,刺破极佳。

又方　蚯蚓粪,水和作稠泥团,以火烧令极赤如粉,以腊月猪膏和,傅齿龈上,日三两度,永瘥。

又方　取自死蚯蚓干者捣末,着痛处,即止。

治齿龈痛,不可食生果方

生地黄　桂心

上二味合嚼之,令味相得,咽之。

又方　马齿一把嚼之,即瘥。

治牙痈塞,口噤不开方

附子大者一枚　黄连十八铢　矾石一两

上三味为末,内管中,强开口吹之入喉间,细细吹之。

卷之二十　七窍病方

喉病第七_{证　方　针灸法}

小续命汤　加杏仁一两,凡卒喉痹不得语。方见第八卷中。

乌翣膏　喉咙者,脾胃之候,若脏热,喉则肿塞,神气不通,服之方。

生乌翣_{十两}　升麻_{三两}　羚羊角　通草　芍药_{各二两}　蔷薇根切,一升　生地黄切,五合　猪脂二斤　艾叶六铢,生者又佳

上九味咬咀,绵裹,苦酒一升淹浸一宿,内猪脂中,微火煎,取苦酒尽膏不鸣为度,去滓,薄绵裹膏似大杏仁,内喉中,细细吞之。

治喉肿痛,风毒冲心胸方

豉一升半　犀角　射干　杏仁　甘草_{各二两}　芍药_{三两}　栀子七枚　升麻_{四两}　羚羊角一两半

上九味咬咀,以水九升煮取三升,去滓,内豉煮一沸,分三服。

治喉肿,胸胁支满方　灸尺泽百壮。

治风毒,咽水不得下及瘰疬肿方

升麻　芍药_{各六两}　射干　杏仁　枫香　葛根　麻黄_{各三两}甘草二两

上八味咬咀,以水八升煮取二升半,分三服。

又方　以水服莨菪子末两钱匕,神良。

治喉痹方

荆沥稍稍咽之效。

又方　烧牛角末,酒服之,良。

又方　腊月猪尾烧末,水服之,善。

又方　含鸡屎白。

又方　熬杏仁令黑,含,或末服之。

又方　巴豆去皮,针线穿,咽入牵出。

又方　马蔺子半升,水二升煮取一升半,服之。

又方　煮桃皮汁三升,服之。

又方　烧荆汁服之。又水三升煮荆一握,取一升,分三服。

又方　刺手小指爪文中,出三大豆许血,逐左右刺。皆须慎酒面毒物。

治喉痹及毒气方

桔梗二两,水三升煮取一升,顿服之。

又方　生姜二斤,捣取汁,蜜五合微火煎相和,服一合,日五。

又方　附子一枚,破作大片,蜜涂,炙令黄,含咽汁。甘尽,更涂炙如前法。

又方　剥大蒜,塞耳鼻,日二易。

治喉痹,卒不得语方

浓煮桂汁,服一升。亦可末桂,着舌下,渐咽之,良。

又方　煮大豆汁,含之。无豆,用豉亦佳。

又方　以酒五合和人乳汁半升,分二服。

又方　烧炊箪作灰,三指撮水服之。

又方　芥子末,水和傅之,干则易。

又方　商陆苦酒熬令浓,熟傅之。

又方　末桂心,如枣核大绵裹,着舌下,须臾破。

治喉卒肿,不下食方

以韭一把捣熬,傅之,冷则易。

又方　含上好醋。口舌有疮亦佳。

治悬痈乘热暴肿长方

干姜、半夏等分,末,以少少着舌上。

又方　盐末,以箸头张口拄之,日五。

治悬痈,咽中生息肉,舌肿方

日出时向日张口,使妇人用左裙裾拄其头上,七下瘥。

又方　羊蹄草煮取汁,口含之。

又方　盐豉和,涂之,良。

又方　取四五岁小儿尿,合盐,含之。

凡喉痹深肿连颊,吐气数者,名马喉痹,治之方。

马衔一具,水三升煮取一升,分三服。

又方　毡中苍耳三七枚,烧末,水服之。

又方　马鞭草根一握,勿中风,截去两头,捣取汁,服之良。

又方　烧谷奴灰,酒服之,立破。

母姜酒　咽门者肝胆之候,若脏热,咽门则闭而气塞;若腑寒,咽门则破而声嘶,此证宜服之乃效。

母姜汁二升　酥　牛髓　油各一升　桂心　秦椒各一两　防风一两半　芎䓖　独活各一两六铢

上九味为末,内姜汁中,煎取相淹濡,下髓、酥、油等令调,微火三上三下煎,平旦温清酒一升下二合膏,即细细吞之,日三夜一。

又方　丹参　升麻　雄黄　杏仁　鬼臼　甘草　射干各一两　麝香半两

上八味为末,以蜜丸如梧子,饮下一丸,加至五丸,日三。酒服亦佳。咽痛,失声不利,用之良。

治咽伤,语声不彻方

酒 酥各一升 干姜二两半,末 通草 桂心 石菖蒲各二两,末

上六味合和,服一匕,日三。

又方 酒 酥各一升 干姜末十两

上三味,以酒二合、酥一匕、姜末二匕相和服,日三,食后服之。
亦治肺痛。

治哑塞咳嗽方

桂心六铢 杏仁十八铢

上二味为末,蜜丸如杏仁大,含之,细细咽汁,日夜勿绝。

治咽痛,逆气不能食方

麻子一升熬令黑,以酒一升淋取汁,空心一服一升,渐至二升。
多汁好覆,勿触风冷。此方兼理产妇及丈夫中风,如角弓反张,口
噤不开,大验,与紫汤气力同。

治卒咽痛方

悬木枸烧末,水服方寸匕,日三。

又方 烧炊帚一枚,浆水服方寸匕。

治卒风,咽肿面肿方

杏仁末,和鸡子黄更捣,傅上,干复易之,七八度。若肿汁出,
煮醋,和伏龙肝傅,干更易之。

治卒咽方

烧履鼻绳为灰,暖水服之。

又方 烧麻子脂,服之,良。

治咽喉不利,下气方

射干 杏仁 人参 附子 桂心各一两

上五味末,蜜丸如指大,含一丸,稍稍咽之,令药味相接。

治咽喉中痛痒,吐之不出,咽之不入,似得蛊毒方

含生姜,五十日,瘥。

又方 以青布裹麻黄烧,以竹筒盛,烟熏咽中。

耳病第八方

治肾热,背急挛痛,耳脓血出,或生肉塞之,不闻人声方

磁石 白术 牡蛎各五两 甘草一两 葱白 生地黄汁各一升 芍药四两 大枣十五枚 生麦门冬六两

上九味㕮咀,以水九升煮取三升,分三服。

治肾热,面黑目白,肾气内伤,耳鸣吼闹,短气,四肢疼痛,腰背相引,小便黄赤方

白术五两 生姜六两 玄参四两 泽泻二两 淡竹叶切,二升 芍药 茯苓各三两 羊肾一具,治如食法 生地黄切,一升

上九味㕮咀,以水二斗煮羊肾竹叶,取水一斗,去滓澄之,下药煮取三升,分三服。不已,三日更服一剂。

治肾热,耳脓血出溜,日夜不止方

鲤鱼脑一枚 鲤鱼肠一具,洗,细切 鲤鱼鲊三斤 乌麻子熬令香,一升

上四味,先捣麻子碎,次下余药,捣为一家,内器中,微火熬暖,布裹薄耳,得两食顷开之,有白虫出,复更作药。若两耳并脓出,用此为一剂,以薄两耳;若止一耳,分药为两剂,不过三薄,耳便瘥。慎风冷。

治肾虚寒,腰脊苦痛,阴阳微弱,耳鸣焦枯方

生地黄汁二升 羊肾一具,炙 白术 麦曲各一斤 甘草 干姜 地骨皮各八两 桂心 杜仲 黄芪各四两 当归 五味子各三两

白蜜　生天门冬汁各三升

上十四味为末，内盆中，取前三物汁和研，微火上暖盆取热更研，日曝干，常研令离盆，酒服方寸匕，日再。

治耳聋鸣汁出，皆由肾寒，或一二十年不瘥之方

柘根三十斤　菖蒲切，五斗，各用水一石取五斗，去滓澄清　故铁二十斤，烧赤，水五斗浸三宿，去铁澄清

上三味合一石五斗，用米二石并曲二斗酿如常法，酒熟一月封头，开清，用磁石噏铁者三斤捣为末，内酒中浸三宿，饮之，日夜饮，常取小醉而眠，取闻人语乃止药。

又方　服天门冬酒，百日瘥。方在别卷。

又方　矾石少许，以生菖蒲根汁和，点入耳中。

治劳聋、气聋、风聋、虚聋、毒聋、久聋、耳鸣方

山茱萸　干姜　巴戟天　芍药　泽泻　桂心　菟丝子　黄芪
干地黄　远志　蛇床子　石斛　当归　细辛　苁蓉　牡丹　人参
甘草　附子各二两　茯苓三两　菖蒲一两　羊肾二枚　防风一两半

上二十三味为末，蜜丸如梧子，食后服十五丸，日三，加至三四十丸止。皆缘肾虚耳，故作补肾方，又作薄利九窍药，即瘥。

治耳聋方

头发如鸡子大，烧灰　巴豆　杏仁各七枚　印成盐两颗　生地黄极粗者，长一寸半

上五味治下筛，以绵薄裹，内耳中一日一夜。若小损即去之，直以物塞耳。耳中黄水及脓出，渐渐有效，不得更着。不着一宿后，更内一日一夜，还去之依前。

又方　蓖麻仁五合　杏仁　菖蒲　磁石　桃仁　石盐　通草各三分　巴豆一分　附子二分　薰陆香　松脂各十分　蜡八分

上十二味,先捣草石令细,别研诸仁如脂,内松脂、蜡,合捣数千杵,令可丸乃止,以如枣核大绵裹塞耳,一日四五度,出之转捻,不过三四日易之。

又方 磁石四两 天门冬 地骨皮 生姜各三两 山茱萸 土瓜根 牡荆子 茯苓 菖蒲 芎劳 枳实 白芷 橘皮 甘草各二两 竹沥二升

上十五味咬咀,以水八升煮减半,内沥煮取二升五合,分三服,五日一剂。三日乃着散内耳中,如后方

又方 磁石四两 石菖蒲 白蔹 牡丹 山茱萸 牛膝 土瓜根各二两

上七味治下筛,绵裹塞耳,日一易之。仍服大三五七散佳,方见别卷。

又方 蜡 松脂 薰陆香 萆麻 石盐 乱发灰

上六味等分,为末,作丸,绵裹塞耳,时易之,瘥止。

又方 巴豆十四枚 成炼松脂半两

上二味合治,丸如黍米大,绵裹,以簪头着耳中,一日一易。药如硬,微火炙之。以汗出乃愈,大效。

又方 防风 菖蒲 细辛 附子 芎劳各六铢 雄鲤鱼脑二两

上六味咬咀,以鱼脑合煎三沸,三上三下以膏香为末,滤去滓,冷,以一枣核灌耳中,以绵塞之。《古今录验》用疗风聋久,耳中鸣者,以当归代防风,以白芷代芎劳用。

又方 竹筒盛鲤鱼脑,炊饭处蒸之令烊,注于耳中。

又方 菖蒲附子各等分,为末,以麻油和,以绵裹,内耳中。《广济方》以疗耳卒痛欲死者。崔氏以苦酒和,塞耳。

又方 烧铁令赤,投酒中,饮之,仍以磁石塞耳中,日一易,夜

去之，旦别着。

又方　萆麻一百颗，去皮　大枣十五枚，去皮核

上二味熟捣，丸如杏仁，内耳中，二十日即瘥。

又方　芥子捣碎，以男儿乳和，绵裹内之。

又方　取柴胡苗汁，灌耳中，再度瘥。

又方　作一坑可容二升许，着炭火其中，坑似窑形，以砖覆口上，砖上作一孔子容小指，砖孔上着地黄一升，以木盆覆之，以泥泥盆下勿泄，盆底上钻一小孔可容箸，其孔上着三重布，以耳孔当盆上薰，久若闷，去黄水，发裹盐塞之，不过二三度，神效。

又方　捣豉作饼，填耳内，以地黄长五六分削一头令尖，内耳中，与豉饼底齐，饼上着楸叶盖之，剜一孔如箸头透饼，于上灸三壮。

又方　作泥饼子，厚薄如馄饨皮，覆耳上四边，勿令泄气，当耳孔上以草赖泥饼，穿作一小孔，于上以艾灸之百壮，候耳中痛不可忍即止，侧耳泻却黄水出尽，即瘥。当灸时若泥干，数易之。

又方　酒三升，碎牡荆子二升，浸七日，去滓，任性服尽。虽三十年久聋，亦瘥。

又方　截箭簳二寸，内耳中，以面拥四畔，勿令泄气，灸筒上七壮。

又方　硫黄雄黄各等分，为末，绵裹内耳中，数日闻人语声。

又方　以绵裹蛇膏，塞耳，神良。

又方　淳醋微火煎附子一宿，削令可入耳，以绵裹塞耳，良。

又方　矾石　甘草　菖蒲　当归　细辛　防风　芎䓖　白芷　乌贼骨　附子　皂荚各半两　巴豆十四枚

上十二味薄切，三升醋渍一宿，以不中水鸡膏九合煎，三上三下，以巴豆黄膏成，去滓，内雄黄末搅调，取枣核大沥耳中，绵塞之，

日三易。

又方　桂心十八铢　野葛六铢　成煎鸡肪五两

上三味㕮咀,于铜器中微火煎三沸,去滓,密贮勿泄,以苇筒盛如枣核大,火炙令少热,欹卧倾耳灌之,如此十日,耵聍自出,大如指,长一寸。久聋不过三十日,以发裹膏深塞,莫使泄气,五日乃出之。《千金翼》云治二十年耳聋。

治耳聋,干耵聍不可出方

捣自死白项蚯蚓,安葱叶中,用面封头,蒸令熟,并化为水,以汁滴入耳中,满即止,不过数度,即挑易出。瘥后,发裹盐塞之。《肘后》以疗蜒蚰入耳,立效。

又方　取醋,三年者灌之最良,次用绵塞半日许,必有物出。

赤膏　治耳聋齿痛方。

桂心　大黄　白术　细辛　芎䓖各一两　干姜二两　丹参五两
蜀椒一升　巴豆十枚　大附子二枚

上十味㕮咀,以苦酒二升浸一宿,内成煎猪肪三斤,火上煎,三上三下,药成去滓,可服可摩。耳聋者,绵裹内耳中;齿冷痛,则着齿间;诸痛皆摩;若腹中有病,以酒和服如枣许大;咽喉痛,取枣核大吞之。

治卒耳聋方

细辛　菖蒲各六铢　杏仁　曲末各十铢

上四味和捣为丸,干即着少猪脂,取如枣核大,绵裹内耳中,日一易,小瘥,二日一易,夜去旦塞之。

治三十年久聋方

故铁三十斤,以水七斗浸三宿,取汁入曲,酿米七斗,如常造酒法,候熟,取磁石一斤研末,浸酒中,三日乃可饮,取醉,以绵裹磁石,内耳中,好覆头卧,酒醒去磁石,即瘥。

治耳聋有脓，散方

附子一两　禹余粮六铢　伏龙肝　龙骨　釜底墨　乌贼骨各半两

上六味为末，取如皂荚子大绵裹，内耳中，日一易，取瘥。不瘥者有虫，加麝香一豆大。

治耳聋有脓不瘥，有虫方

醋三合　鲤鱼肠一具，切

上二味和捣，帛裹内耳中，两食顷当闷痛，有白虫着药，去之，更入新者，虫尽乃止。其药去虫，还可用。

又方　先以纸缠去耳中汁，次以矾石末粉耳中，次以石盐末粉其上，食久乃起，不过再度，永瘥。

又方　捣桂，和鲤鱼脑，内耳中，不过三四度，瘥。

治耳鸣聋方

当归　细辛　芎䓖　防风　附子　白芷各六铢

上六味为末，以鲤鱼脑八两合煎，三上三下，膏成去滓，取枣核大灌耳中，且以绵塞耳孔。

治耳鸣水入方

附子　矾石各六铢　甘草各二十铢　通草　细辛　桂心各十八铢　菖蒲一两　独活一两半

上九味为末，以白鹅脂半合稍稍和，取如枣核大绵裹，内耳中，日三，旋旋和用一本用葱涕半合。

治耳鸣如流水声，不治久成聋者方

掘生乌头，乘湿削如枣核大，内耳中，日一易，不过三日愈。亦疗痒及卒风聋病。

治聤耳，出脓汁方。

矾石　黄连　乌贼骨　赤石脂

上四味各等分，为末，以绵裹如枣核大，内耳中，日三《小品》不用赤石脂。姚氏加龙骨一两。《千金翼》同姚氏。

治聤耳痛，脓血出方。

取釜月下灰，薄耳中，日三次易换。每换以篦子去之再着，取瘥止。

治聤耳方。

取桃仁熟捣，以旧绯绢裹，内耳中，日三易，以瘥为度。

治底耳方。

取黄矾烧，绵裹内耳中，不过三二日愈，或以苇管吹耳中《肘后》以疗耳卒肿出脓。

治百虫入耳方。

蜀椒末一撮，以醋半升调，灌耳中，行二十步即出。

又方　火爇桃叶卷之，取塞耳，立出。

又方　取车辖脂傅耳孔，虫自出《肘后》以疗聤耳脓血。

又方　以葱涕灌耳中，虫即出。亦治耳聋。

治蜈蚣入耳方。

炙猪肉令香，掩耳，即出。

治蚰蜒入耳方。

炒胡麻，捣碎，以葛袋盛，倾耳枕之，即出。

又方　以牛酪灌之满耳，即出，出当半消。若入腹中，空腹食好酪一二升，即化为黄水而出。不尽，更服。用之神效《千金翼》作牛乳。

治耳中有物不可出方。

以弓弦从一头令散，好胶拄耳中物上，停之令相着，徐徐引出。

卷之二十一　七窍病方

面药第九方

五香散　治黠皰䵟䵮,黑运赤气,令人白光润方。

黄芪　白茯苓　萎蕤　杜若　大豆黄卷　商陆各二两　白芷　当归　白附子　冬瓜仁　杜蘅　白僵蚕　辛夷仁　香附子　丁子香　蜀水花　旋覆花　防风　木兰　芎藭　藁本　皂荚　白胶　杏仁　天门冬　土瓜根　白术　梅肉　酸浆　水萍各三两　毕豆四两　猪胰二具,曝干

上三十二味治下筛,取洗面,二七日白,一年与众别。

洗手面,令白净悦泽,澡豆方。

白豆面一升　面三升,溲猪胰为饼,曝干捣筛　冬瓜仁四合　猪胰两具大者,细切　白茯苓　白芷　白鲜皮　栝蒌子　白术　白附子　白蔹　菟丝子　土瓜根　羌活　萎蕤　桃仁　杏仁　商陆　芎藭各一两

上十九味合捣筛,入面、猪胰,拌匀更捣,每日常用,以浆水洗,甚良。

又方　毕豆面　栝蒌实三两,一方又不用　猪胰五具,细切　土瓜根　白茯苓　萎蕤各五两　皂荚三挺

上七味捣筛,将猪胰拌和,更捣令匀,每旦取洗手面,百日白净。

又方　白芷　白蔹　白术　桃仁　冬瓜仁　杏仁　萎蕤各等分　皂荚倍其数

上八味为末，绢筛，洗手面时即用。

又方　毕豆面三升，大豆黄面亦得　白芷　青木香　甘松香　零陵香　藿香各二两　冬葵子一本又用冬瓜子　栝蒌人四两

上八味捣筛，用如常法。

令人面白净悦泽方。

白蔹　白术　白附子　白芷各二两　猪胰三具，水渍去赤汁，研藁本三两

上六味为末，先以芜菁子半升，又酒水各半升相和，煎数沸，研如泥，合诸药内酒水中，以瓷器贮，封三日，每夜取傅面，旦以浆水洗之。

令人面洁白悦泽，颜色红润方。

猪胰五具　芜菁子二两　栝蒌子五两　桃仁三两

上四味以酒和熟捣，傅之。慎风日。

又方　采三株桃花，阴干，为末，空心饮服方寸匕，日三。并细腰身。

又方　以酒渍桃花，服之，好颜色，治百病。二月三日收。

澡豆　治手干燥少润腻方。

大豆黄五升　赤小豆去皮　零陵香子　苜蓿各一升　冬瓜仁茅香各六合　丁香五合　麝香一两　猪胰五具，细切

上九味细捣罗，与猪胰相合和，曝干，再捣，筛取洗手面。

又方　大豆末二升，绢筛　猪胰五具，干之　蒴藋灰一两　甘松香　零陵香二两　白茯苓　藁本　白芷各四两　白商陆五两

上九味为末，调和干，与猪胰相和，更捣令匀，欲用，稍稍取以洗手面。八九月合冷处贮之，三月以后勿用，神良。

面脂 主悦泽人面,耐老方。

冬瓜仁 白芷 商陆 芎䓖各三两 当归 藁本 蘼芜 土瓜根去皮 桃仁各一两 萎蕤 细辛 防风各一两半 木兰皮 辛夷 甘松香 麝香 白僵蚕 白附子 栀子花 零陵香半两 猪胰三具,切,水渍六日,欲用时以酒挼取汁渍药

上二十一味薄切,绵裹,以猪胰汁渍一宿,平旦以前猪脂六升,微火三上三下,白芷色黄膏成,去滓入麝,收于瓷器中,取涂面。

又方 治面上皯黑,凡是面上疾,皆主之方。

丁香 零陵香 栀子花 桃仁 白蔹 茯苓 土瓜根 菟丝子 防风 沉香 辛夷 当归 麝香 藁本 商陆 芎䓖各三两 萎蕤一作白芨 藿香一本无 白芷 甘松香 白僵蚕 木兰皮各二两半 蜀水花 青木香二两 冬瓜仁四两 羊肾脂 鹅脂各一两半 羊髓一升 生猪脂三升

上二十九味㕮咀,先以美酒五升挼猪胰六具,取汁渍药一宿,于猪脂中微火极煎,三上三下,白芷色黄,以绵一大两生布中,绞去滓,入麝香末,以白木篦搅至凝乃止,任性用之,良。

面膏 去风寒,令人面光悦,却老去皱方。

青木香 白附子 白蜡 白芷 芎䓖 零陵香 香附子各二两 茯苓 甘松各一两 羊髓一升半,炼

上十味㕮咀,以酒水各半升浸药经宿,次日煎,三上三下,候酒水尽膏成,去滓,取傅面如壮,若有黣黯皆落。

玉屑面膏 治面无光泽,皮肉皱黑,久用令人洁白光润方。

玉屑细研 土瓜根 白附子 商陆 芎䓖 萎蕤 冬瓜仁 桃仁 白芷 木兰 辛夷各一两 菟丝子 青木香 藁本 当归 黄芪 白僵蚕 藿香 细辛各十八铢 麝香 防风各半两 鹰屎

白　蜀水花一合　猪胰三具,细切　白犬脂　鹅脂　熊脂　猪肪脂各一升

上二十八味,先以水浸猪鹅犬熊脂,数易水,浸令血脉尽乃可用,㕮咀诸药,清酒一斗渍一宿,明旦生擘猪鹅等脂,安药中,取铜铛于炭上微煎,至暮时乃熟,以绵滤,置瓷器中。仍以练系白芷片,看色黄即膏成。其猪胰取浸药酒,挼取汁,安铛中。其玉屑蜀水花鹰屎白麝香为末,膏成,安药中,搅令匀旋取傅面。

玉屑面脂方

玉屑　白附子　白茯苓　青木香　葳蕤　白术　白僵蚕　密陀僧　甘松香　乌头　商陆　石膏　黄芪　胡粉　芍药　藁本防风　芒硝　白檀各一两　当归　土瓜根　桃仁　芎䓖各二两　辛夷　桃花　白头翁　零陵香　细辛　知母各半两　猪脂一升　羊肾脂一具　白犬脂　鹅脂各一合

上三十三味切,以酒水各一升合渍一宿,出之,用铜器微火煎令水气尽,候白芷色黄,去滓,停一宿,且以柳枝搅白,乃用之。

又方　令黑者皆白,老者皆少方。

玉屑　寒水石　木兰皮　旋覆花　珊瑚　丁香　土瓜根　蜀水花　白茯苓　芎䓖　菟丝　辛夷人　冬瓜仁　白头翁　当归藁本　白僵蚕　青木香　芜菁子　栀子花　细辛　葳蕤　商陆白芷　防风　黄芪　桃仁　藿香　前胡　桂心　半夏　白蔹　杏仁　蘼芜　芒硝　杜蘅　麝香　秦椒　礜石　秦皮　杜若　升麻蜀椒　黄芩　白薇各六铢　栝蒌仁一两　熊脂　鹅脂　羊髓　牛髓　白狗脂各五合　鹰屎白一合　清酒　猪肪脂各一升

上五十四味㕮咀,酒渍一宿,内脂等合煎,三上三下,酒气尽膏成,绞去滓,下麝香末,一向搅至凝,色变乃止,瓷器密贮,勿泄气。

炼脂法

凡合面脂,先须知炼脂法。以十二月买极肥大猪脂,水渍七八日,日一易水,煎取清脂投水中。炼鹅熊脂皆如此法。

治外膏　王面皯𪒠方。

白芷　白蜡各二两　白附子　辛夷　防风　乌头　零陵香　藿香　萎蕤各半两　藁本一两　商陆　麝香各六铢　麻油二合　羊脂五合　牛脂　鹅脂各一升

上十六味薄切,醋渍浃洽经一宿,且合煎,候白芷色黄膏成。以皂荚汤洗面,傅之,日三,甚良。

又方　鸡子三枚　胡粉细研　丁香各一两

上三味,先以醋一升渍七日,后取鸡子白调香粉令匀,以浆水洗面,傅之。

又方　白矾　石硫黄　白附子各六铢

上三味为末,以醋一盏渍三日,夜净洗面,傅之。莫见风日,慎三七日。可白如雪。

白面方

牡蛎三两　土瓜根一两

上二味为末,白蜜和,取涂面,即如白玉,且以温浆日洗之。宜慎风日。

猪蹄汤　洗手面令光润方。

猪蹄一具　桑白皮　芎劳　萎蕤　白芷　白茯苓各三两　商陆一作当归　白术各二两

上八味㕮咀,以水三斗煎猪蹄及药,取一斗,去滓,每温一盏洗手面,大佳。

猪蹄浆　急面皮,去老皱,生光泽方。

大猪蹄一具,净治如食法,以水二升、清浆水一升不渝釜中煮成胶,用洗手面。又以此药和澡豆,夜涂面,旦用浆水洗,面皮即愈。

鹿角散　令百岁老人面如少年,时生光泽洁白方。

鹿角长一握　牛乳三升　芎䓖　细辛　天门冬　白芷　白术　白薇　白附子　酥各三两　杏仁五七枚

上十一味㕮咀,先以水渍鹿角一百日,出之与诸药内牛乳中,缓火煎令汁尽,出角,以白练袋盛余药,勿收。至夜取牛乳,石上磨鹿角,取涂面,且以浆洗之。无乳,小便研亦得。

治面黑不净,洗手面澡豆方

白豆屑二升　白附子　甘松香　丁子香　白芷　白僵蚕　鹰屎白　白檀香　白术　木香一用藁本　芎䓖　白鲜皮各三两　大枣　杏仁各三十枚　麝香二两　白梅肉三七枚　面三升　冬瓜仁五合　猪胰三具　鸡子白七枚　土瓜根一两,又一本用甜瓜子

上二十一味,先以猪胰和面,曝干,然后合诸药捣末,又以白豆屑二升为散,每旦用盥洗,十日色白如雪,三十日如凝脂,神验《千金翼》无白僵蚕、芎、白附子、大枣,有桂心三两。

铅丹散　治面黑,令人面白如雪方。

铅丹三十铢　真女菀六十铢

上二味治下筛,酒服一刀圭,日三。男十日,女二十日知,知则止。黑色皆从大便出,面白如雪。

白杨皮散　治面与手足黑,令光泽洁白方。

白杨皮十八铢,一方用桔皮　桃花三两　白瓜子人三十铢

上三味治下筛,温酒服方寸匕,日三。欲白加瓜子,欲赤加桃花。三十日面白,五十日手足俱白。

治面黑生䵟皰方。

白蔹十二铢　生礜石《救急方》无　白石脂六铢　杏仁三铢

上四味研,和鸡子白,夜卧涂面上,旦用井花水洗之。

治面䵟皰,令人悦白方。

栝蒌子六合　白石脂五合　雀屎二合,去黑　麝香

上四味捣筛,别研麝香、雀粪、白石脂,和合,取生菟丝子汁和之如薄泥,先用澡豆洗去面上垢腻,次以药涂䵟上,日夜三四度,平旦温浆水洗之。

治䵟䵴乌黡,令面洁白方。

马珂二两　白附子　鹰屎白　珊瑚各一两

上四味研成粉,和匀,用人乳调每夜取傅面,明旦温浆水洗之。

去面上靥子黑痣方。

夜以温浆水洗面,以生布揩靥子令赤痛,水研白旃檀,取涂靥子上,旦复以暖浆水洗之,仍以鹰屎白傅其上。

洗面去䵟䵴,主悦白方。

猪胰两具,去脂　豆面四升　冬瓜仁半升　皂荚五挺　细辛　白术各一两　防风　白蔹　白芷各二两　商陆三两

上十味,和土瓜根一两捣,绢罗,取大猪蹄一具,煮令烂作汁,和散为饼,曝干,再捣为末,罗取盥洗,不过一年悦白。

桃人澡豆　主悦泽,去䵟䵴方。

桃仁　芜菁子一两　毕豆面二升　白术六合　土瓜根七合

上五味合和捣筛,以醋浆水洗手面。

桃花圆　治面黑䵟,令人洁白光悦方。

桃花二升　桂心　乌喙　甘草各一两

上四味为末,白蜜丸,如大豆许每服十丸,日二服,十日易形。

一方有白附子、甜瓜子、杏仁各二两,为七味。

治面鼾黯,内外芜治方。

成炼松脂为末,温酒服三合,日三服。尽三升,无不瘥。

治面鼾方。

李子仁为末,和鸡子白,傅,一宿即落。

又方　甘草二两,末　白羊乳二升　羊胰二具,水浸去汁,小切

上三味相和一宿,先以醋浆洗面,生布拭之,夜傅药两遍,明旦以猪蹄汤洗却,每夜洗之。

又方　白附子为末,酒和傅之,即落。

又方　桂心　蜜　石盐各等分

上三味为末,相和。

又方　以上朱砂研细如粉,和白蜜涂之,旦以醋浆洗却,大验。

又方　白附子　香附子　白檀　马珂　紫檀各一两

上五味为末,白蜜和如杏仁大,阴干,临用以水研涂面,旦以温水洗。却忌风油。七日面色如莲花。

又方　水和丹砂末,服方寸匕,男七日,女二七日,色白如雪。

治人面鼾黯黑,肤色粗陋,皮厚状丑方。

羖羊胫骨为末,以鸡子白和,傅之,旦以白净粱米泔洗之,三日白如雪。

又方　白蜜和茯苓粉,傅之,七日愈。

又方　杏仁酒浸皮脱,捣碎,绢袋盛,夜取拭面。

又方　酒浸鸡子三枚,密封四七日成,傅面,白如雪。

又方　杏仁为末　鸡子白

上二味相和,夜涂面,明旦以米泔洗之。

治面多鼾黯,皮肉粗涩,令人不老,皆主之方。

朱砂　雄黄各三两　水银霜半两　上胡粉二两　黄鹰粪一升

上五味并细研如粉,以面脂和,净洗面,夜涂之,以手细摩令热,明旦不废作妆。然须五日一洗面一涂,不过三遍,所有恶物一切皆除,数倍少嫩。慎风日。不传神秘。

治面黚黯,令悦泽光白润好,及手皴方。

猪蹄两具,治如食法　白粱米一升,洗令净

上二味,以水五斗合煮猪蹄烂,取清汁三斗,用煮后药:

白茯苓　商陆各五两　葳蕤三两　白芷　藁本各二两

上五味㕮咀,用前药汁三斗,并研杏仁一升,合煮取一斗五升,去滓,瓷瓶盛贮,内甘松、零陵香末各一两入膏中,搅令匀,绵幕之,每夜取涂手面。

治面黑黚黯,皮皱皴,散方。

白附子　蜜陀僧　牡蛎　茯苓　芎䓖各二两

上五味为末,和以羖羊乳,夜涂面,以手摩之,旦用浆水洗,不过五六度,皮脱,黚瘥矣。

治面黚黯方。

沉香　牛黄　薰陆香　雌黄　鹰屎　丁香　玉屑各十二铢水银六铢

上八味为细末,蜜和以傅之。

白瓜子丸　治面黚黯,令色白方。

白瓜子二两　远志　藁本　杜蘅　云母粉　车前子　白芷当归各一两　细辛　柏子仁　栝蒌仁　橘皮　白石脂　铅丹各半两天门冬三两

上十五味为末,蜜和丸,如梧子大,空腹服二十丸,日三。

治粉滓黚黯方。

白蔹十二铢　白石脂六铢

上二味捣筛,以鸡子白和,夜卧涂面,旦用井花水洗却。

去粉滓黚黯皵皰及苴毛,令面悦泽光润如十四五时方。

黄芪　白术　白蔹　萎蕤　土瓜根　商陆　蜀水花　鹰屎白一两　防风一两半　白芷　细辛　青木香　白附子　芎䓖　杏仁各二两

上十五味为末,以鸡子白和作挺,阴干,石上研取浆水涂面,夜用,旦以水洗之。细绢罗如粉,佳。

治面粉滓方。

熬矾石,以清酒和傅之,不过三上。

又方　捣生菟丝苗汁,涂,不过三上。

治年少气盛,面生疱疮方。

胡粉半两　水银一两,一方有珍珠

上二味,以腊月猪脂和,熟研令水银消,向暝以傅面,旦起布拭之,慎勿水洗,至暝又取傅面,不过三上。

白膏　治面瘡疱疥痈恶疮方。

附子十五枚　蜀椒一升　野葛一尺五寸

上三味咬咀,以醋渍一宿,猪膏一斤煎令附子色黄,去滓涂之,日三上。

治面瘡疱方。

鸬鹚屎一升为末,以腊月猪脂和令匀,夜傅之。

治面瘡方。

木兰皮一斤,以三年醋渍令没百日,曝干为末,温酒服方寸匕,日三。

治面皰方。

淳酒二升　牛胆　羖羊胆各一具

上三味,合煮三五沸,傅之。

又方　荠苨　肉桂各一两

上二味为末,以醋浆服方寸匕,日一服。亦治黯黵,及灭瘢,去黑痣。

又方　冬葵子　柏子仁　冬瓜子　茯苓各等分

上四味为末,酒服方寸匕,食后服,日三,治面皰甚者。

又方　生地黄三斤　枸杞根一十根

上二味,先捣枸杞,次捣地黄,曝干合筛,空腹酒服方寸匕,日三。久服颜如童子,此秘方也。

栀子丸　治酒齇鼻皰方。

栀子仁　豉各三升　大黄六两　木兰皮半两　芎䓖　甘草各四两

上六味为末,蜜和丸,如梧桐子初服十丸,日三,稍加至十五丸。

治鼻皰方。

蒺藜子　栀子仁　豉各一升　木兰皮半斤,一本无

上四味为末,以醋浆水和如泥,夜傅之,日未出时暖水洗却。亦主灭瘢痕。

治面上风毒方。

玉屑　蜜陀僧　珊瑚各二两　白附子二两

上四味为末,以酥和,夜傅,旦洗之。亦灭除瘢痕。

治面有热毒恶疮方。

胡粉熬　黄柏炙　黄连各等分

上三味为末,取傅上,瘥止。若疮干,以面脂调涂之,日三。

治灭瘢痕方。

猪脂三斤饲乌鸡一只，三日令尽，后取白屎，内白芷、当归各一两，煎白芷色黄，去滓，内鹰屎白半两，搅调，傅之，日三。

又方　禹余粮半夏等分，为末，以鸡子黄和，先以新布拭瘢处令赤，后用药傅之，勿见风，日二，十日瘥，十年者亦灭。

又方　以人精和鹰屎白，傅之，日二。白蜜亦得，无问新旧必除。

又方　白附子　杜若　细辛各半两　辛夷一两　鹰屎白一合

上五味为末，治取傅之，亦灭瘢痕。

治瘢痕凸出方。

鹰屎白一两　衣白鱼二七枚

上二味为末，蜜和以傅，日三五度，良。

又方　鹰屎白二两　白僵蚕一两半

上二味为末，以白蜜和，傅，日三。慎五辛生菜。

又方　春夏以大麦麨，秋冬以小麦麨，好细绢下筛，以酥和，封上。

又方　腊月猪脂四升，煎大鼠一枚令消尽，以生布揩拭瘢处令赤，涂之，不过四五上。

又方　以热瓦熨之。

又方　以冻凌熨之。

治身及面上印文方。

针刺字上破，以醋调赤土，傅之，干又易，以黑灭即止。

又方　以未满月小儿屎傅上，一月即没。

卷之二十二　风毒脚气方

论风毒状第一_{十六章}

论曰：考诸经方，往往有脚弱之论，而古人少有此疾。自永嘉南渡，衣缨士人，多有遭者。岭表江东，有支法存、仰道人等，并留意经方，偏善斯术。晋朝仕望，多获全济，莫不由此二公。又宋齐之间，有释门深师，师道人述法存等诸家旧方为三十卷，其脚弱一方近百余首。魏周之代，盖无此病，所以姚公《集验》，殊不殷勤，徐王撰录，未以为意。特以三方鼎峙，风教未一，霜露不均，寒暑不等，是以关西河北，不识此疾。自圣唐开阖，六合无外，南极之地，襟带是重，爪牙之寄，作镇于彼，不习水土，往者皆遭。近来中国士大夫虽不涉江表，亦有居然而患之者，良由今代天下风气混同，物类齐等所致之耳。然此病发，初得先从脚起，因即胫肿，时人号为脚气。深师云脚弱者，即其义也。深师述支法存所用永平山敷、施连、范祖耀、黄素等诸脚弱方，凡八十余条，皆是精要。然学者寻览，颇觉繁重，正是方集耳，卒欲救急，莫测指南。今取其所经用灼然有效者，以备仓卒，余者不复具述。

论何以得之于脚

问曰：风毒中人，随处皆得作病，何偏着于脚也？答曰：夫人有五脏，心肺二脏，经络所起在手十指，肝肾与脾三脏，经络所起在足十趾。夫风毒之气,皆起于地,地之寒、暑、风、湿皆作蒸气,足常履之,所以风毒之中人也,必先中脚,久而不瘥,遍及四肢、腹、背、头项也。微时不觉,痼滞乃知,经云次传、间、传是也。

论得已便令人觉不

凡脚气病,皆由感风毒所致。得此病,多不令人即觉,会因他病,一度乃始发动,或奄然大闷,经三两日不起,方乃觉之,诸小庸医,皆不识此疾,谩作余病治之,莫不尽毙。故此病多不令人识也。始起甚微,食饮嬉戏,气力如故,惟卒起脚屈弱不能动,有此为异耳。黄帝云:缓风湿痹是也。

论风毒相貌

夫有脚气未觉异,而头项臂膊已有所苦;有诸处皆悉未知,而心腹五内已有所困。又,风毒之中人也,或见食呕吐,憎闻食臭,或有腹痛下痢,或大小便秘涩不通,或胸中冲悸,不欲见光明,或精神惛愦,或喜迷忘,语言错乱,或壮热头痛,或身体酷冷疼烦,或觉转筋,或脚胫肿或不肿,或胜腿顽痹,或时缓纵不随,或复百节挛急,或小腹不仁,此皆脚气状貌也,亦云风毒脚气之候也。其候难知,当须细意察之。不尔,必失其机要。一朝病成,难可以理,妇人亦尔。又有妇人产后,春夏取凉,多中此毒,宜深慎之。其热闷掣疭,惊悸心烦,呕吐气上,皆其候也。又,但觉脐下冷痹,愊愊然不快,兼小便淋漓,不同生平,即是脚气之候。顽弱名缓风,疼痛为湿痹。

论得之所由

凡四时之中,皆不得久立久坐湿冷之地,亦不得因酒醉汗出,脱衣靴袜,当风取凉,皆成脚气。若暑月久坐久立湿地者,则热湿之气蒸人经络,病发必热,四肢酸痛烦闷;若寒月久坐久立湿冷地者,则冷湿之气上入经络,病发则四体酷冷转筋;若当风取凉得之者,病发则皮肉顽痹,诸处瞤动,渐渐向头。凡常之日,忽然暴热,人皆不能忍得者,当于此时,必不得顿取于寒以快意也,卒有暴寒,复不得受之,皆生病也。世有勤功力学之士,一心注意于事,久坐行立于湿地,不时动转,冷风来击,入于经络,不觉成病。故风毒中人,或先中手足十指,因汗毛孔开,腠理疏通,风如急箭,或先中足心,或先中足跌,或先中膝已下腨胫表里者。若欲使人不成病者,初觉即灸所觉处二三十壮,因此即愈,不复发也。黄帝云:当风取凉,醉已入房,能成此疾。

论冷热不同

问曰:何故得者有冷有热? 答曰:足有三阴三阳,寒中三阳,所患必冷,暑中三阴,所患必热,故有表里冷热。冷热不同,热者治以冷药,冷者疗以热药,以意消息之。脾受阳毒即热顽,肾受阴湿即寒痹。

论因脚气续生诸病

虽患脚气,不妨乳石动发,皆须服压石药疗之。夫因患脚气续生诸病者,则以诸药对之。或小便不利,则以猪苓、茯苓及诸利小便药治之;大便极坚者,则以五柔麻仁丸等治之;遍体肿满,成水病者,则取治水方中诸治水之药治之。余皆仿此,更无拘忌。

论须疗缓急

凡小觉病候有异,即须大怖畏,决意急治之。勿缓,气上入腹,或肿或不肿,胸胁逆满,气上肩息,急者死不旋踵,宽者数日必死,不可不急也。但看心下急,气喘不停,或白汗数出,或乍寒乍热,其脉促短而数,呕吐不止者,皆死。

论虚实可服药不可服药

凡脚气之疾,皆由气实而死,终无一人以服药致虚而殂。故脚气之人,皆不得大补,亦不可大泻,终不得畏虚,故预止汤不服也,如此者皆死不治也。

论看病问疾人

世间大有病人亲朋故旧交游来问疾,其人曾不经一事,未读一方,自骋了了,诈作明能,谈说异端。或言是虚,或道是实,或云是风,或云是蛊,或道是水,或云是痰,纷纭谬说,种种不同。破坏病人心意,不知孰是,迁延未定,时不待人,欻然致祸,各自散走。是故大须好人及好名医,识病深浅,探赜方书,博览古今,是事明解者看病,不尔大误人事。窃悲其如此者众,故一一显析,具述病之由状,令来世病者读之,以自防备也。但有一状相应,则须依方急治,勿取外人言议,自贻忧悔。但详方意,人死不难,莫信他言,以自误也。余尝为人撰门冬煎,此方治脚气大有验,病者须用之。

论脉候法

凡脚气,虽复诊候多途,而三部之脉,要须不违四时者为吉,其逆四时者勿治。余如《脉经》所说,此中不复具载。其人本黑瘦者易治,肥大肉厚赤白者难愈。黑人耐风湿,赤白不耐风,瘦人肉硬,肥人肉软,肉软则受疾至深,难愈也。

论肿不肿

凡人久患脚气,不自知,别于后因有他疾发动,治之得瘥,后直患呕吐而复脚弱。余为诊之,乃告为脚气。病者曰:某平生不患脚肿,何因名为脚气? 不肯服汤。余医以为石发,狐疑之间,不过一旬而死。故脚气不得一向以肿为候,亦有肿者,有不肿者。其以小腹顽痹不仁者,脚多不肿。小腹顽后不过三五日即令人呕吐者,名脚气入心,如此者死在旦夕。凡患脚气,到心难治,以其肾水克心火故也。

论须慎不慎

凡脚气之病,极须慎房室、羊肉、牛肉、鱼、蒜、蕺菜、菘菜、蔓菁、瓠子、酒、面、酥油、乳糜、猪鸡、鹅鸭。有方用鲤鱼头,此等并切禁,不得犯之,并忌大怒。惟得食粳粱粟米、酱豉葱韭、蓼椒姜橘皮。又不得食诸生果子酸醋之食,犯者皆不可瘥。又大宜生牛乳、生栗子。

论善能治者几日可瘥

凡脚气病,枉死者众。略而言之有三种:一觉之伤晚,二骄狠恣傲,三狐疑不决。此三种,正当枉死之也。故世间诚无良医,虽有良医,而病人有生灵堪受入者,更复鲜少。故虽有骐骥而不遇伯乐,虽有尼父而人莫之师,其为枉横亦犹此也。今有病者有受人性,依法使余治之,不过十日,可得永瘥矣。若无受人性者,亦不须为治,纵令治之,恐无瘥日也。非但脚气,诸病皆然。良药善言,触目可致,不可使人必服。法为信者施,不为疑者说。

论灸法

凡脚气,初得脚弱,使速灸之,并服竹沥汤,灸讫,可服八风散,无不瘥者,惟急速治之。若人但灸而不能服散,服散而不灸,如此者半瘥半死。虽得瘥者,或至一二年复更发动。觉得便依此法速灸之及服散者,治十十愈。此病轻者,登时虽不即恶,治之不当,根源不除,久久期于杀人,不可不精以为意。

初灸风市,次灸伏兔,次灸犊鼻,次灸膝两眼,次灸三里,次灸上廉,次灸下廉,次灸绝骨。

凡灸八处。第一风市穴,可令病人起,正身平立,垂两臂直下,舒十指掩着两髀便点,当手中央指头髀大筋上是。灸之百壮,多亦任人。轻者不可减百壮,重者乃至一处五六百壮,勿令顿灸,三报之,佳。第二伏兔穴,令病人累夫端坐,以病人手夫掩横膝上,夫下傍与曲膝头齐上傍侧夫际当中央是。灸百壮,亦可五十壮。第三犊鼻穴,在膝头盖骨上际,外骨边平处,以手按之得节解则是。一云在膝头下近外三骨箕踵中,动脚,以手按之得窟解是。灸之五十壮,可至百壮。第四膝眼穴,在膝头骨下两傍陷者宛宛中是。第五三里穴,在膝头骨节下一夫,附胫骨外是。一云在膝头骨节下三寸。人长短大小,当以病人手夫度取。灸之百壮。第六上廉穴,在三里下一夫,亦附胫骨外是。灸之百壮。第七下廉穴,在上廉下一夫,一云附胫骨外是。灸之百壮。第八绝骨穴,在脚外踝上一夫,亦云四寸是。

凡此诸穴,灸不必一顿灸尽壮数,可日日报灸之,三日之中,灸令尽壮数为佳。凡病一脚则灸一脚,病两脚则灸两脚。凡脚弱病,皆多两脚。又一方云:如觉脚恶,便灸三里及绝骨各一处,两脚恶者,合四处灸之,多少随病轻重,大要虽轻不可减百壮,不瘥,速以次灸之,多多益佳。一说灸绝骨最要。人有患此脚弱,不即治,及入腹,腹肿大,上气,于是乃须大法灸,随诸腧及诸管关节腹背尽灸之,并服八风散,往往得瘥者。诸管腧节解法,并在别卷中。觉病入腹,若病人不堪痛,不能尽作大灸,但灸胸心腹诸穴及两脚诸穴,亦有得好瘥者。凡量一夫之法,覆手,并舒四指,对度四指上中节上横过为一夫。夫有两种,有三指为一夫者,此脚弱灸,以四指为一夫也,亦依支法存旧法。梁丘、犊鼻、三里、上廉、下廉、解溪、太冲、阳陵泉、绝骨、昆仑、阴陵泉、三阴交、足太阴、伏溜、然谷、涌泉、承山、束骨等凡一十八穴,旧法多灸。百会、风府、五脏六腑腧募,顷来灸者悉觉引气向上,所以不取其法。气不上者可用之。其要病已成恐不救者,悉须灸之。其足十趾去趾奇一分,两足凡八穴,曹氏名曰八冲,极下气有效。其足十趾端名曰气端,日灸三壮,并大神要。其八冲可日灸七壮,气下即止。病者非深相委悉,慎勿为人灸之,慎之慎之。凡灸八冲,须小作艾炷。

论服汤药色目

风毒之气,入人体中,脉有三品,内外证候相似,但脉有异耳。若脉浮大而缓,宜服续命汤两剂,应瘥;若风盛,宜作越婢汤,加白术四两;若脉浮大紧转快,宜作竹沥汤;若病人脉微而弱,宜服风引汤,此人脉多是因虚而得之;若大虚短气力乏,可其间作补汤,随病冷热而用之,若未愈,更服竹沥汤。若病人脉浮大而紧快,此是三品之中最恶脉也。或沉细而快者，此脉正与浮大而紧者同是恶脉。浮大者病在外，沉细者病在内，治亦不异，当消息以意耳。其形尚可，而手脚未容至弱，数日之中，气上即便命终。如此之脉，往往有人得之，无一存者。急服竹沥汤，日服一剂，切要汤势常令相及，勿令半日之中空无汤也。此汤竹汁多服之，若不极热，辄停在胸心，更为人患，每服当使极热。若服竹沥汤得下者，必佳也。若已服三剂竹沥汤，病及脉势未折而苦胀满，可以大鳖甲汤下之。汤势尽而不得下，可以丸药助汤令下，后更服竹沥汤，趣令脉势折，气息料理便停服。三十二物八风散佳。凡初得病，便摩野葛膏，日再，顽痹脚弱都愈乃止。若服竹沥汤，脉势折如未病时，气力转胜，脚故未能行，体力充足，然后渐微行步，病重者瘥后半年始能扶人行耳。既觉脉及体内瘥，但当勤服八风散，勿以脚未能行，轻加余治，余治未必全得益，更生诸恶，失此诸治也。猥人边亦勿行野葛膏。有人闻竹沥汤，云恐伤腰脚者，即勿与治。宜知此法，此皆人无受人性，不可与医故也。不为疑者说，此之谓也。竹沥汤有三首，轻者服前方，重者以次第服后方。此风毒乃相注易，病人宜将空缺服小金牙散，以少许涂鼻孔耳门。病困人及新亡人、喜易人、强健人宜将服之，亦以涂耳鼻，乃可临近亡人及视疾者，绛囊带一方寸匕，男左女右臂上。此散毒，服宜从少为始。金牙散方见别卷。病人惟宜饮赤小豆饮，冬服侧子金牙酒、续命汤治风毒。病初得似时行毒病而脉浮缓，终不变快，此不治，或数日而死，或十日而死，或得便不识人，或发黄，或发斑，或目赤，或下部穿烂者。此最急，得之即先服续命汤一剂，须服葛根汤、麻黄汤下之。若此不折，更与续命汤两三剂，必瘥。此病大急，常令汤势相接，不可使半日阙汤，即便杀人。续命汤方见别卷。

卷之二十三　风毒脚气方

汤液第二方三十八首　裹脚方附

第一竹沥汤　治两脚痹弱或转筋,皮肉不仁,腹胀起如肿,按之不陷,心中恶,不欲食,或患冷方。

竹沥五升　甘草　秦艽　葛根　黄芩　麻黄　防己　细辛桂心　干姜各一两　茯苓二两　防风　升麻各一两半　附子二枚杏仁五十枚

上十五味㕮咀,以水七升合竹沥煮取三升,分三服,取汗《千金翼方》无茯苓、杏仁,有白术一两。

第二大竹沥汤　治卒中风,口噤不能言,四肢缓纵,偏痹挛急,风经五脏,恍惚,恚怒无常,手足不随方。

竹沥一斗四升　独活　芍药　防风　茵芋　甘草　白术　葛根　细辛　黄芩　芎䓖各二两　桂心　防己　人参　石膏　麻黄各一两　生姜　茯苓各三两　乌头一枚

上十九味㕮咀,以竹沥煮取四升,分六服,先未汗者取汗。一状相当即服。

第三竹沥汤　治风毒入人五内,短气,心下烦热,手足烦疼,四肢不举,皮肉不仁,口噤不能语方。

竹沥一斗九升　防风　茯苓　秦艽各三两　当归　黄芩《千金翼》作芍药　人参　芎䓖《千金翼》作防己　细辛　桂心　甘草　升麻

《千金翼》作通草　麻黄　白术各二两　附子二枚　蜀椒一两　葛根五两　生姜八两

上十八味㕮咀，以竹沥煮取四升，分五服。初得病，即须摩膏，日再，痹定止《千金翼》无麻黄、蜀椒、生姜。

麻黄汤　治恶风毒气，脚弱无力，顽痹，四肢不仁，失音不能言，毒气冲心，有人病者，但一病相当即服，此第一服，次服第二第三第四方

麻黄一两　大枣二十枚　茯苓三两　杏仁三十枚　防风　白术　当归　升麻　芎䓖　芍药　黄芩　桂心　麦门冬　甘草各二两

上十四味㕮咀，以水九升、清酒二升合煮，取二升半，分四服，日三夜一。覆令小汗，粉之，莫令见风。

第二服独活汤方

独活四两　干地黄三两　生姜五两　葛根　桂心　甘草　麻黄　芍药各二两

上八味㕮咀，以水八升、清酒二升合煎，取二升半，分四服，日三夜一。脚弱，特忌食瓠子、蕺菜，犯之一世治不愈。

第三服兼补厚朴汤，并治诸气咳嗽，逆气呕吐方

厚朴　芎䓖　桂心　干地黄　芍药　当归　人参各二两　黄芪　甘草各三两　吴茱萸二升　半夏七两　生姜一斤

上十二味㕮咀，以水二斗煮猪蹄一具，取汁一斗二升，去上肥，内清酒三升，合煮取三升，分四服，相去如人行二十里久。

第四服风引独活汤，兼补方

独活四两　茯苓　甘草各三两　升麻一两半　人参　桂心　防风　芍药　当归　黄芪　干姜　附子各二两　大豆二升

上十三味㕮咀，以水九升、清酒三升合煮，取三升半，分四服，相去如人行二十里久，更进服。

防风汤　治脚痹，并治毒气上冲心胸，呕逆宿癖，积气疝气，一病相当即服之方

防风　麻黄　芎藭　人参　芍药　当归　茯苓　半夏　甘草　橘皮各一两　鳖甲　生姜　桂心各二两　杏仁一两半　赤小豆一升　贝子　乌梅各五枚　大枣二十枚　吴茱萸五合　犀角　羚羊角各半两　薤白十四枚

上二十二味㕮咀，以水一斗煮取三升，分三服，一日令尽。一方用水一斗二升，间食糜。一方半夏三两，随时用。

独活汤　治脚痹方。

独活四两　当归　防风　茯苓　芍药　黄芪　葛根　人参　甘草各二两　大豆一升　附子一枚　干姜三两

上十二味㕮咀，以水一斗、清酒二升合煮，取三升，分三服。

越婢汤　治风痹脚弱方。

麻黄六两　石膏半升　白术四两　大附子一枚　生姜三两　甘草二两　大枣十五枚

上七味㕮咀，以水七升先煮麻黄再沸，掠去沫，入诸药煮取三升，分三服。覆取汗。《胡洽方》只五味。若恶风者，加附子一枚；多痰水者，加白术四两。

治脚弱神验方

防己　蜀椒　细辛　桂心　麻黄　石膏　独活　防风　黄芩　茵芋　葛根　芎藭　芍药　甘草各一两　生姜　茯苓各三两　乌头二枚

上十七味㕮咀,以竹沥一斗煮取四升,分六服,令一日一夜服尽。其间可常作赤小豆饮。有人脚弱,先服常用竹沥汤四剂,未觉,增损作此方,后觉得力。又云:脉沉细快,风在内者,作此汤也。

风引汤 治两脚疼痹肿,或不仁拘急,不得行方。

麻黄 石膏 独活 茯苓各二两 吴茱萸 附子 秦艽 细辛 桂心 人参 防风 芎䓖 防己 甘草各一两 干姜一两半 白术三两 杏仁六十枚

上十七味㕮咀,以水一斗六升煮取三升,分三服。取汗佳。

大鳖甲汤 治脚弱风毒,挛痹气上,及伤寒恶风,温毒,山水瘴气,热毒,四肢痹弱方。

鳖甲二两 防风 麻黄 白术 石膏 知母 升麻 茯苓 橘皮 芎䓖 杏仁 人参 半夏 当归 芍药 萎蕤 甘草 麦门冬各一两 羚羊角六铢 大黄一两半 犀角 青木香 雄黄各半两 大枣一十枚 贝齿 乌头各七枚 生姜三两 薤白十四枚 麝香三铢 赤小豆三合 吴茱萸五合

上三十一味㕮咀,以水二斗煎取四升,分六服,相去十里久,得下止。一方用大黄半两,畏下,可止用六铢。一方用羚羊角半两,毒盛,可用十八铢《胡洽》有山茱萸半升,为三十二味。《千金翼》加知母、升麻、橘皮、芎䓖、人参、当归、萎蕤。

小鳖甲汤 治身体虚胀如微肿,胸心痞满,有气壮热,小腹厚重,两脚弱方。

鳖甲 黄芩 升麻 麻黄 羚羊角 桂心 杏仁各三两 前胡四两 乌梅二十枚 薤白三十枚

上十味㕮咀,以水一斗煮取二升七合,分三服。此常用,若体强壮,欲须利者,加大黄二两。

风缓汤 治脚弱,举体痹不仁,热毒气入藏,胸中满塞不通,食即呕吐方。

独活 麻黄 犀角各三两,一方用羚羊角 半夏一升 大枣 乌梅各二十枚 桂心 鳖甲 升麻 橘皮 枳实 甘草 吴茱萸 大黄各一两 生姜 石膏各六两 贝齿七枚

上十七味㕮咀,以水一斗四升煮取四升,分五服,日三夜二。不瘥,至三剂必瘥。

治脚气初发从足起,至膝胫骨肿疼者方

取蓖麻叶切捣,蒸,薄裹之,日二三易,即消。蓖麻子似牛蜱虫,故名蓖麻也。若冬月无蓖麻,取蒴藋根捣研,和酒糟三分,根一分,合蒸热,及热封裹肿上如前法,日二,即消。亦治不仁顽痹此方非汤,不当见此,然以前后三方俱出苏长史,更不分出。

若肿已入腹,至小腹胀,小便涩少者方

取乌特牛尿一升,一服,日二,取消乃止《千金翼》云:羸瘦人,二分尿一分牛乳合煮,乳浮结,乃服之。

若肿已消,仍有此候者,急服此汤方苏长史方,神验

麻黄 射干 人参 茯苓 防己 前胡 枳实各二两 半夏 犀角 羚羊角 青木香 橘皮 杏仁 升麻各一两 生姜五两 独活三两 吴茱萸一升

上十七味㕮咀,以水一斗一升煮取四升,分五服,相去二十里久,中间进少粥以助胃气。此汤两日服一剂,取病气退乃止,以意消息之。若热盛喘烦者,加石膏六两,生麦门冬一升,去吴茱萸;若心下坚,加鳖甲一两。

夫脚气之疾，先起岭南，稍来江东，得之无渐，或微觉疼痹，或两胫肿满，或行起涩弱，或上入腹不仁，或时冷热，小便秘涩，喘息，气冲喉，气急欲死，食呕不下，气上逆者，皆其候也，若觉此证，先与

犀角旋覆花汤方

犀角　旋覆花各二两　橘皮　茯苓　生姜各三两　大枣十一枚　香豉一升　紫苏茎叶一握

上八味㕮咀，以水八升煮取二升七合，分三服，相去十里久服之，以气下小便利为度。崔氏名小犀角汤。如其不下，服后大犀角汤。

大犀角汤　疗脚气毒冲心，变成水，身体遍肿，闷绝欲死方。

犀角　旋覆花　白术　桂心　防己　黄芩　生姜　橘皮　茯苓各二两　香豉一升　桑白皮　前胡各四两　紫苏茎叶一握　大枣十枚

上十四味㕮咀，以水九升煮取二升七合，分三服，相去十里久，取下气为度。若得气下，小便利，脚肿即消，能食。若服汤竟不下，气急不定，仍服后犀角麻黄汤。《崔氏》又以白前代白术，无防己、黄芩、桑白皮，名旋覆花汤。

犀角麻黄汤方

犀角　麻黄　防风　独活《崔氏》用茯苓　防己　芎䓖　白术　羚羊角《崔氏》用附子　当归　黄芩各二两　石膏四两　生姜　甘草　杏仁《崔氏》用细辛　桂心各三两

上十五味㕮咀，以水二斗煮麻黄，去沫，取汁八升，下药煎取三升，分三服，相去十里久。服讫，覆取汗。若不瘥，五日后更一剂，取汗同前。

茱萸汤　治脚气入腹，困闷欲死，腹胀方苏长史方。

吴茱萸六升　木瓜两颗,切

上二味，以水一斗三升煮取三升，分三服，相去如人行十里久进一服。或吐或汗或利，或大热闷，即瘥。此起死回生方。

小风引汤　治中风，腰脚疼痛弱者方胡洽名大风引汤。

独活　茯苓　人参各三两　防风　当归　甘草　干姜胡洽作桂心　石斛各二两，胡洽作黄芪　附子一枚　大豆二升

上十味㕮咀，以水九升、酒三升煮取三升，分四服，服别相去如人行十里久胡洽云：南方治脚弱与此，别用升麻一两，半夏、芍药各二两，合十三味。本只有十味，减当归、石斛，名小风引汤。《删繁方》无石斛，以疗肉极寒，肌肉变，舌痿，名曰恶风，腰痛脚弱。

四物附子汤　治风湿相搏，骨节烦疼，四肢拘急，不可屈伸，近之则痛，白汗出而短气，小便不利，恶风不欲去衣，或头面手足时时浮肿方。

附子二枚　桂心四两　白术三两　甘草二两

上四味㕮咀，以水六升煮取三升，分三服，微汗愈。大汗，烦者，一服五合；体肿者，加防己四两；悸气，小便不利，加茯苓三两。既有附子，今加生姜三两。

治脚弱风毒实及岭南瘴气，面肿，乍寒乍热似疟状，脚肿气上，心闷咳嗽，瘫缓顽痹方

麻仁　升麻　麻黄　射干　菖蒲　芒硝　甘草　大黄各半两　豉三合

上九味㕮咀，以水六升煮取二升半，内芒硝，又煎三沸，分三服，微利一二行，解毒热。有肿，滓薄之。凡觉气满，辄服一剂，佳《延年秘录》作芒硝半两外台同。

道人深师增损肾沥汤　治风虚劳损挟毒，脚弱疼痹或不随，下

焦虚冷,胸中微有客热,心虚惊悸,不得眠,食少,失气味,日夜数过心烦,迫不得卧,小便不利,又时复下。湘东王至江州,王在岭南,病悉如此,极困笃,余作此汤令服,即得力。病似此者,服无不瘥,随宜增损之方。

黄芪　甘草　芍药　麦门冬　人参　肉苁蓉　干地黄　赤石脂　茯神　地骨白皮　当归　远志　磁石　枳实　防风　龙骨各一两　桂心　芎䓖各二两　生姜四两　五味子三合　半夏一升　大枣三十枚　白羊肾一具

上二十三味㕮咀,以水二斗煮羊肾,取汁一斗二升,内诸药煮取四升,分为五服。不利下者,除龙骨、赤石脂;小便涩,以赤茯苓代茯神,加白术三两;多热,加黄芩一两;遗溺,加桑螵蛸二十枚《胡治方》无黄芪、苁蓉、赤石脂、地骨皮、磁石、枳实、防风、龙骨、半夏,有黄芩,为十五味。

石膏汤　治脚气风毒,热气上冲头面,面赤矜急,鼻塞去来,来时令人昏愦,心胸恍惚,或苦惊悸,身体战掉,手足缓纵或酸痹,头目眩重,眼反鼻辛,热气出口中,或患味甜,诸恶不可名状者方。

石膏　龙胆　升麻　芍药　贝齿　甘草　鳖甲　黄芩　羚羊角各一两　橘皮　当归各二两

上十一味㕮咀,以水八升煮取三升,分为三服。

半夏汤　治脚气上入腹,腹急,上冲胸,气急欲绝方。

半夏一升　桂心八两　干姜五两　甘草　人参　细辛　附子各二两　蜀椒二合

上八味㕮咀,以水一斗煮取三升,分为三服。初稍稍进,恐气冲上,格塞不得下,小小服,通人气耳。

乌头汤　治风冷脚痹,疼痛挛弱,不可屈伸方。

乌头　细辛　蜀椒各一两　甘草　秦艽　附子　桂心　芍药各二两　干姜　茯苓　防风　当归各三两　独活四两　大枣二十枚

上十四味㕮咀,以水一斗二升煮取四升,分五服。若热毒,多服益佳。

迮毒汤　治脚弱,风热上入心腹,烦闷欲绝方。

半夏　生姜各四两　黄芪　甘草　当归　人参　厚朴　独活　橘皮各一两　枳实　麻黄　干地黄　芍药各二两　桂心三两　贝子七枚　大枣二十枚

上十六味㕮咀,以水一斗二升煮取三升六合,分四服,日三夜一。

风缓汤　治脚弱,体痹不仁,毒气上入藏,胸中满塞不通,食辄吐,失味方。

独活　甘草　石膏各三两　羚羊角　犀角各半两　麻黄　防风　当归　升麻　橘皮　吴茱萸　桂心　半夏　鳖甲各二两　枳实一两　生姜六两　大枣二十枚　贝齿七枚　乌头二两,一作乌梅十枚

上十九味㕮咀,以水一斗四升煮取四升,一服一升。若有少虚热者,加干地黄二两。

紫苏子汤　治脚弱上气,昔宋湘东王在南州患脚气困笃,服此汤得力方。

紫苏子　半夏各一升　前胡　厚朴　甘草　当归各一两　橘皮三两　大枣二十枚　生姜一斤　桂心四两

上十味㕮咀,以水一斗三升煮取二升半,分为五服,日三夜二。

附子汤　治湿痹缓风,身体疼痛如欲折,肉如锥刺刀割方。

附子三枚　芍药　桂心　甘草　茯苓　人参各三两　白术四两

上七味㕮咀,以水八升煮取三升,分二服。

防风汤 治肢体虚风微瘛,发热,支节不随,恍惚狂言,来去无时,不自觉悟,南方支法存所用,多得力,温和不损人,为胜于续命、越婢、风引等汤,罗广州一门南州士人常用,亦治脚弱甚良方。

防风 麻黄 秦艽 独活 生姜 半夏各二两 当归 远志 甘草 防己 人参 黄芩 升麻 芍药各一两 石膏半两 麝香六铢

一方用白术一两。

上十六味㕮咀,以水一斗三升煮取四升,一服一升。初服,厚覆取微汗,亦当两三行下,其间相去如人行十里久,更服。有热,加大黄二两;先有冷心痛疾者,倍用当归,加桂心三两,不用大黄。

甘草汤 治脚弱,举身洪肿,胃反,食谷吐逆,胸中气结不安而寒热,下痢不止,小便难,服此汤即益,亦服女曲散利小便,肿消服大散,摩膏,有验方。

甘草 人参各一两 半夏一升 桂心 蜀椒各三两 小麦八合 大枣二十枚 生姜八两 吴茱萸二升

上九味㕮咀,以水一斗三升煮小麦,取一斗,去小麦,内诸药煮取三升,分为六服。女曲散见第十五卷第八篇中。

恒山甘草汤 若寒热日再三发,可服此方。

恒山三两 甘草一两半

上二味㕮咀,以水四升煮取一升半,分三服,相去五里久一服。

丹参牛膝煮散 治脚痹弱,气满,身微肿方。

丹参 牛膝 桑白皮 杏仁 升麻 茯苓 猪苓各四两 犀角 黄芩 橘皮 防己 白前 泽泻 桂心 秦艽各三两 生姜

李根白皮_{各二两}　大麻仁_{一升}

上十八味捣,粗筛,以水一升半内散方寸匕,煮取七合,轻绢滤去滓,顿服,日再。夏月热,不得服丸散,此煮散顷年常用,大验。

治腰髂不随,两脚挛肿方

蜀椒四升,以水四斗煮取二斗半,瓮盛,下着火暖之,悬板为桥,去汤二寸许,以脚踏板,拄脚坐,以绵絮密塞,勿令泄气,若疲即出,入被,以粉摩之,一食久更入瓮。常令瓮下火不绝,勿使汤冷。如此消息,不过七日得伸展,并肿亦消。

卷之二十四　风毒脚气方

诸散第三方

例曰:大法春秋宜服散。

八风散　治风虚,面青黑土色,不见日月光,脚气痹弱,准经面青黑主肾,不见日月光主肝,宜补肾治肝方。

菊花三两　石斛　天雄各一两半　人参　附子　甘草各一两六铢　钟乳　薯蓣　续断　黄芪　泽泻　麦门冬　远志　细辛　龙胆　秦艽　石韦　菟丝子　牛膝　菖蒲　杜仲　茯苓　干地黄　柏子仁　蛇床子　防风　白术　干姜　草薢　山茱萸各一两　五味子　乌头各半两　苁蓉二两

上三十三味治下筛,酒服方寸匕,日三服。不效,加至二匕。

大八风散　治诸缓风湿痹,脚弱方。

巴戟天　黄芪　桂心　细辛　天雄　草薢　苁蓉　牡荆子　薯蓣　菊花　萎蕤　山茱萸　秦艽　黄芩　石斛　白术　礜石一作矾石　厚朴　龙胆　人参　蜀椒各半两　附子　五味子各十八铢　菖蒲　茯苓　牛膝《千金翼》作干姜　乌喙　远志各一两　桔梗三十铢　芎劳　白蔹　芍药各六铢

上三十二味治下筛,酒服半寸匕,日三。未验,稍增令微觉《胡洽》无桔梗。

　内补石斛秦艽散　治风虚脚弱,手足拘挛,疼痹不能行。脚跌肿上膝,小腹坚如绳约,气息常如忧患,不能食饮者,皆由五劳七伤,肾气不足,受风湿故也,悉主之方。

石斛　附子　天雄　桂心　独活　天门冬各一两　秦艽　乌头　人参　干姜　当归　防风　杜仲各三十铢　山茱萸　莽草　桔梗　细辛　麻黄　前胡　五味子各十八铢　蜀椒　白芷　白术各半两

上二十三味治下筛,酒服方寸匕,日再服。不知,稍增至二匕。虚人,三建皆炮,实人亦可生用。风气者,本因肾虚,既得病后,毒气外满,则灸泄其气,内满则药验之,当其救急,理必如此。至于风消退,四肢虚弱,余毒未除,不可便止,宜服此散,推陈致新,极为良妙。此既人情可解,无可疑焉。三建皆炮者,天雄、附子、乌头若虚人干姜亦宜炮。

秦艽散　治风无久新,卒得不知人,四肢不仁,一身尽痛,偏枯不随,不能屈伸,洒洒寒热,头目眩倒,或口面㖞僻方。

秦艽　干姜　桔梗　附子各一两　天雄　当归　天门冬　人参　白术　蜀椒各三十铢　乌头　细辛各十八铢　甘草　白芷　山茱萸　麻黄　前胡　防风　五味子各半两

上十九味治下筛,酒服方寸匕,日三。若老人,少服之。《胡洽》无天门冬、前胡,有莽草、桂心、防己、草薢、白蔹、黄芪,为二十三味。

单服松脂,治一切风及大风,脚弱风痹方,薰陆法亦同。

松脂三十斤,以棕皮袋盛,系头,铛底布竹木,置袋于上,以石三五颗压之,下水于铛中令满,煮之,膏浮出得尽以后量,更二十沸,接置于冷水中,易袋洗锅更煮,如此九遍,药成,捣筛为散,以粗罗下之,用酒服一方寸匕,日二。初和药以冷酒,药入腹后饮热酒行药,以知为度。如觉热即减,不减,令人大小便秘涩。若涩,宜食葱羹,仍自不通,宜服生地黄汁,微取泄利。除忌大麻子以外,无所禁。若欲断米,加茯苓与松脂等分,蜜和为丸。但食淡面馎饦,日两度食,一食一小碗,勿多食也。作馎饦法:硬和面,熟挼,煮五十沸,漉出,冷水淘,更置汤中煮十余沸,然后漉出,食之。服松脂三十日后,即觉有验,两脚似有水流下是效。如恐秘涩,和一斤松脂、茯苓,与枣栗许大酥,即不涩。服经一百日后,脚气当愈。《仙经》曰:服松脂一年,增寿一年,服二年,增寿二年,及服之十年,则增寿十年。

淮南八公石斛万病散 治风湿疼,腰脚不随方。

防风 茯苓 菊花 细辛 蜀椒 干姜 云母 苁蓉 人参 干地黄 附子 石斛 杜仲 远志 菟丝子 天雄 萆薢 桂心 牛膝 蛇床子 白术 薯蓣 巴戟 菖蒲 续断 山茱萸各一两 五味子半两

上二十七味治下筛,酒服方寸匕,日再。

茱萸散 治冷风脚跛偏枯,半身不随,昼夜呻吟,医所不治。

吴茱萸 干姜 白蔹 牡荆《千金翼》作牡桂 附子 天雄 狗脊 干漆 薯蓣 秦艽 防风各半两

上十一味治下筛,先食服方寸匕,日三。药入,肌肤中淫淫然,三日知,一月瘥。

酒醴第四例 方

例曰:凡合酒,皆薄切药,以绢袋盛药,内酒中,密封头,春夏四五日,秋冬七八日,皆以味足为度。去滓,服酒尽后,其滓捣,酒服方寸匕,日三。大法冬宜服酒,至立春宜停。

石斛酒 治风虚气满,脚疼痹挛,弱不能行方。

石斛 丹参 五加皮各五两 侧子 秦艽 杜仲 山茱萸

牛膝_{各四两}　桂心　干姜　羌活　芎藭　橘皮　黄芪　白前　蜀椒　茵芋　当归_{各三两}　薏苡仁_{一升}　防风_{二两}　钟乳_{八两,捣碎,别绢袋盛,系大药袋内}

上二十一味㕮咀,以清酒四斗渍三日,初服三合,日再,稍稍加,以知为度。

乌麻酒方　乌麻五升微熬,捣碎,以酒一斗渍一宿,随所能饮之,尽更作,甚良。

钟乳酒　治风虚劳损,脚疼冷痹,羸瘦挛弱,不能行方。

钟乳_{八两}　丹参_{六两}　石斛　杜仲　天门冬_{各五两}　牛膝　防风　黄芪　芎藭　当归_{各四两}　附子　桂心　秦艽　干姜_{各三两}　山茱萸　薏苡仁_{各一升}

上十六味㕮咀,以清酒三斗渍之三日,初服三合,日再,后稍加之,以知为度。

枸杞菖蒲酒　治缓急风,四肢不随,行步不正,口急,及四体不得屈伸方。

菖蒲_{五斤}　枸杞根_{一百斤}

上二味细剉,以水四石煮取一石六斗,去滓,酿二斛米酒,熟,稍稍饮之。

虎骨酒　治骨髓疼痛,风经五脏方。

虎骨一具,炭火炙令黄色,槌刮取净,捣碎得数升,清酒六斗浸五宿,随性多少稍饮之。《易》云:虎啸风生,龙吟云起。此亦有情与无情相感,治风之效,故亦无疑。

蓼酒　治胃脘冷,不能饮食,耳目不聪明,四肢有气,久卧脚冷,服此酒十日后,目既精明,体又充壮方。

八月三日取蓼,曝燥,把之如五升大六十把,水六石煮取一石,去滓,以酿酒如常法,随多少饮之。已用讫,效甚速。

小黄芪酒 大治风虚痰癖,四肢偏枯,两脚弱,手不能上头。或小腹缩痛,胁下挛急,心下有伏水,胁下有积饮,夜喜梦,悲愁不乐,恍惚善忘,此由风虚,五脏受邪所致,或久坐腰痛,耳聋,卒起眼眩头重,或举体流肿疼痹,饮食恶冷,涩涩恶寒,胸中痰满,心下寒疝,药皆主之,及妇人产后余疾,风虚积冷不除者方。

黄芪 附子 蜀椒 防风 牛膝 细辛 桂心 独活 白术 芎䓖 甘草各三两 秦艽 乌头《集验》用薯蓣,三两 大黄 葛根 干姜 山茱萸各二两 当归二两半

上十八味㕮咀,少壮人无所熬练,虚老人微熬之,以绢袋中盛,清酒二斗渍之,春夏五日,秋冬七日,可先食服一合,不知,可至四五合,日三服。此药攻痹甚佳,亦不令人吐闷。小热,宜冷饮食。太虚,加苁蓉二两;下利,加女萎三两;多忘,加石斛、菖蒲、紫石各二两;心下多水者,加茯苓、人参各二两,薯蓣三两。酒尽,可更以酒二斗重渍滓,服之。不尔,可曝滓捣,下酒服方寸匕,不知,稍增之。服一剂得力,令人耐寒冷,补虚,治诸风冷,神良。

黄芪酒 治风虚脚疼,痿弱气闷,不自收摄,兼补方。

黄芪 乌头 附子 干姜 秦艽 蜀椒 芎䓖 独活 白术 牛膝 苁蓉 细辛 甘草各三两 葛根 当归 菖蒲各二两半 山茱萸 桂心 钟乳 柏子仁 天雄 石斛 防风各二两 大黄 石南各一两

上二十五味㕮咀,无所熬练,清酒三斗渍之,先食服一合,不知,可至五合,日三。以攻痹为佳。大虚加苁蓉,下痢加女萎,多忘

加菖蒲,各三两。《胡洽》有泽泻三两,茯苓二两,人参、茵芋、半夏、栝蒌、芍药各一两,无秦艽、芎劳、牛膝、苁蓉、甘草、葛根、当归、菖蒲、钟乳、大黄,为二十二味,名大黄芪酒。

茵芋酒　治大风,头眩重,目督无所见,或仆地气绝,半日乃苏,口喝噤不开,半身偏死,拘急痹痛,不能动摇,历节肿痛,骨中酸疼,手不得上头,足不得屈伸,不能蹑履,行欲倾跛,皮中动淫淫如有虫啄,轸痒,搔之生疮,甚者狂走,有此诸病,药皆主之方。

茵芋　乌头　石南　防风　蜀椒　女萎　附子　细辛　独活
卷柏　桂心　天雄　秦艽　防己各一两　踯躅二两

上十五味咬咀,少壮人无所熬练,虚老人薄熬之,清酒二斗渍之,冬七日,夏三日,春秋五日,初服一合,不知,加至二合,宁从少起,日再,以微痹为度。《胡洽》无蜀椒独活卷柏,为十二味。

大金牙酒　治瘴疠毒气中人,风冷湿痹,口喝面戾,半身不遂,手足拘挛,历节肿痛,甚者小腹不仁,名曰脚气,无所不治方。

金牙一斤　侧子　附子　天雄　人参　苁蓉　茯苓　当归
防风　黄芪　薯蓣　细辛　桂心　草薢　蒌蕤　白芷　桔梗　黄芩　远志　牡荆子　芎劳　地骨皮　五加皮　杜仲　厚朴　枳实
白术各三两　牛膝　丹参各三两　独活半斤　茵芋　石南　狗脊各二两　磁石十两　薏苡仁　麦门冬各一升　生石斛八两　萆薢四两
生地黄切,二升

上三十九味咬咀,以酒八斗渍七日,温服一合,日四五,夜一。石药细研,别绢袋盛,共药同渍。药力和善,主治极多,凡是风虚,四体小觉有风疴者,皆须将服之,无所不治也。服者一依方修合,不得辄信人大言,浪有加减。

钟乳酒　治虚损,通顺血脉,极补下气方。

钟乳　石斛　苁蓉各五两　附子　甘菊各二两

上五味㕮咀,以清酒三斗渍,服二合,日再,稍增至一升。

秦艽酒　治四肢风,手臂不收,髀脚疼弱,或有拘急,挛缩屈指,偏枯痿躄,痟小不仁,顽痹者,悉主之方。

秦艽　天门冬　五加皮　牛膝　附子　桂心各三两　巴戟天
杜仲　石南　细辛各二两　独活五两　薏苡仁一两

上十二味㕮咀,以酒二斗渍之得气味,可服三合,渐加至五六合,日三夜一。

术膏酒　治脚弱风虚,五劳七伤,万病皆主之方。

生白术净洗一石五斗捣取汁三斗,煎取半

湿荆二十五束,束别三尺围,各长二尺五寸,径头二寸烧取沥三斗,煎取半

青竹三十束,束别三尺围,各长二尺五寸,径一寸烧取沥三斗,煎取半

生地黄根五大斗,粗大者捣取汁三斗,煎取半

生五加根三十六斤,净洗讫,到于大釜内,以水四石煎之,去滓澄清,取汁七斗,以铜器中盛,大釜内水上煎之,取汁三斗五升,其煎诸药法一准五加例

上件白术等五种药总计得汁九斗五升。好糯米一石五斗,上小麦曲八斤,曝干为末,以药汁六斗浸曲五日,待曲起,第一投净淘米七斗,令得三十遍,下米置净席上,以生布拭之,勿令不净,然后炊之,下馈,以余药汁浸馈,调强弱更蒸之,待馈上痳生,然后下于席上,调强弱冷热,如常酿酒法酘之瓮中,密盖头,三日后第二投,更淘米四斗,一如前法投之,三日后即加药如下:

桂心　甘草　白芷　细辛　防风　当归　麻黄　芎䓖各六两

附子五两　牛膝九两　干姜　五加皮各一斤

上十一味㕮咀讫,第三投以米四斗净淘如前法,还以余汁浇馈,重蒸,待上痧生,下置席上,调冷热如常酿法,和上件药投之,三日外然后尝甘苦得中,讫,密封头二七日,乃压取清酒,一服四合,日再服,细细加,以知为度。温酒不得过热。慎生冷、醋、滑、猪、鲤鱼、蒜、牛肉等。

松叶酒　主脚弱,十二风痹,不能行,服更生散数剂,及众治不得力,服此一剂,便能远行,不过两剂方。

松叶六十斤,㕮咀,以水四石煮取四斗九升,以酿五斗米如常法,别煮松叶汁,以渍米并馈饭,泥酿封头,七日发,澄饮之,取醉。得此力者甚众,神妙。

治脚气方。

好豉三斗,蒸一石米下,曝干,如是三上,以酒五斗渍七日,去滓饮,惟醉为佳。酒尽,更以二斗半渍之,饮之如初。

侧子酒　治风湿痹不仁,脚弱不能行方。

侧子　牛膝　丹参　山茱萸　蒳藘根　杜仲　石斛各四两防风　干姜　蜀椒　细辛　独活　秦艽　桂心　芎䓖　当归　白术　茵芋各三两　五加皮五两　薏苡仁二升

上二十味㕮咀,绢袋盛,清酒四斗渍六宿,初服三合,稍加,以知为度。患目昏头眩者弥精。

膏第五例　方

例曰:凡作膏,常以破除日,无令丧孝、污秽、产妇、下贱人、鸡、犬、禽、兽见之。病在外,火炙摩之;在内,温酒服如枣核许。

神明白膏 治百病,中风恶气,及头面诸病,青盲风目,烂眦管翳,耳聋,鼻塞,龋齿,齿根挺痛,及痈、痔疮、癣疥等方。

吴茱萸 蜀椒 芎䓖 白术 前胡崔氏作白前 白芷各一升 附子三十枚 桂心 当归 细辛各二两

上十味㕮咀,淳苦酒于铜器中淹浸诸药一宿,以成煎猪膏十斤,炭火上煎三沸,三上三下,白芷色黄为候。病在腹内,温酒服如弹丸一枚,日三;目痛,取如黍米内两眦中,以目向风,无风可以扇扇之;诸疮痔、龋齿、耳鼻百病主之,皆以膏傅;病在皮肤,炙手摩病上,日三。《肘后》九味,无桂心。

卫侯青膏 治百病久风,头眩鼻塞,清涕泪出,霍乱吐逆,伤寒咽痛,脊背头项强,偏枯拘挛,或缓或急,或心腹久寒,积聚疼痛,咳逆上气,往来寒热,鼠漏瘰疬,历历疼肿,关节尽痛,男子七伤,胪胀腹满,嬴瘦,不能饮食,妇人生产余疾诸病,瘑疥恶疮,痈肿阴蚀,黄疸发背,马鞍牛领疮肿方。

当归 栝楼根 干地黄 甘草 蜀椒各六两 半夏七合 桂心 芎䓖 细辛 附子各四两 黄芩 桔梗 天雄 藜芦 皂荚各一两半 厚朴 乌头 莽草 干姜 人参 黄连 寄生 续断 戎盐各三两 黄野葛二分 生竹茹六升 巴豆二十枚 石南 杏仁各一两 猪脂三斗 苦酒一斗六升

上三十一味㕮咀,诸药以苦酒渍一宿,以猪脂微火上煎之,三下三上,膏成,病在内,以酒服如半枣,以外摩之,日三。

神明青膏 治鼻中干,灌之并摩服方。

蜀椒五合 皂荚 黄芩 石南 黄连 雄黄 桂心 藜芦各三铢 白术 芎䓖 大黄 泽泻各七铢 乌头 莽草 续断 人参

各五铢　半夏　当归各十二铢　干地黄十一铢　萎蕤　细辛各十铢

附子　桔梗各二铢　干姜六铢　戎盐杏子大一枚

上二十五味㕮咀，以苦酒一斗渍之，羊髓一斤，为东南三隅灶，内诸药，炊以苇薪，作三聚新好土，药沸即下，置土聚上，三沸三下讫，药成，以新布绞去滓，病在外，火炙摩之，在内，温酒服如枣核，日三，后稍益，以知为度。

太傅白膏　治百病伤寒，咽喉不利，头项强痛，腰脊两脚疼，有风痹湿肿，难屈伸，不能行步，若风头眩，鼻塞，有附息肉，生疮，身体隐轸风搔，鼠漏瘰疬，诸疽恶疮，马鞍牛领肿疮，及久寒结坚在心，腹痛胸痹，烦满，不得眠，饮食咳逆上气，往来寒热，妇人产后余疾，耳目鼻口诸疾，悉主之，亦曰太一神效膏方。

蜀椒一升　升麻切，一升　附子三两　巴豆　芎劳各三十铢　杏仁五合　狸骨　细辛各一两半　白芷半两　甘草二两　白术六两

一方用当归三两。

上十二味㕮咀，苦酒淹渍一宿，以猪脂四斤微火煎之，先削附子一枚，以绳系着膏中，候色黄膏成，去滓。伤寒，心腹积聚，诸风肿疾，颈项腰脊强，偏枯不仁，皆摩之，日一；痈肿恶疮，鼠瘘瘰疬，炙手摩之；耳聋，取如大豆灌之；目痛泪出，缥白翳如珠当瞳子，视无所见，取如稷米傅白上，令其人自以手掩之，须臾即愈，便以水洗，视如平复，且勿当风，三十日后乃可行；鼻中痛，取如大豆内鼻中，并以摩之；龋齿痛，以绵裹如大豆着痛齿上，咋之；中风，面目鼻口㖞僻，以摩之；若晨夜行，辟霜雾，眉睫落，数数以铁浆洗，用膏摩之。

曲鱼膏　治风湿疼痹，四肢弹弱，偏跛不仁，并痈肿恶疮方。

大黄　黄芩　莽草　巴豆　野葛　牡丹　踯躅　芫花　蜀椒

皂荚　藜芦　附子各一两

上十二味㕮咀,以苦酒渍药一宿,以成煎猪膏三斤微火煎,三沸一下,别内白芷一斤,三上三下,白芷色黄药成,去滓,微火炙手摩病上,日三。

野葛膏　治恶风毒肿,疼痹不仁,瘰疬恶疮,痈疽肿胫,脚弱偏枯,百病方。

野葛　犀角　蛇衔　莽草《外台》作茵芋　乌头　桔梗　升麻　防风　蜀椒　干姜　鳖甲　雄黄　巴豆各一两　丹参三两　踯躅花一升

上十五味㕮咀,以苦酒四升渍之一宿,以成煎猪膏五斤微火煎,三上三下,药色小黄,去滓,以摩病上。此方不可施之猥人,慎之。《胡洽》无丹参、踯躅,有细辛。又《苏恭》以白芷、防己、吴茱萸、附子、当归代巴豆、雄黄、蛇衔、防风、鳖甲。

苍梧道士陈元膏　治一切风湿,骨肉疼痹方。

当归　细辛　芎䓖各一两　桂心五寸　天雄三十枚　生地黄三斤　白芷一两半　丹砂二两　干姜十累　乌头三两　松脂八两　猪肪十斤

上十二味㕮咀,以地黄汁渍药一宿,煎猪肪,去滓,内药煎十五沸,去滓,内丹砂末,熟搅,用火炙手,摩病上,日千遍,瘥。《胡洽》有人参、防风各三两,附子三十枚,雄黄二两,为十五味。《肘后》《千金翼》有附子二十二铢,雄黄二两半,大醋三升,为十五味。《崔氏》与《千金翼》同。

裴公八毒膏　主卒中风毒,腹中绞刺痛,飞尸入脏,及魇寐不寤,尸厥,奄忽不知人,宿食不消,温酒服如枣核大,得下止;若毒气甚,咽喉闭塞不能咽者,折齿,内葱叶口中,以膏灌葱叶令下;病肿者,向火摩肿上;若岁中多温,欲省病及行雾露中,酒服之,内鼻中亦得方。

蜀椒　当归　雄黄　丹砂各二两　乌头　巴豆各一升　薤白一
斤　莽草四两

上八味㕮咀,苦酒三升渍一宿,用猪脂五斤,东向灶,苇薪火煎
之,五上五下,候薤白黄色,绞去滓,研雄黄、丹砂如粉,内之,搅至
凝乃止,膏成,盛不津器中。诸蜈蚣蛇蜂等毒者,以膏置疮上。病
在外,悉傅之摩之。以破除日合。一方用礜石一两,蜈蚣二枚,是
名八毒膏。《肘后》不用巴豆、莽草,名五毒膏。

卷之二十五　治诸风方

论杂风状第一

岐伯曰：中风大法有四：一曰偏枯，二曰风痱，三曰风懿，四曰风痹。夫诸急卒病多是风，初得轻微，人所不悟，宜速与续命汤，依腧穴灸之。夫风者百病之长，岐伯所言四者，说其最重也。

偏枯者，半身不遂，肌肉偏不用而痛，言不变，智不乱，病在分腠之间，温卧取汗，益其不足，损其有余，乃可复也。《甲乙经》云：温卧取汗，则巨取之。

风痱者，身无痛，四肢不收，智乱不甚，言微可知则可治，甚则不能言，不可治。

风懿者，奄忽不知人，咽中塞窒窒然《巢源》作噫噫然有声，舌强不能言，病在脏腑，先入阴后入阳，治之先补于阴，后泻于阳，发其汗，身转软者生，汗不出，身直者，七日死。《巢源》作眼下及鼻人中左右白者可治，一黑一赤吐沫者不可治。

风痹、湿痹、周痹、筋痹、肌痹、皮痹、骨痹、胞痹，各有证候，形如风状，得脉别也。脉微涩，其证身体不仁。

凡风，多从背五脏腧入，诸脏受病，肺病最急，肺主气息，又冒诸脏故也。肺中风者，其人偃卧而胸满短气，冒闷汗出者，肺风之证也。视目下鼻上两边下行至口，色白者尚可治，急灸肺腧百壮，服续命汤，小儿减之；若色黄者，此为肺已伤，化为血矣，不可复治，其人当妄言,掇空指地,或自拈衣寻缝,如此数日死。若为急风邪所中,便迷漠恍惚,狂言妄语,或少气惵惵,不能复言,若不求师即治,宿昔而死。即觉,便灸肺腧及膈腧、肝腧数十壮,急服续命汤,可救也。若涎唾出不收者,既灸,当并与汤也。诸阳受风,亦恍惚妄语,与肺病相似,然着缓,可经久而死。

肝中风者,其人但踞坐,不得低头,绕两目连额上,色微有青者,肝风之证也。若唇色青、面黄,尚可治,急灸肝腧百壮,服续命汤;若大青黑,面一黄一白者,此为肝已伤,不可复治,数日而死。

心中风者,其人但得偃卧,不得倾侧,闷乱冒绝,汗出者,心风之证也。若唇正赤,尚可治,急灸心腧百壮,服续命汤;若唇或青、或白、或黄、或黑者,此为心已坏,为水,面目亭亭,时悚动者,不可复治,五六日死。一云旬日死。

脾中风者,其人但踞坐而腹满。身通黄,吐咸汁出者,尚可治,急灸脾腧百壮,服续命汤;若目下青,手足青者,不可复治。

肾中风者,其人踞坐而腰痛。视胁左右未有黄色如饼粢大者,尚可治,急灸肾腧百壮,服续命汤;若齿黄赤,鬓发直,面土色者,不可复治。

大肠中风者,卧而肠鸣不止,灸大肠腧百壮,可服续命汤。贼风邪气所中则伤于阳,阳外先受之,客于皮肤,传入于孙脉,孙脉满则入传于络脉,络脉满则输于大经中,成病。归于六腑则为热,不时卧止,为啼哭,其脉坚大为实,实有外坚充满,不可按之,按之则痛也。经络诸脉傍支去者,皆为孙脉也。

凡风之伤人,或为寒中,或为热中,或为疠风,或为偏枯,或为贼风。故以春甲乙伤于风者为肝风,以夏丙丁伤于风者为心风,以四季戊己伤于风者为脾风,以秋庚辛伤于风者为肺风,以冬壬癸伤于风者为肾风。风中五脏六腑之腧,亦为脏腑之风,各入其门户,所中则为偏风;风气循风府而上,则为脑风;风入头,则为目风眼寒;饮酒中风,则为酒风;入房汗出中风,则为内风;新沐中风,则为首风;久风入房中风,则为肠风;外在腠理,则为泄风。故曰:风者,百病之长也,至其变化,乃为他病,无常方焉。是知风者善行而数变,在人肌肤中,内不得泄,外不得散,因人动静,乃变其性。有风遇寒则食不下,遇热则肌肉消而寒热;有风遇阳盛则不得汗,遇阴盛则汗自出。肥人有风,肌肉厚则难泄,喜为热中目黄;瘦人有风,肌肉薄则常外汗,身中寒,目泪出。有风遇于虚,腠理开则外出,凄凄然如寒状,觉身中有水淋状,时如竹管吹处,此是其证也;有风遇于实,腠理闭则内伏,令人热闷,是其证也。

新食竟取风为胃风,其状恶风,颈多汗,膈下塞不通,食饮不下,胀满,形瘦腹大失衣则愤满,食寒即洞泄;新热食竟入水自渍及浴者,令人大腹,为水病;

因醉取风为漏风,其状恶风,多汗少气,口干喜渴,近衣则身如火烧,临食则汗流如雨,骨节懈惰,不欲自劳;

新沐浴竟取风为首风,其状恶风而汗多头痛;

新房室竟取风为内风,其状恶风,汗流沾衣。劳风之为病,法在肺下,使人强上而目脱,唾出若涕,恶风而振寒,候之三日及五日中不精明者是也,七八日微有青黄脓涕如弹丸大,从口鼻出为善,若不出则伤肺。

风邪客于肌肤,虚痒成风疹瘙疮;风邪入深,寒热相搏则肉枯;邪客半身入深,真气去则偏枯;邪客关机中,即挛,筋中亦然。邪淫于脏,梦脏大形小;淫于腑,梦脏小形大。邪随目系入脑,则目转眩;邪中睛,则散视见两物。风邪入脏,寒气客于中,不能发则瘖痖,喉痹舌缓。不时服药针灸,风逐脉流入脏,使人卒瘖缓纵,噤痉致死。风入阳经则狂,入阴经则癫。阳邪入阴,病则静;阴邪入阳,病则怒。

若因热食汗浴,通腠理得开,其风自出,则觉肉中如针刺,步行运力欲汗,亦如此也。

凡觉肌肉中如刺,皆由腠理闭,邪气闭在肌中,因欲出也,宜解肌汤则善。

夫目瞤动,口唇动,偏喝,皆风入脉,故须急服小续命汤,将八风散,摩神明白膏、丹参膏,依经针灸之。

诸痹由风寒湿三气并客于分肉之间,迫切而为沫,得寒则聚,聚则分排肉,肉裂则痛,痛则神归之,神归之则热,热则痛解,痛解则厥,厥则他痹发,发则如是。此内不在脏,而外未发于皮肤,居分肉之间,真气不能周,故为痹也。其风最多者,不仁则肿,为行痹,走无常处;其寒多者则为痛痹;其湿多者则为着痹;冷汗濡,但随血脉上下,不能左右去者,则为周痹也;痹在肌中,更发更止,左以应左,右以应右者,为偏痹也。

夫痹,其阳气少而阴气多者,故令身寒从中出;其阳气多而阴气少者,则痹且热也。

诸痹风胜者则易愈,在皮间亦易愈,在筋骨则难痊也。久痹入深,令荣卫涩,经络时疏,则不知痛。风痹病不可已者,足如履冰,时如入汤,腹中股胫淫泺,烦心头痛,伤脾肾;时呕眩,时时自汗出,伤心;目眩,伤肝;悲恐,短气不乐,伤肺。不出三年死一云三日死。

太阳中风,重感于寒湿,则变痉也。痉者,口噤不开,脊强而直,如发痫之状,摇头马鸣,腰反折,须臾十发,气息如绝,汗出如雨,时有脱。易得之者,新产妇人及金疮血脉虚竭。小儿脐风,大人凉湿得痉风者,皆死。温病热盛入肾,小儿痫热盛,皆痉。痉、痫、癫皆相似,故久厥成癫,宜审察之。其重者患耳中策策痛,皆风入肾经中也,不治,流入肾则喜卒然体痉直如死,皆宜服小续命汤两三剂也。若耳痛肿生汁,作痈疖者,乃无害也,惟风宜防耳,针耳前动脉及风府,神良。

诸风第二方　灸法

小续命汤　治卒中风欲死,身体缓急,口目不正,舌强不能语,奄奄忽忽,神情闷乱,诸风服之皆验,不令人虚方。

麻黄　防己《崔氏》《外台》不用　人参　黄芩　桂心　芍药　甘草　芎䓖　杏仁各一两　防风一两半　附子一枚　生姜五两

上十二味㕮咀,以水一斗二升先煮麻黄三沸,去沫,内诸药煮取三升,分三服,甚良。不瘥,更合三四剂,必佳。取汗随人风轻重虚实也。有人脚弱,服此方至六七剂得瘥。有风疹家,天阴节变辄合服之,可以防瘖。一本云:恍惚者,加茯神、远志;如骨节烦疼,本有热者,去附子,倍芍药《小品》、《千金翼》同。《深师》《古今录验》有白术,不用杏仁。《救急》无芎䓖、杏仁,止十味。《延年》无防风。

小续命汤　治中风冒昧,不知痛处,拘急不得转侧,四肢缓急,遗失便利,此与大续命汤同,偏宜产后失血并老小人。

麻黄　桂心　甘草各二两　生姜五两　人参　芎䓖　白术前方有杏仁　附子　防己　芍药　黄芩各一两　防风一两半

上十二味㕮咀,以水一斗二升煮取三升,分三服。《古今验录》无桂心,名续命汤。《胡洽》《千金翼》同。

又方　治风历年岁,或歌或哭,或大笑,言语无所不及方。

麻黄　人参　桂心　白术各二两　芍药　甘草　防己　黄芩　芎䓖　当归各一两

上十味㕮咀,以水一斗二升煮取三升,分三服,日三,覆取汗。

大续命汤　治肝疠风,卒然瘖痖,依古法用大小续命二汤,通治五脏偏枯贼风方。

麻黄八两　石膏四两　桂心　干姜　芎䓖各二两　当归　黄芩各一两　杏仁三十枚　荆沥一升

上九味㕮咀,以水一斗先煮麻黄两沸,掠去沫,下诸药煮取四升,去滓,又下荆沥煮数沸,分四服。能言未瘥,后服小续命汤。旧无荆沥,今增之,效如神。《千金翼》有甘草。

又方　治大风经脏,奄忽不能言,四肢垂曳,皮肉痛痒不自知。

独活　麻黄各二两　芎䓖　防风　当归　葛根　生姜　桂心　茯苓　附子　细辛　甘草各一两

上十二味㕮咀,以水一斗二升煮取四升,分五服,老小半之。若初得病便自大汗者,减麻黄,不汗者依方。上气者,加吴茱萸一两、厚朴一两;干呕者,倍加附子一两;哕者,加橘皮二两;若胸中吸吸少气者,加大枣十二枚;心下惊悸者,加茯苓一两;若热者,可除生姜,加葛根。初得风,未须加减,便且作三剂,停四五日已后,更候视病虚实平论之,行汤行针,依穴灸之。

又方　治与前大续命汤同,宜产妇及老小等方。

麻黄　芎䓖各三两　干姜　石膏　人参　当归　桂心　甘草

各二两　杏仁四十枚

上九味㕮咀,以水一斗煮取三升,分三服。《外台》名续命汤,《范汪》同,云是张仲景方,本欠两味。

西州续命汤　治中风痱—作入脏,身体不知自收,口不能言,冒昧不识人,拘急背痛,不得转侧方。

麻黄六两　石膏四两　桂心二两　甘草　芎䓖　干姜　黄芩

当归各一两　杏仁三十枚

上九味㕮咀,以水一斗二升煮麻黄再沸,掠去上沫后,下诸药煮取四升。初服一升,犹能自觉者,勿熟眠,卧可,厚覆,小汗出已,渐减衣,勿复大覆,可熟眠矣。前服不汗者,后复一升,汗后稍稍五合一服,安稳乃服,勿顿服也,汗出则愈,勿复服。饮食如常,无禁忌,勿见风。并治上气咳逆,若面目大肿,但得卧,服之大善。凡服此汤不下者,人口嘘其背,汤则下过矣。病人先患冷汗者,不可服此汤。若虚羸人,但当稍与五合为佳。间有辄行此汤与产妇及羸人,喜有死者,皆为顿服三升,伤多且汤浊不清故也。但得清澄而稍稍服,微取汗者,皆无害也。《胡洽方》《古今录验》名大续命汤。

大续命散　治八风十二痹,偏枯不仁,手足拘急疼痛,不得伸屈,头眩不能自举,起止颠倒,或卧苦惊如堕地状,盗汗,临事不起,妇人带下无子,风入五脏,甚者恐怖,见鬼来收摄,或与鬼神交通,悲愁哭泣,忽忽欲走方。

麻黄　乌头　防风　桂心　甘草　蜀椒　杏仁　石膏　人参

芍药　当归　菵茹《翼》作芎䓖　黄芩　茯苓　干姜各一两

上十五味治下筛,以酒服方寸匕,日再,后加,以知为度。

续命煮散　治风无轻重,皆主之方。

麻黄　芎䓖　独活　防己　甘草　杏仁各三两　桂心　附子　茯苓　升麻　细辛　人参　防风各二两　石膏五两　白术四两

上十五味粗筛下,以五方寸匕内小绢袋子中,以水四升和生姜三两,煮取二升半,分三服,日日勿绝。慎风冷,大良。吾尝中风,言语謇涩,四肢疹曳,处此方,日服四服,十日十夜服之不绝,得愈。

排风汤　治男子妇人风虚湿冷,邪气入脏,狂言妄语,精神错乱。其肝风发则面青,心闷乱,吐逆呕沫,胁满头眩,重耳不闻人声,偏枯筋急,曲蜷而卧;其心风发则面赤,翕然而热,悲伤嗔怒,张目呼唤;其脾风发则面黄,身体不仁,不能行步,饮食失味,梦寐倒错,与亡人相随;其肺风发则面白,咳逆,唾脓血,上气,奄然而极;其肾风发则面黑,手足不遂,腰痛难以俯仰,痹冷骨疼。诸有此候,令人心惊,志意不定,恍惚多忘,服此安心定志,聪耳明目,通脏腑,诸风疾悉主之。

白鲜皮　白术　芍药　桂心　芎䓖　当归　杏仁　防风　甘草各二两　独活　麻黄　茯苓各三两　生姜四两

上十三味㕮咀,以水一斗煮取三升,每服一升,覆取微汗,可服三剂。

大八风汤　治毒风顽痹弹曳,手脚不遂,身体偏枯,或毒弱不仁,或风入五脏,恍恍惚惚,多语喜忘,有时恐怖,或肢节疼痛,头眩烦闷,或腰脊强直,不得俯仰,腹满不食,咳嗽,或始遇病时卒倒闷绝,即不能语,便失痦,半身不随,不仁沉重,皆由体虚,特少不避风冷所致,治之方。

当归一两半　五味子　升麻各一两半　乌头　黄芩　芍药　远

志　独活　防风　芎䓖　麻黄　秦艽　石斛　人参　茯苓　石膏　黄芪　紫菀各一两　杏仁四十枚　甘草　桂心　干姜各二两　大豆一升，《千金翼》云二合

上二十三味㕮咀，以水一斗三升、酒二升合煮，取四升，强人分四服，羸人分六服。

八风散　治八风十二痹，猥退，半身不遂，历节疼痛，肌肉枯燥，皮肤瞤动，或筋缓急痛，不在一处。卒起目眩，失心恍惚，妄言倒错，身上瘖㿊，面上起疱，或黄汗出，更相染渍，或燥或湿，颜色乍赤乍白，或青或黑，角弓反张，乍寒乍热方。

麻黄　白术各一斤　羌活二斤　黄芩一斤五两　大黄半斤　栝楼根　甘草　栾荆　天雄　白芷　防风　芍药　天门冬　石膏各十两　山茱萸　食茱萸　踯躅各五升　茵芋十四两　附子三十枚　细辛　干姜　桂心各五两　雄黄　朱砂　丹参各六两

上二十五味治下筛，酒服方寸匕，初每日一服，三十日后日再，五十日知，百日瘥，一年平复，长服不已佳，先食服。

小八风散　治迷惑如醉，狂言妄语，惊悸恐怖，恍惚见鬼，喜怒悲忧，烦满颠倒，邑邑短气不得语，语则失忘，或心痛彻背，不嗜饮食，恶风，不得去帷帐，时复疼热，恶闻人声，不知痛痒，身悉振摇，汗出猥退，头重浮肿，爪不知痛，颈项强直，口面㖞戾，四肢不随，不仁偏枯，挛掣不得屈伸，悉主之方。

天雄　当归　人参各五分　附子　天门冬　防风　蜀椒　独活各四分　乌头　秦艽　细辛　白术　干姜各三分　麻黄　山茱萸　五味子　桔梗　白芷　柴胡　莽草各二分

上二十味治下筛，合相得，酒服半方寸匕，渐至一匕，日三服，

以身中觉如针刺状则药行也。

乌头汤　主八风五尸,恶气游走胸心,流出四肢,来往不住,短气欲死方。

乌头　芍药　干姜　桂心　细辛　干地黄　当归　吴茱萸甘草各二两

上九味㕮咀,以水七升煮取二升半,分三服。

菜耳散　治诸风方。

当以五月五日午时,干地刈取藁耳叶,洗,曝燥,捣下筛,酒若浆服一方寸匕,日三。作散,若吐逆,可蜜和为丸,服十丸,准前计一方寸匕数也。风轻易治者,日再服。若身体有风者,皆作粟肌出,或如麻豆粒,此为风毒出也,可以铍针刺溃去之,皆黄汁出,尽乃止。五月五日多取,阴干之,着大瓮中,稍取用之。此草辟恶,若欲看病省疾者,便服之,令人无所畏;若时气不和,举家服之;若病胃胀满,心闷发热,即服之。并杀三虫肠痔,能进食。一周年服之佳。七月七、九月九皆可采用。

治心风虚热,发即恍惚烦闷,半身不仁,挛急方

荆沥　竹沥各五升　枸杞根白皮　生麦门冬各一升　香豉三合人参　茯苓　栀子仁　黄芩　芎劳　桂心　细辛　杏仁　防风白鲜皮各二两　生姜　石膏　甘草各三两

上十八味㕮咀,以水二斗和竹沥荆沥煮取三升,分四服,相去如人行六七里,凡五剂,间三日服一剂。一用防己三两。

治虚热恍惚,惊邪恐惧方

荆沥三升　竹沥二升　香豉三合　牛黄十八铢　生麦门冬　人参各三两　升麻　铁精　天门冬　龙齿　茯苓　栀子各二两

上十二味㕮咀,以水二斗煮取三升,去滓,下牛黄铁精,更煎五六沸,取二升七合,分五服温服,相去十里久。

地黄煎 治热风,心烦闷,及脾胃间热,不下食,冷所方。

生地黄汁二升 枸杞根汁三升 生姜汁一升 酥三升 荆沥 竹沥各五升 天门冬 人参各八两 茯苓六两 大黄 栀子仁各四两

上十一味,捣筛五物为散,先煎地黄等汁成煎,次内散药搅调,每服一匕,日再,渐加至三匕。觉利减之。

又方 黄芩 干蓝 芍药 鼠尾草各三两 栀子仁 生葛各六两 羚羊角五两 豉一升,绵裹

上八味㕮咀,以水七升煮取二升五合,分三服。

治积热风方

地骨皮 萎蕤 丹参 黄芪 麦门冬 泽泻各三两 清蜜 姜汁各一合 生地黄汁一升

上九味,以水六升煮取二升,去滓,内地黄汁,更缓火煮减一升,内蜜及姜汁,又煮一沸,药成,温服三合,日再。

大防风汤 治中风,发热无汗,肢节烦,腹急痛,大小便不利方。

防风 当归 麻黄 白术 甘草各十八铢 黄芩三十铢 干地黄 山茱萸 茯苓 附子各一两

上十味㕮咀,以水九升煮取二升半,一服七合。大小便不利,内大黄、人参各十八铢,大枣三十枚,生姜三两,煮取三升,分三服。《深师》加天门冬一两。

大戟洗汤 治中风发热方。

大戟 苦参各等分

上二味为末,以药半升、白醋浆一斗煮三沸,适寒温洗,从上下,寒乃止,立瘥。小儿三指撮许,浆水四升煮,洗之。

金牙酒　疗积年八风五痓,举身弹曳,不得转侧,行步跛躄,不能收摄,又暴口噤失音,言语不正,四肢背脊筋急肿痛,流走不常,劳冷积聚,少气,乍寒乍热,三焦不调,脾胃不磨,饮澼结实,逆害饮食,醋咽呕吐,食不生肌,医所不能治者方。

金牙碎如米粒,用小绢袋盛　干地黄　地肤子无子用茎。《苏恭》用蛇床子　蒴藋根　附子　防风　细辛　莽草各四两　羌活一斤,《胡洽》用独活　蜀椒四合

上十味㕮咀,盛以绢袋,以酒四斗于瓷罂中渍,密闭头,勿令泄气,春夏三四宿,秋冬六七宿,酒成去滓,日服一合。此酒无毒,及可小醉,常令酒气相接,不尽一剂,病无不愈。又令人肥健。酒尽,自可加诸药各三两,惟蜀椒五两,用酒如前,勿加金牙也。冷,加干姜四两。服此酒灸刺,起三十诸风弹曳,神验。《肘后》、《备急》用升麻、干姜各四两,人参二两,石斛、牛膝各五两,不用蒴藋根,为十四味。《苏恭》不用地黄,为十三味。一方用蒺藜四两,黄芪三两。《胡洽》用续断四两,为十一味。《千金翼》用茵芋四两,无莽草。

常山太守马灌酒　除风气,通血脉,益精华,定六腑,聪耳明目,悦泽颜色,头白更黑,齿落更生,服药二十日力势倍,六十日志气充盈,八十日能夜书,百日致神明,房中强壮如三十时,力能引弩,年八十人服之,亦当有子,病在腰膝,药悉主之方。

天雄二两,生用　商陆根　踯躅　蜀椒各一两　乌头一枚,大者附子五枚　桂心　白蔹　茵芋　干姜各三两

上十味㕮咀,以绢袋盛,酒三斗渍,春夏五日,秋冬七日,去滓,

初服半合,稍加至两三合。捣滓为散,酒服方寸匕,日三,以知为度。夏日恐酒酸,以油单覆之,下井中近水,令不酸也《千金翼》无商陆、桂心,为八味。

蛮夷酒 治久风枯挛,三十年着床,及诸恶风,眉毛堕落方。

干地黄 独活 丹参 礜石各一两 麦门冬 附子 甘遂各二两 赤石脂二两半 干姜 芜荑 芫花 柏子仁各一合 苏子一升 苁蓉 茯神《翼》作茯苓 金牙 薯蓣 白术 杜仲 石南 牡荆子 山茱萸 款冬各十八铢 白芷 乌喙 乌头 人参 狼毒 蜀椒 防风 细辛 矾石 寒水石 牛膝 麻黄 芎䓖 当归 柴胡 芍药 牡蛎 桔梗 狗脊《翼》作枸杞 天雄各半两 石斛 桂心各六铢

上四十五味㕮咀,以酒二斗渍,夏三日,春秋六日,冬九日,一服半合。密室中合药,勿令女人六畜见之,三日清斋乃合。《千金翼》无芎䓖,云加大枣四十枚更佳。

又方 治八风十二痹,偏枯不随,宿食,久寒虚冷,五劳七伤,及妇人产后余疾,月水不调,皆主之方。

礜石 桂心 白术 狼毒 半夏 石南 白石脂 龙胆 续断 芫花 代赭 白石英 菌茹 石韦 玄参 天雄 山茱萸 防风 桔梗 藜芦 卷柏 寒水石 细辛 乌头 蹢躅 蜀椒 白芷 秦艽 菖蒲各一两 矾石 附子 远志各二两 石膏二两半 蜈蚣一枚

上三十四味㕮咀,以酒二斗渍四日,每服一合,日再。十日后去滓曝干,捣筛为散,酒服方寸匕,日再,以知为度。《胡洽》四十二味,无桂心、细辛、乌头、蹢躅、蜀椒,而有芒硝、恒山、黄芩、黄连、大黄、麻黄、地黄、前胡、甘草、菟丝子、芍药、紫菀各一两,杏仁一十枚,同捣筛,绢袋盛,用水三斗、曲三斤、黍米三斗作饭,依酿酒法,以药袋置酿中,春秋七日,冬十日,夏三日,酒成,服半鸡子壳,日三,服曝药为末,酒服方寸匕,以身体暖为度。

鲁王酒　治风眩,心乱耳聋,目暗泪出,鼻不闻香臭,口烂生疮,风齿瘰疬,喉下生疮,烦热,厥逆上气,胸胁肩胛痛,手不能上头,不能带衣,腰脊不能俯仰,脚酸不仁,难以久立,八风十二痹,五缓六急,半身不遂,四肢偏枯,筋挛不可屈伸,贼风,咽喉闭塞,哽哽不利,或如锥刀所刺,行人皮肤中,无有常处,久久不治,入人五脏,或在心下,或在膏肓,游走四肢,偏有冷处,如风所吹,久寒积聚,风湿,五劳七伤,虚损百病,悉主之方。

茵芋　乌头　踯躅各三十铢　天雄　防己　石斛各二十四铢　细辛　牛膝　甘草　柏子仁　通草　桂心　秦艽　茵陈　山茱萸　黄芩《胡洽》作黄芪　附子　瞿麦　干地黄　王不留行《胡洽》作天门冬。《千金翼》作王苏　杜仲　泽泻　石南　防风　远志各十八铢

上二十五味㕮咀,以酒四斗渍之十日,每服一合,加至四五合,以知为度。《千金翼》名此为鲁公酒,有干姜。《胡洽》无防己,以绢囊盛药,用水二斗、法曲二斗同渍三宿,出药囊,炊二斗黍米,内汁酿之,酒熟,饮如鸡子大,日二服,稍稍饮之,以知为度。

又方　治风偏枯半死,行劳得风,若鬼所击,四肢不遂,不能行步,不自带衣,挛躄,五缓六急,妇人带下,产乳中风,五劳七伤。

干姜　踯躅　桂心　甘草　芎䓖　续断　细辛　附子　秦艽　天雄　石膏　紫菀各五两　葛根　通草　防风　柏子仁　巴戟天　石斛　石南　山茱萸　石龙芮四两　牛膝　天门冬各八两　乌头二十枚　蜀椒半斤

上二十五味㕮咀,以水五升渍三宿,法曲一斤合渍,秫米二斗合酿三宿,去滓,炊糯米一斗,酘三宿,药成,先食服半合,日再。待米极消尽,乃去滓,曝干末服。

独活酒 治八风十二痹方。

独活　石南各四两　防风三两　附子　乌头　天雄　茵芋各二两

上七味㕮咀,以酒二斗渍七日,每服半合,日三,以知为度。

灸法

扁鹊云:治卒中恶风,心闷烦毒欲死,急灸足大趾下横文,随年壮,立愈。

若筋急不能行者,内踝筋急,灸内踝上四十壮,外踝筋急,灸外踝上三十壮,立愈。

若眼戴,睛上插,灸目两眦后二十壮。

若不能语,灸第三椎上百壮。

若不识人,灸季肋头七壮。

若眼反口噤,腹中切痛,灸阴囊下第一横理十四壮。灸卒死亦良。

治久风卒风,缓急诸风,卒发动不自觉知,或心腹胀满,或半身不随,或口噤不言,涎唾自出,目闭耳聋,或身冷直,或烦闷恍惚,喜怒无常,或唇青口白,戴眼,角弓反张,始觉发动即灸神庭一处七壮,穴在当鼻直上发际是;

次灸曲差二处各七壮,穴在神庭两傍各一寸半是;

次灸上关一处各七壮,一名客主人,穴在耳前起骨上廉陷者中是;

次灸下关二处各七壮,穴在耳前下廉动脉陷者中是;

次灸颊车二穴各七壮,穴在曲颊陷者中是;

次灸廉泉一处七壮,穴在当颐直下骨后陷者中是;

次灸凶会一处七壮,穴在神庭上二寸是;

次灸百会一处七壮,穴在当顶上正中央是;

次灸本神二处各七壮,穴在耳正直上入发际二分是又作四分;

次灸天柱二处各七壮,穴在项后两大筋外入发际陷者中是;

次灸陶道一处七壮,穴在大椎节下间是;

次灸风门二处各七壮,穴在第二椎下两傍各一寸半是;

次灸心腧二处各七壮,穴在第九椎下两傍各一寸半是;

次灸肾腧二处各七壮,穴在第十四椎下两傍各一寸半是;

次灸膀胱腧二处各七壮,穴在第十九椎下两傍各一寸半是;

次灸曲池二处各七壮,穴在两肘外曲头陷者中,屈肘取之是;

次灸肩髃二处各七壮,穴在两肩头正中两骨间陷者中是;

次灸支沟二处各七壮,穴在手腕后臂外三寸两骨间是;

次灸合谷二处各七壮,穴在手大指虎口两骨间陷者中是;

次灸间使二处各七壮,穴在掌后三寸两筋间是;

次灸阳陵泉二处各七壮,穴在膝下外尖骨前陷者中是;

次灸阳辅二处各七壮,穴在外踝上绝骨端陷者中是;

次灸昆仑二处各七壮,穴在外踝后跟骨上陷者中是。

治风,灸上星及百会各二百壮,前顶二百四十壮,脑户及风府各三百壮云治大风灸百会七百壮。

治百种风,灸脑后项大椎平处两厢,量二寸三分,须取病人指寸量,两厢各灸百壮,得瘥。

治风耳鸣,从耳后量八分半里许有孔,灸一切风得瘥,狂者亦瘥,两耳门前后各灸一百壮。

治卒病恶风,欲死不能语,及肉痹不知人,灸第五椎名曰脏腧百五十壮多至三百壮便愈。

心腧穴,在第五节,一云第七节,对心横三间寸。主心风,腹胀满,食不消化,吐血酸削,四肢羸露,不欲饮食,鼻衄目眴,眽眽不明,肩头胁下痛,小腹急,灸二三百壮。

大肠腧,在十六椎两边相去一寸半。主风,腹中雷鸣,肠澼泄利,食不消化,小腹绞痛,腰脊疼强,或大小便难,不能饮食,灸百壮,三日一报。

腋门,在腋下攒毛中一寸,名太阳阴,一名腋间。灸五十壮,主风。

绝骨,在外踝上三寸,灸百壮,治风,身重心烦,足胫疼。

卷之二十六 治诸风方

贼风第三<small>论 方 灸法</small>

桂枝酒 治肝虚寒,卒然瘖哑不声,踞坐不得,面目青黑,四肢缓弱,遗失便利,厉风所损方。

桂枝 芎䓖 独活 牛膝 薯蓣 甘草<small>各三两</small> 附子 防风 茯苓 天雄 茵芋 杜仲 蒴藋根 白术<small>各四两</small> 干姜<small>五两</small> 踯躅 猪椒叶根皮<small>各一升</small> 大枣<small>四十枚</small>

上十八味㕮咀,以酒四斗渍七日,每服四合,日二,加至五六合。

肝风占候,其口不能言

当灸鼻下人中,次灸大椎,次灸肝腧,第九椎下是,五十壮,余处随年壮。眼暗,灸之得明,二三百壮良。

大定心汤 治心气虚悸恍惚方。<small>见别卷中。</small>

干姜附子汤 治心虚寒风,半身不遂,骨节离解,缓弱不收,便利无度,口面㖞邪方。

干姜 附子<small>各八两</small> 桂心 麻黄<small>各四两</small> 芎䓖<small>三两</small>

上五味㕮咀,以水九升煮取二升,分三服,三日后服一剂。

侧子酒 治心寒,或笑或呻,口噤方。<small>见别卷中。</small>

芎䓖汤 治卒中风,四肢不仁,善笑不息方。

芎䓖<small>一两半</small> 黄芩 石膏<small>一用黄连</small> 当归 秦艽 麻黄 桂心 干姜 甘草<small>各一两</small> 杏仁二十一枚

上十味㕮咀,以水九升煮取三升,分三服。

荆沥汤 治心虚寒,阴气伤寒损,心惊掣悸,语声宽急混浊,口喝冒昧,好自笑,厉风伤心方。

荆沥三升 母姜取汁一升 麻黄 白术 芎䓖各四两 防风 桂心 升麻 茯苓 远志 人参 羌活 当归各三两 防己 甘草各二两

上十五味㕮咀,以水一斗五升煎麻黄两沸,去沫,次下诸药,煮取三升,去滓,下荆沥姜汁煎取四升,分四服,日三夜一。

白术酒 补心志,定气,治心虚寒,气性反常,心手不随,语声冒昧,其疾源疠风损心,具如前方所说无穷。

白术切 地骨皮 荆实各五斗 菊花三斗

上四味,以水三石煮取一石五斗,去滓,澄清取汁,酿米二石,用曲如常法,酒熟,随能饮之,常取半醉,勿令至吐。

治心风寒方,灸心腧各五十壮。第五节两边各一寸半是。

依源麻黄汤 治脾虚寒,厉风所伤,举体消瘦,语音沉涩,如破鼓声,舌强不转而好咽唾,口噤唇黑,四肢不举,身重,如山便利无度方。见别卷中。

半夏汤 温中下气,治脾寒,语声忧惧,舌本卷缩,嗔喜无度,惽闷恍惚,胀满方。

半夏 大麻仁熬研为脂 生姜各一升 芍药 茯苓 五味子 桂心 橘皮各三两 白术四两 附子五两 甘草二两 大枣三十枚

上十二味㕮咀,以水一斗二升煮取三升,去滓,下大麻仁脂,更上火一沸,分三服。

当归圆 补脾安胃,调气止痛,治脾虚寒,身重不举,语音沉鼓,厉风伤痛,便利无度方。

当归 酸枣仁 干姜各八两 芎䓖 干地黄 天雄各六两 地

骨皮　黄芪各七两　大枣二十枚　吴茱萸五合　甘草　秦椒叶　厚朴　秦艽各四两　桂心　防风　附子　白术各五两

上十八味为末，蜜丸如梧子。酒服三十丸加至四十丸，日再服。

脾风占候，声不出，或上下手

当灸手十指头，次灸人中，次灸大椎，次灸两耳门前脉，去耳门上下行一寸是，次灸两大指节上下，各七壮。

治脾风方　脾风者，总呼为八风。灸脾腧，夹脊两边，各五十壮。凡人脾腧无定所，随四季月应病，即灸脏腧是脾穴，此法甚妙。

依源麻黄续命汤　治肺虚寒，厉风所中，嘘吸战掉，声嘶塞而散下，气息短惫，四肢痹弱，面色青葩，遗失便利，冷汗出。

麻黄六两　大枣五十枚　杏仁　白术　石膏各四两　桂心　人参　干姜　茯苓各三两　当归　芎劳　甘草各二两

上十二味咬咀，以水一斗二升煮麻黄，去沫，次下诸药，煎取三升，去滓，分三服。旧方无白术茯苓，今方无黄芩，转以依经逐病增损。

八风防风散　治肺寒虚伤，语音嘶下拖气，用力战掉，缓弱羸瘠，厉风入肺方。

防风　独活　芎劳　秦椒　干姜　黄芪　附子四十二铢　天雄　麻黄　五味子　山茱萸　石膏各三十六铢　秦艽　桂心　薯蓣　细辛　当归　防己　人参　杜仲各三十铢　甘草十二铢　贯众二枚　甘菊　紫菀二两

上二十四味治下筛，每服方寸匕，酒调，进至两匕，日再。

温中生姜汤　治肺虚寒，羸瘦缓弱，战掉嘘吸，胸满肺痿方。

生姜二斤　桂心　橘皮四两　甘草　麻黄三两

上五味咬咀，以水一斗煮取二升半，分三服。煎麻黄两沸，去沫，然后入诸药合煮。

治肺寒方　灸肺腧百壮。

肾沥汤　治肾寒虚,为厉风所伤,语音塞吃不转,偏枯,胻脚偏跛蹇,缓弱不能动,口㖞,言音混浊,便利仰人,耳偏聋塞,腰背相引,随病用药,依源增损方。

羊肾一具　黄芪　芎藭　桂心　当归　人参　防风　甘草　五味子各三两　玄参　茯苓　芍药各四两　磁石五两　地骨皮二升,切　生姜八两

上十五味㕮咀,以水一斗五升煮羊肾,取七升,下诸药取三升,去滓,分三服,可服三剂。

茵芋酒　治耳聋口㖞等病方见别卷。

干地黄圆　治肾虚呻吟,喜恚怒,反常心性,阳气弱,腰背强急,髓冷方。

干地黄　山茱萸　天门冬　桂心　续断各一两半　柏子仁　杜仲　牛膝　苁蓉各四十二铢　茯苓　天雄　钟乳各二两　松脂　远志　干姜各三十铢　菖蒲　薯蓣　甘草各一两

上十八味末,蜜丸梧子大,酒服三十丸,日二,加至四十丸。

治肾寒方,灸肾腧百壮。

大岩蜜汤　治贼风,腹中绞痛,并飞尸遁注,发作无时,发即抢心胀满,胁下如锥刀刺,并主少阴伤寒方。

栀子十五枚　甘草　干地黄　细辛　羊脂青羊角亦得　茯苓　吴茱萸　芍药《小品》芎藭　干姜　当归　桂心各一两

上十一味㕮咀,以水八升煮取三升,去滓,内脂令烊,分三服温服,相去如人行十里顷。若痛甚者,加羊脂三两,当归、芍药人参各一两;心腹胀满坚急者,加大黄三两。《胡洽》不用栀子、羊脂、茯苓、桂心,名岩蜜汤。

小岩蜜汤 治恶风,角弓反张,飞尸入腹,绞痛闷绝,往来有时,筋急,少阴伤寒,口噤不利方。

大黄二两 雄黄 青羊脂各一两 当归 干姜 桂心 干地黄 苟药 甘草 细辛各四两 吴茱萸三两

上十一味㕮咀,以水二斗煮取六升,分六服。重者加药,用水三斗煮取九升,分十服。

排风汤 治诸毒风邪气所中,口噤,闷绝不识人,及身体疼烦,面目手足,暴肿者方。

犀角 贝子 升麻 羚羊角各一两

上四味治下筛,为粗散,以水二升半内四方寸匕,煮取一升,去滓,服五合。杀药者以意增之。若肿,和鸡子傅上,日三度。老小可斟酌加减,神良。亦可多合备用。

乌头汤 治寒疝,腹中绞痛,贼风入腹,攻五脏,拘急不得转侧,叫呼,发作有时,使人阴缩,手足厥逆方。

乌头十五枚,《要略》用五枚 大枣十枚 甘草二两 苟药四两 桂心六两 老姜一斤

上六味㕮咀,以水七升煮五味,取三升,去滓,别捣乌头,去皮四破,蜜二升微火煎,令减五六合,内汤中煮两小沸,去滓,服一合,日二,间食,强者三合,以如醉状为知。不知增之。

治贼风所中,腹内挛急方

麻黄四两 甘草一尺 石膏 鬼箭羽各鸡子大

上四味㕮咀,以东流水二升煮取一升,顿服之。

论曰:夫历节风着人久不治者,令人骨节蹉跌,变成癫病,不可不知。古今以来,无问贵贱,往往苦之,此是风之毒害者也。治之虽有汤药,而并不及松膏松节酒。若羁旅家贫,不可急辨者,宜服

诸汤,犹胜不治。但于痛处灸三七壮,佳。

防风汤 治身体四肢节解如堕脱,肿按之皮陷,头眩短气,温温闷乱,欲吐者方。

防风 白术 知母 桂心各四两 芎䓖 芍药 杏仁 甘草各二两 半夏 生姜各五两

上十味㕮咀,以水一斗煮取三升,分四服,日三夜一。《古今录验方》无半夏、杏仁、芎䓖,用附子二枚,为八味。

羌活汤 治中风,身体疼痛,四肢缓弱不遂,及产后中风方。

羌活 桂心 芍药 葛根 麻黄 干地黄各三两 甘草二两 生姜五两

上八味㕮咀,以清酒三升、水五升煮取三升,温服五合,日三服。

防己汤 治风历节,四肢疼痛,如捶锻不可忍者方。

防己 茯苓 白术 桂心 生姜各四两 甘草三两 人参二两 乌头七枚

上八味㕮咀,以苦酒一升、水一斗煮取三升半,一服八合,日三夜一。当觉焦热,痹忽忽然,慎勿怪也。若不觉,复合服,以觉乃止。凡用乌头,皆去皮,熬令黑,乃堪用,不然至毒人,宜慎之《千金翼》不用苦酒。

治湿风,体痛欲折,肉如锥刀所刺方

附子 干姜 芍药 茯苓 人参 甘草 桂心各一两 白术四两

上八味㕮咀,以水八升煮取二升,日三服一方去桂心,用干地黄二两。

大枣汤 治历节疼痛。

大枣十五枚 附子一枚 甘草一尺 黄芪四两 生姜二两 麻黄五两

上六味㕮咀,以水七升煮取三升,每服一升,日三服。

犀角汤 治热毒流入四肢,历节肿痛方。

犀角二两 羚羊角一两 前胡 黄芩 栀子仁 射干各三两
大黄 升麻各四两 豉一升

上九味㕮咀,以水九升煮取三升,去滓,分三服。

治历节诸风,百节酸痛不可忍方

松脂三十斤,炼五十遍,酒煮十遍,不能五十遍,二十遍亦可,炼酥三升,温和松脂三升,熟搅令极调匀,且空腹酒服方寸匕,日三。数数食面粥为佳,慎血腥生冷物醋果子,百日已后瘥。

松节酒 治历节风,四肢疼痛,由如解落方。

松节三十斤 猪椒叶三十斤,碎剉各用水四石煮取一石

上二味澄清,合渍干曲五斤,候发,以糯米四石五斗酿之,依家酝法,四酘。勿令伤冷。第一酘时下后诸药:

柏子仁 天雄 萆薢 芎䓖各五两 秦艽六两 人参 茵芋各四两 防风十两 磁石十一两,末 独活十二两

上十味㕮咀,内饭中炊,如常酘法酘足,讫,封头四七日,压取清,适性服之。勿至醉吐。

石膏汤 逐风毒方。

石膏鸡子大三枚 鸡子二枚 甘草一尺 麻黄三两 杏仁四十枚

上五味㕮咀,以水三升,破鸡子内水中,烊令相得,内药煮取一升,服之,覆汗。汗不出,烧石熨,取汗出为佳。

治历节风方 松膏一升,酒三升浸七日,每服一合,日再,数剂愈。

又方 松叶三十斤,酒二石五斗渍三七日,服一合,日五六度。

卷之二十七　治诸风方

偏风第四_方　针灸法

防风汤　主偏风，甄权处疗安平公方。

防风　芎䓖　白芷　牛膝　狗脊　萆薢　白术_{各一两}　羌活　葛根　附子_{《外台》作人参}　杏仁_{各二两}　薏苡仁　石膏　桂心_{各三两}　麻黄_{四两}　生姜_{五两}

上十六味㕮咀，以水一斗二升煮取三升，分三服。一剂觉好，更进一剂，即一度针，九剂九针，即瘥，灸亦得。

针风池一穴，肩髃一穴，曲池一穴，支沟一穴，五枢一穴，阳陵泉一穴，巨虚下廉一穴，凡针七穴，即瘥。

仁寿宫备身患脚，奉敕。

针环铫一穴、阳陵泉一穴、巨虚下廉一穴、阳辅一穴，凡针四穴即能起行。

大理赵卿患风，腰脚不随，不能跪起。

针上窌一穴，环铫一穴，阳陵泉一穴，巨虚下廉一穴，凡针四穴即能跪起。

库狄钦患偏风，不得挽弓。

针肩髃一穴，即得挽弓。甄权所行。

治猥退风，半身不遂，失音不语者方

杏仁，去双仁及皮尖，三斗，洗，入臼捣二斗令碎，研如寒食粥法，取汁八升，煎取四升，口尝看香滑即熟，未及此则为不熟，惟熟为妙，停极冷，然后内好曲一斗六升，煎取八升，第一遍酘馈也；次一炊复取杏仁三升研，取一斗二升汁，煎取六升，第二酘也；次一炊准第二酘取杏仁汁多少，为第三酘也。若疑米不足，别更取二升杏仁，研取八升汁，煎取四升，更斟酌炊米酘之。若犹不足，更研杏仁二升，取八升汁，煎取四升，更酘之，以熟为限。一石米，杏仁三斗。所以节次研杏仁者，恐并煎汁醋故也。若冬日，任意并煎。准计三斗杏仁取汁一石六斗，煎取八斗四升，渍曲，以分之酘馈，酒熟，封四七日，开，澄取清。然后压糟，糟可干末，和酒服之。大验秘方。

又方　草麻子脂一升，酒一斗，铜钵盛，着酒中一日，煮之令熟，服之。

又方　灸百会，次灸本神，次灸承浆，次灸风府，次灸肩髃，次灸心腧，次灸手五册，次灸手髓孔，次灸手少阳，次灸足五册，次灸足髓孔，次灸足阳明，各五百壮。

治大风，半身不遂方

蚕沙两石，熟蒸，作直袋三枚，各受七斗，热盛一袋，着患处，如冷即取余袋，一依前法，数数易换，百不禁，瘥止。须羊肚酿粳米葱白姜椒豉等烂煮，热吃，日食一具，十日止。此方千金不传。

又方　蒸鼠壤土，袋盛熨之，瘥即止。

葛根汤　治四肢缓弱，身体疼痛不遂，妇人产后中柔风及气满方。

葛根　芍药　桂心　干地黄　羌活各三两　麻黄　甘草各二两生姜六两

上八味，以清酒三升、水五升煮取三升，温服五合，日三。

麻子汤 治大风,周身四肢挛急,风行在皮肤,身劳强,服之不虚人,又治精神蒙昧者方。

秋麻子三升,净择,水渍一宿 防风 桂心 生姜 石膏碎绵裹 橘皮各二两 麻黄三两 竹叶 葱白各一握 香豉一合

上十味㕮咀,先以水二斗半煮麻子,令极熟,漉去滓,取九升别煮麻黄两沸,掠去沫,内诸药汁中,煮取三升,去滓,分三服空腹,服当微汗,汗出,以粉涂身。极重者不过三两剂,轻者一两剂,瘥。有人患大风贼风刺风,加独活三两,比之小续命汤,准当六七剂。

仲景三黄汤 治中风,手足拘挛,百节疼痛,烦热心乱,恶寒,经日不欲饮食方。

麻黄三十铢 黄芩十八铢 黄芪 细辛各十二铢 独活一两

上五味㕮咀,以水五升煮取二升,分三服,一服小汗,两服大汗。心中热,加大黄半两;胀满,加枳实六铢;气逆,加人参十八铢;心悸,加牡蛎十八铢;渴,加栝蒌十八铢;先有寒,加八角附子一枚。此方秘不传。

白蔹薏苡汤 治风,拘挛不可屈伸方。

白蔹 薏苡仁 芍药 桂心 酸枣仁 牛膝 干姜 甘草各一升 附子三枚

上九味㕮咀,以淳酒二斗渍一宿,微火煎三沸,每服一升,日三,扶杖起行。不耐酒,服五合。《千金翼》有车前子。

独活寄生汤 夫腰背痛者,皆由肾气虚弱,卧冷湿地,当风得之,不时速治,喜流入脚膝,为偏枯冷痹,缓弱疼重,或腰痛挛,脚重痹,宜急服此方。

独活三两 寄生《古今录验》用续断 杜仲 牛膝 细辛 秦艽

茯苓　桂心　防风　芎䓖　干地黄　人参　甘草　当归　芍药_{各二两}

上十五味㕮咀，以水一斗煮取三升，分三服。温身勿冷。风虚下利者，除干地黄。服汤，取蒴藋叶火燎，厚安席上，及热眠上，冷复燎之。冬月取根，春取茎，熬，卧之，佳。其余薄熨，不及蒴藋蒸为愈也。诸处风湿，亦用此法。新产竟或患腹痛，不得转动，及腰脚挛痛，不得屈伸，痹弱者，宜服此汤，除风消血。《肘后》有附子一枚大者，无寄生、人参、甘草、当归。

菊花酒　治男女风虚寒冷，腰背痛，食少，羸瘦无颜色，嘘吸少气，去风冷，补不足方。

菊花　杜仲_{各一斤}　防风　附子　黄芪　干姜　桂心　当归　石斛_{各四两}　紫石英　苁蓉_{各五两}　萆薢　独活　钟乳_{各八两}　茯苓_{三两}

上十五味㕮咀，以酒七斗渍五日，一服二合，稍稍加至五合，日三。《千金翼》不用干姜。

杜仲酒　主腰脚疼痛不遂，风虚方。

杜仲_{八两}　石南_{二两}　羌活_{四两}　大附子_{五枚}

上四味㕮咀，以酒一斗渍三宿，每服二合，日再。偏宜冷病妇人服之。

风痱第五_{论　方　灸法}

论曰：夫风痱者，卒不能语，口噤，手足不遂而强直者是也。治之以伏龙肝五升为末，冷水八升和搅，取汁饮之，能尽为善。《肘后》此方治心烦恍惚，腹中痛满，绝而复苏。自此以下九方，皆是主此风，用之次第,宜细寻之。

论曰:凡欲医此病,当知先后次第,不得漫投汤药,以失机宜,非但杀人,因兹遂为痼疾也。既得之,当进三味竹沥饮,少似有胜于常,更进汤也。竹沥饮子,患热风者必先用于此,制其热毒。

竹沥汤　治四肢不收,心神恍惚,不知人,不能言方。

竹沥二升　生葛汁一升　生姜汁三合

上三味相和,温暖,分三服,平旦日晡夜各一服。服讫,觉四体有异似好,次进后汤方:

竹沥一升　生葛汁五合　芎䓖　防己　附子　人参　芍药黄芩　甘草　桂心各一两　生姜四两　羚羊角三两　石膏六两　杏仁四十枚　麻黄　防风各一两半

上十六味㕮咀,以水七升煮减半,内沥,煮取二升五合,分三服,取汗,间五日更服一剂,频与三剂。渐觉少损,仍进后方:

竹沥三升　防风　升麻　羚羊角　防己　桂心　芎䓖各二两麻黄三两

上八味㕮咀,以水四升合竹沥煮取二升半,分三服。两日服一剂。常用,加独活三两最佳,此方神良,频进三剂。若手足冷者,加生姜五两,白术二两。若未除,更进后方:

竹沥一升　甘草一本作葛根,二两　人参　芎䓖　独活　升麻各一两　防风　麻黄　芍药各一两半　生姜　石膏　羚羊角　防己桂心　黄芩　附子一本作杏仁,四十　白术各二两

上十七味㕮咀,以水八升煮减半,内沥,煮取二升半,分三服,相去如人行十里久更服。若有气者,加橘皮、牛膝、五加皮各一两。

凡风痹,服前汤得瘥讫,可常服煮散,除余风方

防风　防己　独活　秦艽　黄芪　芍药　人参　白术　茯神

芎䓖　远志　升麻　石斛　牛膝　羚羊角　丹参　甘草　厚朴

天门冬　五加皮　地骨皮　黄芩《翼》作薯蓣　桂心各一两,一云各

四两　干地黄　橘皮　生姜　麻黄各三两　槟榔《翼》作甘草　藁本

《翼》作附子　杜仲《翼》作麦门冬　乌犀角各二两,《千金翼》作山茱萸

薏苡仁一升　石膏六两,一云三两

上三十三味捣筛,为粗散,和搅令匀,每服以水三升、药三两煮取一升,绵滤去滓,顿服之,取汗,日一服。若觉心中热烦,以竹沥代水煮之。

荆沥汤　凡患风,人多热,常宜服此方

荆沥　竹沥　生姜汁各五合

上三味相和,温暖,为一服,每日旦服煮散,午后进此,平复好瘥乃止。

独活煮散　治诸风痹方。

独活八两　芎䓖　芍药　茯苓　防风　防己　葛根各一两　羚羊角　当归　人参　桂心　麦门冬　石膏各四两　磁石十两　甘草三两　白术五两

上十六味各切剉,分为二十四分,每分入生姜,生地黄切一升,杏仁二七枚,以水二升煮取七合,或日晚或夜中,或日一服,或间日服。无所忌。

五补丸　凡风,服汤药,多患虚热翕翕然,宜除热方。

防风　人参　苁蓉　干地黄　羚羊角　麦门冬　天门冬各一两半　芍药　独活　干姜　白术　丹参　食茱萸一云山茱萸　甘草　茯神　升麻　黄芪　甘菊花　地骨皮　石斛　牛膝　五加皮

薯蓣各二十铢　秦艽　芎劳　桂心　防己　生姜屑　黄芩各一两
附子十八铢　石膏三两　寒水石二两

　　上三十二味为末,白蜜和丸,如梧子大生姜蜜汤服二十丸,日三,稍加至三十丸。忌油面蒜生冷醋滑及猪羊鸡鱼等肉。

　　论曰:古人立方,皆准病根冷热制之。今人临急造次,搜寻即用,故多不验。所以欲用方者,先定其冷热,乃可检方,用无不效。汤药既尔,丸散亦然。凡此风之发也,必由热盛,故有竹沥葛汁等诸冷药焉。后之学者,不能仔细识其方意,故有兹论,具而述之。其人无密室者,不可与疗。以强人居室不密尚中风邪,况服药之人乎?

　　治风痱,不能语,手足不遂方

　　度病者手小指内岐间至指端为度,以置脐上,直望心下,以丹注度上端,毕,又作两度续所注上,合其下,开其上,取其本,度横置其开上,令三合,其状如倒作某字形。男度左手,女度右手。嫌不分了,故上丹注。三处同时起火灸之,各一百壮,愈。

卷之二十八　治诸风方

风懿第六论　方　针灸法

独活汤　治风懿,不能言,四肢不收,手足弹曳方。

独活四两　桂心　芍药　栝楼根　生葛各二两　生姜六两　甘草三两

上七味㕮咀,以水五升煮取三升,分三服,日三。

论曰:脾脉络胃侠咽,连舌本,散舌下。心之别脉系舌本。今心脾二脏受风邪,故舌强不得语也。

治中风,口噤不能言方。

防己　桂心　麻黄各二两　葛根三两　甘草　防风　芍药各一两　生姜四两

上八味㕮咀,以水六升煮取二升半,分三服。痦痖不语,皆治之。

石南汤　治六十四种风注,走入皮肤中如虫行,腰脊强直,五缓六急,手足拘挛,隐疹搔之则作疮,风尸身痒,卒风面目肿起,手不出头,口噤不能言方。

石南　干姜　黄芩　细辛　人参各一两　桂心　麻黄　当归　芎䓖各一两半　甘草二两　干地黄十八铢　食茱萸三十铢

上十二味㕮咀,以水六升、酒三升煮取三升,分三服。大汗勿怪。

治中风,口噤,不知人者方

芥子一升　醋三升

上二味,煮取一升,薄头,以布裹之,日一度。《肘后》以治卒不得语。

又方　豉二升　吴茱萸一升

上二味,以水七升煮取三升,渐饮之。《肘后》以治不能语。

又方　白术四两,以酒三升煮取一升,顿服。

又方　服荆沥一升。

又方　服淡竹沥一升。

针灸法

卒中风,口噤不得开　灸机关《千金翼》名颊车二穴,穴在耳下八分小近前,灸五壮即得语。又灸随年壮。僻者,逐僻左右灸之。中风失瘖,不能言语,缓纵不随先灸天窗五十壮,息火,仍移灸百会五十壮,毕,还灸天窗五十壮者。始发先灸百会,则风气不得泄,内攻五脏,喜闭伏,乃失音也,所以先灸天窗,次百会,佳。一灸五十壮,悉泄火势,复灸之。视病轻重,重者一处三百壮,大效。凡中风,服药益剧者,但是风穴,悉皆灸之三壮,无不愈也。神良,决定勿疑惑也。不至心者,勿浪尽灸。

论曰:风寒之气客于中,滞而不能发,故瘖不能言,及喉痹失声,皆风邪所为也,入脏皆能杀人,故附之于治风方之末。凡尸厥而死,脉动如此故,阳脉下坠,阴脉上争,气闭故也。针百会入三分补之,灸熨斗,熨两胁下;又灶突墨弹丸大,浆水和服之;又针足中趾头去甲如韭叶;又刺足大趾甲下内侧去甲三分。

桂汤　治卒失音方。

浓煮桂汁,服一升,覆取汗。亦可末桂,着舌下,渐渐咽汁。

又方　浓煮大豆汁。含亦佳。无豆用豉。

治卒不得语方　酒五合,和人乳汁中,半分,为二服。

论曰:夫眼瞤动,口唇偏喎,皆风入脉,急与大续命汤、附子散、摩神明膏、丹参膏,依穴灸之。喉痹舌缓亦然。风入脏,使人瘖痓卒死,口眼相引,牙车急,舌不转,喎僻者,与伏龙肝散,和鸡冠血及鳖血涂之,干复涂之,并灸吻边横文赤白际,逐左右,随年壮,报之,至三报。三日不瘥,更报之。

附子散　治中风,手臂不仁,口面喎僻方。

附子　桂心各五两　细辛　防风　人参　干姜各六两

上六味治下筛,酒服方寸匕,日三,稍增之。

甘草汤　治偏风积年不瘥,手脚枯细,面口喎僻,精神不定,言语倒错方。

甘草　桂心　芎䓖　麻黄　当归　芍药　人参各二两　附子侧子各二两　独活　防己各三两　生姜　石膏　茯神各四两　白术黄芩　细辛各一两　秦艽　防风各一两半　菊花一升　淡竹沥四升

上二十一味㕮咀,以水一斗先煮麻黄,去沫,取七升,内竹沥及药,煮取三升,分四服。服三服讫,间一杯粥,后更进一服,待药势自汗。慎生冷醋蒜面乳酪鱼等。

治中风面目相,引口偏着耳,牙车急,舌不得转方

独活三两　竹沥　生地黄汁各一升

上三味,合煎取一升,顿服之,即愈。

又方　牡蛎　矾石　附子　灶下黄土

上四味各等分为末,取三年雄鸡冠血和药,傅其上。持镜候,才欲复故,便急洗去之,不速去便过,不复还也《千金翼》云:偏右涂左,偏左涂右。

又方　竹沥三升　防风　防己　升麻　桂心　芎劳各二两　麻黄四两　羚羊角三两

上八味㕮咀，以水四升合竹沥煮取一升半，分三服，日服一剂，常用效。

又方　青松叶一斤，捣令汁出，清酒一斗渍二宿，近火一宿。初服半升，渐至一升，头面汗出即止。

又方　酒煮桂取汁，以故布搨病上，正则止。左喁搨右，右喁搨左。此秘方不传，余常用大效。

治口耳僻方

防风　附子　葛根各二两　柏实　麻黄各三两　独活　生姜各四两　杏仁三十枚

上八味㕮咀，以水一斗、酒二升煮取三升，分四服。

治卒中风口喁不正方　取空青末如豆大一枚，含之，即愈。

又方　炒大豆三升令焦，以酒三升淋取汁，顿服。《肘后》以治口噤不开。

又方　大皂荚一两，去皮子，下筛，以三年大醋和，左喁涂右，右喁涂左，干更涂之。

又方　以苇筒长五寸，以一头刺耳孔中，四畔以面密塞之，勿令泄气，一头内大豆一颗，并艾烧令然，灸七壮，即瘥。患右灸左，患左灸右。千金不传。耳病亦可灸之。

又方　灸手交脉三壮，左灸右，右灸左，其炷如鼠屎形，横安之，两头下火。

枳茹酒　主诸药不能瘥者方。

枳实上青刮取末，欲至心止，得茹五升，微火炒去湿气，以酒一斗渍,微火暖令得药味,随性饮之。主口僻眼急大验,治缓风急风并佳。《肘后》以治身直不得屈伸反覆者。枳树皮亦得。

角弓反张第七方

治卒半身不遂,手足拘急,不得屈伸,身体冷,或智或痴,或身强直,不语,或生或死,狂言不可名状,角弓反张,或欲得食,或不用食,或大小便不利,皆疗之方。《古今录验》名八风续命汤。

人参　桂心　当归　独活　黄芩　干姜　甘草各十八铢　石膏一两半　杏仁四十枚

上九味㕮咀,以井花水九升煮取三升,分三服,日三,覆取汗。不汗更合,加麻黄五两合服。

仓公当归汤　主贼风口噤,角弓反张,痉者方。

当归　防风各十八铢　独活一两半　附子一枚　细辛半两　麻黄三十铢

上六味㕮咀,以酒五升、水三升煮取三升,服一升。口不开者,格口内汤,一服当苏,二服小汗,三服大汗。

又方　酒一斗,胶二斤,煮令烊,得六升,每服一升,稍服得愈。

又方　单服荆沥,良。

秦艽散　治半身不遂,言语错乱,乍喜乍悲,角弓反张,皮肤风痒方。

秦艽　独活《胡洽》用乌头　黄芪　人参　甘菊花各二两,《胡洽》用蜀椒　茵芋十八铢,《胡洽》用菌草　防风　石斛《胡洽》用草薢　山茱萸　桂心各一两半　附子　芎䓖《胡洽》用桔梗　细辛　当归　五味子　甘草　白术　干姜　白藓皮《胡洽》用白蔹,各三十铢　麻黄　天

雄 远志各一两,《胡洽》用防己

上二十二味治下筛,酒服方寸匕,日再,渐渐加至二匕。又云治风无新久,并补。

吴秦艽散 治风注入肢体百脉身肿,角弓反张,手足酸疼,皮肤习习,身体尽痛,眉毛堕落,耳聋,惊悸,心满短气,魂志不定,阴下湿痒,大便有血,小便赤黄,五劳七伤,万病皆治。

秦艽 蜀椒 人参 茯苓 牡蛎 细辛 栝楼根 麻黄各十八铢 干姜 附子 白术 桔梗 桂心 独活 当归各一两 黄芩 柴胡 牛膝 天雄 石南 杜仲 莽草 乌头各半两 甘草 芎䓖 防风各一两半

上二十六味治下筛,盛以韦袋,食前温酒一升服方寸匕,日三服,急行七百步,更饮酒一升。忌如常法。

风痹第八论一首 方九首

论曰:血痹病,从何而得之？师曰:夫尊荣人骨弱,肌肤盛,因疲劳汗出,卧不时动摇,加被微风,遂得之。形如风状。《巢源》云其状如被微风如吹。但以脉自微涩,涩在寸口,关上紧,宜针引阳气,令脉和,紧去则愈。

治风湿,脉浮身重,汗出恶风方

甘草二两 黄芪五两 汉防己四两 生姜 白术各三两 大枣十二枚

上六味㕮咀,以水六升煮取三升,分三服。服了坐被中,欲解如虫行皮中,卧取汗。

铁精汤 治三阴三阳,厥逆寒食,胸胁支满,病不能言,气满胸中,急肩息,四肢时寒热不随,喘悸烦乱,吸吸少气,言辄飞扬,虚损方。

黄铁三十斤,以流水八斗扬之三千遍　人参三两　炭五十斤,烧铁令赤,投冷水,复烧七遍,如此澄清,取汁二斗煮药　半夏　麦门冬各一升　白薇　黄芩　甘草　芍药各四两　石膏五两　生姜二两　大枣二十枚

上十味㕮咀,内前汁中,煮取六升,服一升,日三服,两日令尽。

黄芪汤　治血痹,阴阳俱微,寸口关上微,尺中小紧,外证身体不仁如风状方。

蜀黄芪　人参《要略》无　芍药　桂心各三两　生姜六两　大枣十二枚

上六味㕮咀,以水六升煮取二升,服七合,日三服令尽。

治游风行走无定,肿或如盘大,或如瓯,或着腹背,或着臂,或着脚,悉主之方

海藻　茯苓　防风　独活　附子　白术各三两　大黄五两　当归一本作当陆　鬼箭各一两

上九味㕮咀,以酒二斗渍五日,初服二合,渐加,以知为度。

白蔹散　治风痹肿筋急,展转易常处方。

白蔹半两　附子六铢

上二味治下筛,酒服半刀圭,日三。不知,增至一刀圭,身中热行为候,十日便觉。

治风痹,游走无定处,名曰血痹大易方

萆薢　薯蓣　牛膝　泽泻各二两　地肤子　白术各半两　干漆　蛴螬　狗脊　车前子　天雄各十铢　茵芋六铢　山茱萸三十铢

干地黄二两半

上十四味为末,蜜和丸,如梧桐子大酒下十丸,日三,后稍加。

治诸风痹方

防风　甘草　黄芩　桂心　当归　茯苓各一两　秦艽　葛根各二两　生姜五两　大枣三十枚　杏仁五十枚

上十一味㕮咀,以酒水各四升煮取三升,分三服,取汗。

附子酒　治大风冷,痰癖胀满,诸痹方。

大附子一枚重二两者亦云二枚,酒五升渍,春五日,每服一合,日再,以瘥为度。

麻子酒　治虚劳百病,伤寒风湿,及妇人带下,月水往来不调,手足疼痹着床,服之令人肥健方。

麻子一石　法曲一斗

上二味,先捣麻子成末,以水二石着釜中,蒸麻子极熟,炊一石米,倾出滓,随汁多少如家酝法,候熟,取清酒,随性饮之。

卷之二十九　伤寒方

伤寒例第一

论曰:《易》称:天地变化,各正性命。然则变化之迹无方,性命之功难测,故有炎凉寒燠,风雨晦冥,水旱妖灾,虫蝗怪异,四时八节,种种施化不同;七十二候,日月运行各别。终其晷度,方得成年,是谓岁功毕矣。天地尚且如然,在人安可无事?故人生天地之间,命有遭际,时有否泰,吉凶悔吝,苦乐安危,喜怒爱憎,存亡忧畏,关心之虑,日有千条,谋身之道,时生万计,乃度一日。是故天无一岁不寒暑,人无一日不忧喜。故有天行温疫病者,即天地变化之一气也,斯盖造化必然之理,不得无之。故圣人虽有补天至极之德,而不能废之。虽不能废之,而能以道御之。其次有贤人,善于摄生,能知撙节,与时推移,亦得保全。天地有斯瘴疠,还以天地所生之物以防备之,命曰知方,则病无所侵矣。然此病也,俗人谓之横病,多不解治,皆云日满自瘥,以此致枉者,天下大半。凡始觉不佳,即须救疗,迄至于病愈,汤食竞进,折其毒势,自然而瘥。必不可令病气自在,恣意攻人,拱手待毙,斯为误矣。今博采群经,以为上下两卷,广设备拟,好养者可得详焉。

《小品》曰:古今相传,称伤寒为难治之疾,时行温疫是毒病之气,而论治者不判伤寒与时行温疫为异气耳,云伤寒雅士之辞,天行温疫是田舍间号耳,不说病之异同也。考之众经,其实殊异矣。

所宜不同,方说宜辨,是以略说其要。

《经》言:春气温和,夏气暑热,秋气清凉,冬气凛冽。此四时正气之序也。冬时严寒,万类深藏,君子固密,则不伤于寒。或触冒之者,乃为伤寒耳。其伤于四时之气,皆能为病,而以伤寒为毒者,以其最为杀厉之气也。中而即病,名曰伤寒。不即病者,其寒毒藏于肌骨中,至春变为温病,至夏变为暑病。暑病,热极重于温也。是以辛苦之人,春夏多温病热病者,皆由冬时触冒寒冷之所致,非时行之气也。凡时行者,是春时应暖而反大寒,夏时应热而反大冷,秋时应凉而反大热,冬时应寒而反大温,此非其时而有其气,是以一岁之中,病无长少,多相似者,此时行之气也。伤寒之病,逐日深浅,以施方治。今世人得伤寒,或始不早治,或治不去病,或日数久淹,困乃告师。苟依方次第而疗,则不中病,皆宜临时消息制方,乃有效耳。

华佗曰:夫伤寒始得,一日在皮,当摩膏火灸之,即愈。若不解者,二日在肤,可依法针,服解肌散发汗,汗出即愈。若不解,至三日在肌,复一发汗,即愈。若不解者,止勿复发汗也。至四日在胸,宜服藜芦丸微吐之,则愈。若病困,藜芦丸不能吐者,服小豆瓜蒂散吐之,则愈也。视病尚未醒醒者,复一法针之。五日在腹,六日入胃,入胃乃可下也。若热毒在外,未入于胃而先下之者,其热乘虚入胃,即烂胃也。然热入胃,要须下去之,不可留于胃中也。胃若实热为病,三死一生,皆不愈。胃虚热入,烂胃也。其热微者赤斑出,此候五死一生,剧者黑斑出者,此候十死一生。但论人有强弱,病有难易,得效相倍也。

得病无热,但狂言,烦躁不安,精彩言语不与人相主当者,勿以火迫之,但以猪苓散一方寸匕服之,当逼与新汲水一升若二升,强饮之,令以指刺喉中吐之，病随手愈。若不能吐者，勿强与水，水停则结心下也。当更以余药吐之，皆令相主，不尔更致危矣。若此病辈，不时以猪苓散吐解之者，其死殆速耳。亦可先以去毒物及法针之，尤佳。

夫饮膈实者，此皆难治，此则三死一生也。病者过日不以时下，则热不得泄，亦胃烂斑出。春夏无大吐下，秋冬无大发汗。法：冬及始春大寒时，宜服神丹丸，亦可摩膏火炙；若春末及夏月始秋，此热月，不宜火炙及重覆，宜服六物青散。若崔文行度瘴散、赤散、雪煎亦善。若无丸散及煎者，但单煮柴胡数两，伤寒时行亦可服。以发汗至再三发汗不解，当与汤，实者转下之。其脉朝夕快者，为澼实者。朝平夕快者，非澼也。转下汤为可早与，但当少与，勿令大下耳。少与，当数其间也。

诸虚烦热者，与伤寒相似，然不恶寒，身不疼痛，故知非伤寒也，不可发汗；头不痛，脉不紧数，故知非里实，不可下也。如此内外皆不可攻而强攻之，必遂损竭，多死难全也。此虚烦，但当与竹叶汤，若呕者与橘皮汤。一剂不愈，为可重与也。此法数用，甚有效验。伤寒后虚烦，亦宜服此汤。

王叔和曰：夫阳盛阴虚《外台》作表和里病，汗之则死，下之则愈；阳虚阴盛《外台》作里和表病，下之则死，汗之则愈。夫如是，则神丹安可以误发？甘遂何可以妄攻？虚盛之治《外台》作表里之病，相背千里；吉凶之机，应若影响。然则桂枝下咽，阳盛则毙《外台》作表和则毙；承气入胃，阴盛以亡《外台》作里平以亡。若此阴阳虚实之交错，其候至微；发汗吐下之相反，其祸至速。而医术浅狭，不知不识，病者殒没，自谓其分，至令冤魂塞于冥路，夭死盈于旷野，仁爱鉴此，宁不伤楚？

夫伤寒病者,起自风寒,入于腠理,与精气分争,荣卫否隔,周行不通。病一日至二日,气在孔窍皮肤之间,故病者头痛恶寒,腰背强重,此邪气在表,发汗则愈;三日以上,气浮在上部,填塞胸心,故头痛,胸中满,当吐之则愈;五日以上,气沉结在藏,故腹胀身重,骨节烦疼,当下之则愈。明当消息病之状候,不可乱投汤药,虚其胃气也。《经》言:脉微不可吐,虚细不可下。又,夏月亦不可下也。此医之大禁也。脉有沉浮,转能变化。或人得病数日,方以告医,虽云初觉,视病已积日在身,其疹瘵结成,非复发汗解肌所除。当诊其脉,随时形势,救解求免也,不可苟以次第为固,失其机要,乃致祸矣。此伤寒次第,病三日以内发汗者,谓当风解衣,夜卧失覆,寒温所中,并时有疾疫贼风之气相染易,为邪恶所中也。至于人自饮食生冷过多,腹脏不消,转动稍难,头痛身温,其脉实大者,便可吐下之,不可发汗也。

陈廪丘云:或问得病连服汤药发汗,汗不出,如之何? 答曰:医经云:连发汗,汗不出者,死病也。吾思之,可蒸之如蒸中风法,热温之气于外迎之,不得不汗出也。后以问张苗,苗云:曾有人作事疲极汗出,卧单簟,中冷得病,但苦寒倦,诸医与丸散汤,四日之内凡八过发汗,汗不出。苗令烧地,布桃叶蒸之,即得大汗,于被中就粉傅身,使极燥乃起,便愈。后数以此发汗,汗皆出也。人性自有难汗者,非惟病使其然也,蒸之则无不汗出也。诸病发热恶寒,脉浮洪者,便宜发汗,温粉粉之,勿令遇风。当发汗,而其人适失血及大下利,则不可大汗也。数少与桂枝汤,使体润漐漐,汗出连日,当自解也。

论曰:凡人有少苦,似不如平常,即须早道,若隐忍不治,冀望自瘥,须臾之间,以成固疾,小儿女子,益以滋甚。若时气不和,当自戒谨。若小有不和,即须治疗,寻其邪由,及在腠理,以时早治,鲜不愈者。患人忍之，数日乃说，邪气入脏，则难可制止，虽和缓亦无能为也。痈疽丁肿，喉痹客忤，尤其为急，此自养生之要也。

凡作汤药，不可避晨夜时日吉凶，觉痛须臾，即宜便治，不等早晚，则易愈矣。服药当如方法，若纵意违师，不须治之也。

凡伤寒，多从风寒得之，始表中风寒，入里则不消矣。未有温覆，而当不消也。凡得时气病，五六日而渴欲饮水，饮不能多，不当与也。所以尔者，腹中热尚少，不能消之，便更为人作病矣。若至七八日，大渴欲饮水者，犹当依证而与之，与之勿令极意也，言能饮一斗者与五升。若饮而腹满，小便涩，若喘若哕，不可与之。忽然大汗出，欲自愈也。人得病能饮水，欲愈也。

凡温病，可针刺五十九穴。又，身之穴六百五十有五，其三十六穴灸之有害，七十九穴刺之为灾。

论曰：夫寻方学之要，以救速为贵。是以养生之家，须预合成熟药，以备仓卒之急，今具之于下。

辟温第二方三十六首　湿蜃病证

屠苏酒　辟疫气，令人不染温病及伤寒，岁旦之方。

大黄十五铢　白术十八铢　桔梗　蜀椒各五十铢　桂心十八铢　乌头六铢　菝葜十二铢

上七味㕮咀，绛袋盛，以十二月晦日中悬沉井中，令至泥，正月朔日平晓出药，置酒中，煎数沸，于东向户中饮之。屠苏之饮，先从小起，多少自在。一人饮，一家无疫；一家饮，一里无疫。饮药酒得三朝，还滓置井中。能仍岁饮，可世无病。当家内外有井，皆悉着药，辟温气也。又一方有防风一两。

太乙流金散 辟温气方。

雄黄_{三两} 雌黄_{二两} 矾石_{一两半} 鬼箭羽_{一两半,即卫矛} 羖羊角_{烧,二两}

上五味治下筛,三角绛袋盛一两,带心前,并挂门户上。若逢大疫之年,以月旦青布裹一刀圭,中庭烧之。温病人亦烧薰之。

雄黄散 辟温气方。

雄黄_{五两} 朱砂_{一作赤术} 菖蒲 鬼臼_{各二两}

上四味治下筛,以涂五心、额上、鼻人中及耳门。

预备一物柏枝散 天气不和,疾病流行方。

取南向社中柏东南枝,曝令干,捣末,酒服方寸匕,神良。

粉身散 辟温病,常用方。

芎䓖 白芷 藁本_{各等分}

上三味治下筛,内米粉中,以粉身。

杀鬼烧药方 辟温气。

雄黄 丹砂 雌黄_{各一斤} 羚羊角_{羖羊角亦得} 芜荑 虎骨 鬼臼 鬼箭羽 野丈人 石长生 貒猪屎 马悬蹄_{各三两} 青羊脂 菖蒲 白术_{各八两} 蜜蜡_{八斤}

上十六味为末,以蜜蜡和,为丸如弹许大,朝暮及夜中户前微火烧之。

虎头杀鬼圆 辟温方。

虎头_{五两} 朱砂 雄黄 雌黄_{各一两半} 鬼臼 皂荚 芜荑_{各一两}

上七味为末,以蜜蜡和,为丸如弹子大,绛袋盛,系臂,男左女右,悬屋四角,晦望夜半,中庭烧一丸。

辟温杀鬼丸　熏百鬼恶气方。

雄黄　雌黄各二两　羖羊角　虎骨各七两　龙骨　龟甲　鲮鲤甲　猬皮各二两　樗鸡十五枚　空青一两　芎䓖　珍珠各五两　东门上鸡头一两

上十三味为末，烊蜡二十两，并手丸如梧子，正旦门户前烧一丸，男左女右。辟百恶，独宿吊丧问病，各吞一丸小豆大；天阴大雾日，烧一丸于户牖前，佳。

雄黄丸　汉建炎二年，太岁在酉，疫气流行，死者极众。即有书生丁季回从蜀青城山来，东过南阳，从西市门入，见患疫疠者颇多，遂于囊中出药，人各惠之一丸，灵药沾唇，疾无不瘥。市中疫鬼数百余，见书生施药，悉皆惊怖而走。乃有鬼王见书生，谓有道法，兼自施药，感众鬼等奔走若是，遂诣书生，欲求受其道法。书生曰：吾无道法，乃囊中之药。呈于鬼王。鬼王睹药，惊惶叩头，乞命而走。此方药带之，入山能辟虎狼蛇虫，入水能除水怪蛟蜃。

雄黄　雌黄　曾青　鬼臼　珍珠　丹砂　虎头骨　桔梗　白术　女青　芎䓖　白芷　鬼督邮　芜荑　鬼箭羽　藜芦　菖蒲　皂荚各一两

上十八味为末，蜜丸如弹子大，绢袋盛，男左女右带之。卒中恶病及时疫，吞如梧子一丸，烧一丸弹子户内。

赤散　辟温疫气，伤寒热病方。

藜芦　踯躅花各一两　牡丹皮　皂荚各一两六铢　附子　桂心　珍珠各六株　细辛　干姜各十八铢

上九味为末，内珍珠合治之，分一方寸匕，置绛囊中带之，男左女右，着臂自随。觉有病之时，便以粟米大内着鼻中，又酒服一钱匕,覆取汗,日三服,当取一过汗耳。

又方　正月旦取东行桑根如指,长七寸,以丹涂之,悬门户上,又令人带之。

断温病,不相染着方

汲水瓶绳长七寸,盗着病人卧席下,良。

又方　以绳度所住户中壁,屈绳即断之。

治温,病不相染方　以桃树蠹屎为末,水服方寸匕。

又方　术、豉等分,酒渍服之,妙。

又方　正旦吞麻子、赤小豆各二十七粒,又以二七粒投井中。

又方　新布袋盛赤豆一升,内井中三日出,举家服二十七枚。

又方　松叶为末,酒服方寸匕,日三服。

又方　常以七月七日合家吞赤小豆,向日吞二七枚。

又方　常以七月七日男吞大豆七枚,女吞小豆二七枚。

又方　神仙教人立春后有庚子日,温芜菁菹汁,合家大小并服,不限多少。

断温疫转相染着,乃至灭门,延及外人,无收视者方

赤小豆　鬼箭羽　鬼臼　雄黄各三两

上四味为末,以蜜和,服如小豆一丸。可与病人同床傅衣。

治温令不相染方　新布袋盛大豆一升内,井中一宿出,服七枚。

治疫病方　药子二枚,末,水服之。

又方　白蜜和上色朱砂粉一两,以太岁日平旦,大小勿食,向东方立,吞服三七丸如麻子大,勿令齿近之,并吞赤小豆七枚,投井泉中。终身勿忘此法。

又方　凡时行疫疠,常以月望日细锉东引桃枝,煮汤浴之。

治瘴气方

蒜五子，并皮碎之　豉心一升

上二味，以三岁男儿尿二升煮五六沸，去滓服之，良。

又方　青竹茹二升，以水四升煮取三升，分作三服。

治患雾气者，心内烦闷少气，头痛项急，起则眼眩欲倒，身微热，战掉不安，时复增寒，心中欲吐，吐时无物方。

新猪屎二升半，内好酒一升，搅令散，以生布绞取汁，更以绵滤，顿服之取尽。即地铺暖卧覆盖，铺前着火，当汗出。若得汗，当细细去上衣，勿使心寒，寒即不瘥，看汗自干乃起。慎风冷。亦治疟及风劳蛊毒。

治肝腑脏温病，阴阳毒，颈背双筋牵，先寒后热，腰强急缩，目中生花方

桂心一两　白术　芒硝　大青　栀子各三两　柴胡五两　石膏　生姜各八两　生地黄　香豉各一升

上十味㕮咀，以水九升煮取三升，分三服。

治肝腑脏温病，阴阳毒，先寒后热，颈筋挛牵，面目赤黄，身中直强方

玄参二两　细辛二两　栀子　黄芩　升麻　芒硝各三两　石膏三两　竹叶切，五升　车前草曝，切，二升

上九味㕮咀，以水一斗半煮竹叶、车前，取七升，去滓，下诸药煎至三升，芒硝，分三服。

治心腑脏温病，阴阳毒，战掉不定，惊动方

大青　黄芩　栀子　知母　芒硝各三两　麻黄四两　玄参六两　石膏　生葛根各八两　生地黄切，一升

上十味㕮咀,以水九升煮取三升,去滓,下芒硝,分三服。

治脾腑脏温病,阴阳毒,头重颈直,皮肉痹,结核隐起方

大青 羚羊角 升麻 射干 芒硝各三两 栀子四两 寒水石五两 玄参八两

上八味㕮咀,以水七升煮取三升,分三服。

治肺腑脏温病,阴阳毒,咳嗽连续声不绝,呕逆方

麻黄 栀子 紫菀 大青 玄参 葛根各三两 桂心 甘草各一两 杏仁 前胡各四两 石膏

上十一味㕮咀,以水九升煮取三升,分作三服。

治肾腑脏温病,身面如刺,腰中欲折,热毒内伤方

茵陈蒿 栀子 芒硝各二两 苦参 生葛各四两 生地黄 石膏各八两 葱白 豉各一升

上九味㕮咀,以水九升煮取二升半,下芒硝,分三服。

萎蕤汤 治温风之病,脉阴阳俱浮,汗出体重,其息必喘,其形状不仁,嘿嘿但欲眠,下之者则小便难,发其汗者必谵语;加烧针者则耳聋难言,但吐下之则遗失便利,如此疾者,宜服之方。

萎蕤 白薇 麻黄 独活 杏仁 芎䓖 甘草 青木香各三两 石膏三两

上九味㕮咀,以水八升煮取三升,去滓,分三服,取汗。若一寒一热,加朴硝一分及大黄三两下之。如无木香,可用麝香一分。《小品方》云:萎蕤汤,治风温及春月中风伤寒,则发热,头脑痛,咽喉干,舌强,骨肉疼,心胸痞满,腰背强,亦治风温。

大䗪病与百合狐惑湿风温病鬼魅皆相类,宜精察节气,其新故二气相搏,喜成此疾。

卷之三十　伤寒方

伤寒膏第三_{方三首}

青膏　治伤寒，头痛项强，四肢烦疼方。

当归　芎䓖　蜀椒　白芷　吴茱萸　附子　乌头　甘草_{各三两}

上八味㕮咀，以醇苦酒渍之再宿，以猪脂四斤煎令药色黄，绞去滓，以温酒服枣核大三枚，日三服，取汗。不知，稍增。可服可摩，如初得伤寒一日，苦头痛背强，宜摩之佳。

黄膏　治伤寒赤色，头痛项强，贼风走风方。

大黄　附子　细辛　干姜　蜀椒　桂心_{各半两}　巴豆_{五十枚}

上七味㕮咀，以醇苦酒渍一宿，以腊月猪脂一斤煎之，调适其火，三上三下，药成。伤寒赤色发热，酒服梧子大一枚，又以火摩身数百过，兼治贼风，绝良。风走肌肤，游风所在摩之，神效，千金不传。此赵泉方也。

白膏　治伤寒头痛，向火摩身体，酒服如杏核一枚，温覆取汗，摩身当千过，药力乃行。并治恶疮，小儿头疮，牛领马鞍皆治之，先以盐汤洗疮，以布拭之，傅膏。痈肿，火炙摩千过，日再，自消者方。

天雄　乌头　莽草　羊踯躅_{各三两}

上四味㕮咀，以苦酒三升渍一宿，作东向露灶，又作十二聚湿土各一升许大，取成煎猪脂三斤，着铜器中，加灶上炊，以苇薪令释，内所渍药炊令沸，下着土聚上，沸定复上，如是十二过，令土尽遍，药成去滓。伤寒,咽喉痛,含如枣核一枚,日三。摩时令勿近目。

发汗散第四方十一首

度瘴发汗青散 治伤寒赤色,恶寒发热,头痛项强,体疼方。

麻黄三两半 桔梗 细辛 吴茱萸 防风 白术各一两 乌头 干姜 蜀椒 桂心各一两六铢

上十味治下筛,温酒服方寸匕,温覆取汗,汗出止。若不得汗,汗少不解,复服如法。若得汗足,如故头疼发热,此为内实,当服快豉丸若翟氏丸。如得便头重者,可以二大豆许内鼻孔中,觉燥涕出,一日可三四度,必愈。兼辟时行病。

五苓散 主时行热病,但狂言,烦躁不安,精彩言语不与人相主当者方。

猪苓 白术 茯苓各十八铢 桂心十二铢 泽泻三十铢

上五味治下筛,水服方寸匕,日三。多饮水,汗出即愈。

崔文行解散 治时气不和,伤寒发热者方。

桔梗 细辛各四两 白术八两 乌头一斤

上四味治下筛。若中伤寒,服钱五匕,覆取汗解,若不觉,复小增之,以知为度;若时气不和,且服钱五匕;辟恶气,欲省病者,服一服。皆酒服。

六物青散 治伤寒赤色恶寒方。

附子 白术各一两六铢 防风 细辛各一两十八铢 桔梗 乌头各三两十八铢

上六味治下筛,以温酒服五匕。不知,稍增之。服后食顷不汗出者,进温粥一杯以发之,温覆,汗出漐漐可也,勿令流离,勿出手足也,汗出止。若汗大出不止者,温粉粉之,微者不须粉。不得汗者,当更服之。得汗而不解者,当服神丹丸方出下篇发汗丸门。

青散　治春伤寒,头痛发热方。

苦参　厚朴　石膏各三十铢　大黄　细辛各二两　麻黄五两
乌头五枚

上七味治下筛,觉伤寒头痛发热,以白汤半升和药方寸匕,投汤中,熟讫去滓,尽服,覆取汗,汗出,温粉粉之良久。一服不除,宜重服之。或当微下利者,有大黄故也。

诏书发汗白薇散　治伤寒三日不解者方。

白薇十二铢　杏仁　贝母各十八铢　麻黄一两八铢

上四味治下筛,酒服方寸匕,自覆卧,汗出即愈。

华佗赤散　治伤寒,头痛身热,腰背强引颈,及风口噤,疟不绝,妇人产后中风寒,经气腹大方。

丹砂十二铢　蜀椒　蜀漆　干姜　细辛　黄芩　防己　桂心　茯苓　人参　沙参　桔梗　女萎　乌头各一十八铢　雄黄二十四铢　吴茱萸三十铢　麻黄　代赭各三两半

上十八味治下筛,酒服方寸匕,日三,耐药者二匕,覆令汗出。欲治疟,先发一时所服药二匕半,以意消息之。细辛、姜桂、丹砂、雄黄不熬,余皆熬之。

赤散　治伤寒,头痛项强,身热,腰脊痛,往来有时方。

干姜　防风　沙参　细辛　白术　人参　蜀椒　茯苓　麻黄　黄芩　代赭　桔梗　吴茱萸各一两　附子二两

上十四味治下筛,先食酒服一钱匕,日三。

乌头赤散　治天行疫气病方。

乌头一两半　皂荚半两　雄黄　细辛　桔梗　大黄各一两

上六味治下筛,清酒若井华水服一刀圭,日二。不知稍增,以知为度。除时气疫病，若牛马六畜中水行疫，亦可与方寸匕。人始得病一日时，服一刀圭，取两大豆许，吹着两鼻孔中。

水解散 治时行，头痛壮热一二日方。

桂心 甘草 大黄各二两 麻黄三两

上四味治下筛，患者以生熟汤浴讫，以暖水服方寸匕，日三，覆取汗，或利便瘥。力强人服二方寸匕。《延年秘录》黄连、芍药各二两。《古今录验》无甘草，有芍药，治天行热病，生疱疮疼痛及解肌出汗。

治时病，表里大热欲死方。

大黄 寒水石 芒硝 石膏 升麻 麻黄 葛根 紫葛

上八味等分，治下筛，水服方寸匕，日一。

发汗汤第五例一首　桂枝证十三首　方十九首

例曰：大法春夏宜发汗。凡发汗，欲令手足皆周至，漐漐然一时间许益佳，但不可令如水流离霡霂耳。若病不解，当更重发汗。汗出多则亡阳，阳虚不可重发汗也。凡服汤药发汗，中病便止，不必尽剂也。凡云可发汗而无汤者，丸散亦可用，要以汗出为解，然不及汤随证良验。凡病无故自汗出，复发其汗，愈，卫复和故也。

夫脉浮者病在外，可发汗，宜桂枝汤。

夫阳脉浮大而数者，亦可发汗，为宜桂枝汤。

夫病常自汗出者，此为荣气和，荣气和而外不解，此为卫气不和也。荣行脉中，卫行脉外，复发其汗，卫和则愈，宜桂枝汤。

夫病人脏无他病，时时发热，自汗出而不愈者，此卫气不和故也，先其时发汗则愈，宜桂枝汤。

太阳病，发热汗出者，此为荣弱卫强，故令汗出，欲救邪风，宜桂枝汤。

太阳病,头痛发热,汗出,恶风寒,宜桂枝汤。

太阳病,下之微喘者,表未解也,宜桂枝加厚朴杏仁汤。

太阳病,外证未解者,不可下,宜桂枝汤。

太阳病,先发其汗,不解而下之,其脉浮者不愈。浮为在外,而反下之,故令不愈。今脉浮,故在外,当须解表则愈,宜桂枝汤。

太阳病,下之气上冲者,可与桂枝汤,不上冲,不可与。

凡桂枝本为解肌,若脉浮紧,发热无汗者,勿与之。常知此,勿误也。

桂枝汤 治中风,其脉阳浮而阴弱,阳浮者热自发,阴弱者汗自出,涩涩恶风,淅淅恶寒,噏噏发热,鼻鸣干呕方。

桂枝 芍药 生姜各三两 甘草一两 大枣十二枚

上五味,㕮咀三物,切姜擘枣,以水七升煮枣令烂,去滓,乃内诸药,水少者益之,煮令微沸,得三升,去滓,服一升,日三,小儿以意减之。初服少多便得汗出者,小阔其间;不得汗者,小促其间,令药势相及。汗出,自护如法,特须避风。病若重,宜夜服。若服一剂不解,病证不变者,当复服之。至有不肯汗出,服两三剂乃愈。服此药食顷,饮热粥以助药力。

麻黄汤 治伤寒,头及腰痛,身体骨节疼,发热恶寒,不汗而喘方。

麻黄三两 桂枝 甘草各二两 杏仁七十枚,喘不甚用五十枚

上四味㕮咀,以水九升煮麻黄,减二升,去沫,内诸药煮取二升半,绞去滓,服八合,覆令汗。

大青龙汤 治中风伤寒,脉浮紧,发热恶寒,身体疼痛,汗不出烦燥方。

麻黄六两 桂心 甘草各二两 石膏如鸡子一枚,碎 生姜三两

杏仁四十枚 大枣十二枚

上七味㕮咀,以水九升煮麻黄,去沫,乃内诸药煮取三升,分服一升。厚覆,当大汗出,温粉粉之即止。不可再服,服之则筋惕肉瞤,此为逆也。不汗乃再服。

阳毒升麻汤 治伤寒一二日,便成阳毒,或服药吐下之后,变成阳毒。身重,腰背痛,烦闷不安,狂言,或走,或见鬼,或吐血、下痢。其脉浮大数,面赤斑斑如锦文,咽喉痛,唾脓血,五日可治,至七日不可治,宜服方。

升麻 甘草各半两 当归 蜀椒 雄黄 桂心各六铢

上六味㕮咀,以水五升煮取二升半,分三服,如人行五里进一服。温覆手足,毒出则汗,汗出则解。不解,重作服之。得吐亦佳。仲景无桂心,有鳖甲手大一片。《肘后》与《千金》同。《古今录验》有栀子六铢,鳖甲如手一片。

阴毒甘草汤 治伤寒初病一二日,便结成阴毒,或服药六七日已上至十日,变成阴毒。身重背强,腹中绞痛,咽喉不利,毒气攻心,心下坚强,短气不得息,呕逆,唇青面黑,四肢厥冷,其脉沉细紧数,仲景云:此阴毒之候,身如被打,五六日可治,至七日不可治也方。

甘草 升麻各半两 当归 蜀椒各六铢 鳖甲一两

上五味㕮咀,以水五升煮取二升半,分三服,如人行五里顷更进一服。温服发汗,毒当从汗出,汗出则愈。若不汗则不除,重作服。仲景方去蜀椒。

阴旦汤 治伤寒,肢节疼痛,内寒外热,虚烦方。

芍药 甘草各二两 干姜 黄芩各三两 桂心四两 大枣十五枚

上六味㕮咀,以水一斗煮取五升,去滓,温服一升,日三夜再,服令小汗。

阳旦汤　治伤寒中风,脉浮,发热往来,汗出恶风,头项强,鼻鸣干呕,桂枝汤主之,随病加减如下方。

以泉水一斗煮取四升,分服一升,日三。自汗者,去桂枝,加附子一枚;渴者,去桂,加栝楼根三两;利者,去芍药、桂,加干姜三累、附子一枚炮;心下悸者,去芍药,加茯苓四两;虚劳里急,正阳旦主之,煎得二升,内胶饴半斤,为再服。若脉浮紧,发热者,不可与之。

六物解肌汤　治伤寒发热,身体疼痛方。

葛根四两　茯苓三两　麻黄　牡蛎　生姜各二两　甘草一两

上六味㕮咀,以水八升煮取三升,分三服,再服后得汗,汗通即止。《古今录验》无生姜、甘草。

解肌汤　治伤寒温病方。

葛根四两　麻黄三两　黄芩　芍药　甘草各二两　大枣十二枚

上六味㕮咀,以水一斗煮取三升,饮一升,日三服。三四日不解,脉浮者宜重服发汗,脉沉实者宜以快豉丸下之。《延年秘录》有桂心一两。

治伤寒,时气瘟疫,头痛壮热,脉盛,始得一二日者方。

丹砂一两为末,以水一斗煮取一升,顿服之,覆取汗。

治疫气伤寒,三日已前不解者方。

好豉一升,绵裹　葱白切,一升　小男儿尿三升

上三味,先熬豉葱令相得,则投小便,煮取二升,分再服,徐徐服之,覆令汗,神验。

解肌升麻汤　治时气三四日不解方。

升麻　芍药　石膏　麻黄　甘草各一两　杏仁三十枚　贝齿三枚,一作贝母十八铢

上七味㕮咀,以水三升煮取一升,尽服,温覆发汗,便愈。

葛根龙胆汤　治伤寒三四日不瘥,身体烦毒而热方。

葛根八两　龙胆　大青各半两　升麻　石膏　萎蕤各一两　甘草　桂心　芍药　黄芩　麻黄各二两　生姜三两

上十二味㕮咀,以水一斗煮葛根,取八升,内余药煮取三升,分四服,日三夜一。

治伤寒四五日,头痛壮热,四肢烦疼,不得饮食方。

栀子仁　黄连　黄柏　大黄各半两　好豉一升　葱白七茎

上六味㕮咀,以水八升煮上四物六七沸,内后葱白、豉,煮得三升,顿服一升,日三。服汤讫,温覆令汗出,粉之。得汗便止后服,勿复取汗;不得汗者,复服重发。此药无忌,特宜老小,神良。

七物黄连汤　治夏月伤寒,四肢烦疼,发热,其人喜烦,呕逆支满,麻如祸祟,寒热相搏,故令喜烦方。

黄连　茯苓　黄芩各十八铢　芍药　葛根各一两　甘草一两六铢　小麦三合

上各㕮咀,以水七升煮取三升,冷分三服。不能一升者,可稍稍服之,汤势安乃卧。药主毒气,服汤之后,胸中热及咽喉痛皆瘥。其明日复煮一剂,如法服之。此汤无毒,但除热下气,安病人。小儿服者,取三分之一,以水四升煮得二升,稍稍服。

三匕汤　治伤寒中风,得之三日至七八日不解,胸胁痛,四肢逆,干呕,水浆不下,腹中宿食不消,重下血,一日数十行方。

茯苓如鸡子大　黄芩　人参各三两　栝楼根四两　芒硝　干地黄各一升　大黄　麻黄　寒水石各半斤

上九味捣筛令相得,以散三方寸匕,水一升煮令三沸,绞去滓,服之,日三,温覆,汗出即愈。病剧,与六七匕。

五香麻黄汤　治伤寒忽发肿,或着四肢,或在胸背,虚肿浮如吹状,亦着头面、唇口、颈项,剧者偏着脚胫外,如轴大而不痛不赤,着四肢者乃欲不遂,悉主之方。

麝香半两　薰陆香　鸡舌香各一两　沉香　青木香　麻黄　防风　独活　秦艽　菱蕤　甘草各三两　白薇　枳实各一两

上十三味㕮咀,以水九升煮取三升,分三服。覆取汗后,外摩防己膏。

治伤寒三日外,与前药不瘥,脉势仍数者,阳气犹在经络,未入脏腑方。

桂枝　黄芩　甘草各二两　升麻　葛根　生姜各三两　芍药六两　石膏八两　栀子二七枚

上九味㕮咀,以水九升煮取二升七合,分三服,相去十里久。若前两服讫即得汗,后服即停;不得汗,更进一服,得汗即止;不得汗者,明日去栀子,加麻黄二两,足水二升,再依方服。

雪煎　治伤寒方。

麻黄十斤　大黄一斤十二两,金色者　杏仁三斗四升

上三味㕮咀,以雪水五斛三斗渍麻黄于东向灶釜中三宿,内大黄搅令调,炊以桑薪,煮得二斛汁,去滓,复内釜中,捣杏仁内汁中,复炊之,可余六七斗汁,绞去滓,置铜器中,又以雪水三斗合煎之,搅令调,得二斗四升,药成可丸,冷凝,丸如弹丸,有病者,以三沸白汤五合研一丸入汤中,适寒温服之,立汗出。若不愈者,复服一丸。密盛药,勿令泄气。

卷之三十一　伤寒方

发汗丸第六方二首

神丹丸　治伤寒赤涩,恶寒发热,体疼者方。

附子　乌头各四两　人参　茯苓　半夏各五两　朱砂一两

上六味为末,蜜丸,以真丹为色,先食服如大豆二丸,生姜汤下,日三。须臾进热粥二升许,重覆,汗出止。若不得汗,汗少不解,复服如前法。若得汗足,应解而不解者,当服桂枝汤。此药多毒,热者令饮水,寒者温饮解之。治疟,先发服二丸。《要略》用细辛,不用人参,别有射干枣大一枚,名赤圆,主寒气厥逆。

麦奴丸　治伤寒五六日以上不解,热在胸中,口噤不能言,惟欲饮水,为坏伤寒。医所不能治,为成死人,精魂已竭,心下才温,以杖发其口开,灌药咽中,药得下则愈,麦奴丸,一曰黑奴丸,二曰水解丸。

釜底墨　灶突墨　梁上尘　麦奴　黄芩　大黄　芒硝各一两
麻黄二两

上八味为末,蜜丸如弹子大,以新汲水五合研一丸破,渍置水中,当药消尽服之。病者渴欲水,极意,不问升数,欲止复强饮,能多饮为善。不欲饮水,当强饮之。服药须臾当寒,寒竟,汗出便解。若服药日移五尺许不汗,复服如前法,不过再三服,佳。小麦黑勃名麦奴。

宜吐第七例一首　证五条　方五首

例曰:大法春宜吐。凡服吐药,中病便止,不必尽剂也。

病如桂枝证,头不痛,项不强,而脉寸口浮,胸中鞕满,气上冲喉咽,不得息者,此以内有久痰,宜吐之。

病胸上诸寒,胸中郁郁而痛,不能食,欲得使人按之,按之反有涎出,不利,日十余行,而其人脉迟,寸脉微滑者,此宜吐之,吐之利即止。

少阴病,饮食入口则吐,心中愠愠然,欲吐复不能吐者,宜吐之。宿食在上脘,宜吐之。

病手足逆冷,脉乍结者,客气在胸中,心下满而烦,饥不能食者,以病在胸中,宜吐之。

瓜蒂散　病如桂枝证,头不痛,项不强,寸脉微浮,胸中痞坚,气上撞咽喉,不得息者,此为胸有寒也,宜吐之。

瓜蒂　赤小豆各一两

上二味治下筛,取一钱匕,香豉一合,熟汤七合煮作稀粥,去滓,取汁和散,温,顿服之。不吐者,少少加,得快吐乃止。《张文仲》以白汤三合,和服。

水导散　治时气病,烦热如火,狂言妄语,欲以走方。

甘遂半两　白芷二两　大黄四两　厚朴八两　枳实五枚　芒硝

上六味㕮咀,以水一斗,先煮厚朴枳实,取五升,去滓,内大黄煎取二升,去滓,下芒硝更煎一两沸,分再服,得快利止。

抵当圆下血方

水蛭　虻虫各二十枚　桃仁二十二枚　大黄三两

上四味为末,蜜和合,分为四丸,以水一升煮一丸,取七合,顿服之,晬时当下血。不下,更服。

抵当汤 治同前。

水蛭 虻虫各三十枚 桃仁三十三枚 大黄三两

上四味㕮咀,以水五升煮取三升,去滓,服一升。不下,更服。

承气汤方

枳实五枚 芒硝半升 大黄四两 甘草三两

上四味㕮咀,以水五升煮取二升,去滓,适寒温,分三服,如人行五里进一服,取下利为度。若不得利,尽服之。

生地黄汤 治伤寒有热,虚羸少气,心下满,胃中有宿食,大便不利方。

生地黄三斤 大黄四两 甘草两寸 芒硝二合 大枣二十枚

上五味合捣令相得,蒸五升米下,熟,绞取汁,分再服。

大柴胡蒌蕤知母汤 治伤寒七八日不解,默默心烦,腹中有干粪,讝语方。

柴胡半斤 蒌蕤 知母 大黄 甘草各二两 人参 黄芩 芍药各三两 生姜五两 半夏半两

上十味㕮咀,以水一斗煮取三升,去滓,服一升,日三,即下为效。《集验》用枳实四枚,不用芍药。

治伤寒,头痛壮热,百节疼痛方

柴胡 栀子仁 芍药 知母各四两 升麻 黄芩 大青 杏仁各三两 石膏八两 香豉一升

上十味㕮咀,以水九升煮取二升七合,分温三服。若热盛,加大黄四两。

快豉丸 治伤寒留饮,宿食不消方。

豆豉一升 巴豆去油,三百枚,今用二百枚 杏仁六十枚 黄芩
黄连 大黄 麻黄各四两 芒硝 甘遂各三两

上九味为末,以蜜和,丸如大豆,服二丸。不得下者,增之。《崔
氏》云:此黄素方。

发汗吐下后第九脉证 方 灸法

伤寒已解半日许,复心烦热,其脉浮数者,可更发汗,宜桂枝汤。

凡发汗后饮水者,必喘,宜慎也。

竹叶汤 治发汗后表里虚烦,不可攻者,但当与此方。

竹叶二把 半夏半升 麦门冬一升 人参 甘草各二两 生姜
四两 石膏一斤

上七味㕮咀,以水一斗煮取六升,去滓,内粳米半升,米熟去
之,分服一升,日三。张文仲不用生姜。

桂枝麻黄汤 服桂枝汤大汗后,脉洪大者,与桂枝汤。若形如
疟,一日再发,汗出便解者,属桂枝二麻黄一汤方。

桂枝一两十七铢 麻黄十六铢 芍药 生姜各一两六铢 甘草一
两一铢 杏仁十六枚 大枣五枚

上七味㕮咀,以水五升煮麻黄再沸,去沫,内诸药煮取二升,适
寒温,分再服,取微汗而已。

小青龙汤 治伤寒表未解,心下有水气,干呕,发热而咳,或
渴,或痢,或噎,或小便不利,小腹满,或喘者方。

桂心 麻黄 甘草 干姜 芍药 细辛各三两 五味子 半
夏各半升

上八味㕮咀,以水一斗煮麻黄,减二升,去上沫,内诸药煮取三升,分三服,相去十里顷复服之。若渴者,去半夏,加栝楼根三两;若微痢,去麻黄,加芫花如一鸡子大,熬令赤色;若噎,加附子一枚;若小便不利,小腹满者,去麻黄,加茯苓四两;若喘,去麻黄,加杏仁半升。数用神效。

四物甘草汤　治伤寒,发汗出而喘,无大热与此方。

甘草二两　麻黄四两　石膏半斤　杏仁五十枚

上四味㕮咀,以水七升先煮麻黄,令减二升,内诸药煎取三升,分三服。

栀子汤　治发汗若下后烦热,胸中窒,气逆抢心者方。

栀子十四枚　香豉四合,绵裹

上二味,以水四升先煮栀子,取二升半,次内豉煮取一升半,分二服。温进一服,得快吐,止后服。

厚朴汤　治发汗后腹胀满方。

厚朴半两　人参一两　甘草一两　生姜八两　半夏半升

上五味㕮咀,以水一斗煮取三升,分三服。

玄武汤　太阳病发汗,汗出不解,其人乃发热,心下悸,头眩,身瞤动,振振欲擗地方。

茯苓　芍药　生姜各三两　白术二两　附子一枚

上五味㕮咀,以水八升煮取二升,温服七合。

葛根黄连汤　治太阳病反下之,利遂不止,脉促者表未解,喘而汗出者方。

葛根半斤　黄连　黄芩各三两　甘草二两

上四味㕮咀,以水八升先煮葛根,减二升,次内诸药煮取二升,去滓,分再服。

茯苓汤　治伤寒发汗吐下后,心下逆满,气上冲胸,起即头眩,其脉沉紧,发汗则动经,身为振摇者方。

茯苓四两　白术　桂心各三两　甘草二两

上四味㕮咀,以水六升煮取三升,去滓,分三服。

凡寸口脉浮,关上自沉,为结胸。《巢源》作沉细。

凡伤寒病发于阳而反下之,热入,因作结胸。

大陷胸丸　治结胸病,项亦强,如柔痉状,下之即和方。

大黄八两　芒硝　杏仁　葶苈各五合

上四味,捣筛大黄葶苈,余二味别研如脂,和散,取如弹丸大一枚,甘遂末一钱匕,白蜜二合,水一升煮取八合,温顿服之,病乃自下。如不下,更服,取下为效。

伤寒六七日,结胸热实,其脉沉紧,心下痛,按之正坚,宜大陷胸汤。

太阳病,重发汗而复下之,不大便五六日,舌上干而渴,日晡有小潮热,心胸大烦,从心下至小腹,坚满痛不可近,宜大陷胸汤方。

甘遂末,一钱匕　大黄切,六两　芒硝一升

上三味,以水六升先煮大黄,取三升,去滓,内芒硝下沸,次内甘遂,分再服。一服得快利,止后服。

甘草泻心汤　伤寒中风,医反下之,其人下痢,日数十行,谷不化,腹中雷鸣,心下痞坚结满,干呕,心烦不能得安。师见心下痞,谓病不尽,复下之,其痞益甚。此非结热,但以胃中虚,客气上逆使之然也,宜治之方。

甘草四两　黄芩　干姜各三两　黄连一两　半夏半升　大枣十

二枚

上六味㕮咀，以水一斗煮取六升，去滓，分服一升，日二。加人参三两乃是也。

生姜泻心汤　治伤寒发汗后，胃中不和，心下痞坚，干噫食臭，胁下有水气，腹中雷鸣，下痢者方。

生姜四两　甘草　人参　黄芩各一两　干姜　黄连各一两　半夏半升　大枣十二枚

上八味㕮咀，以水一斗煮取六升，去滓，分服一升，日三。

白虎汤　治伤寒吐下后七八日不解，结热在里，表里俱热，时时恶风，大渴，舌上干燥而烦，欲饮水数升者方。

石膏一升　知母六两　甘草二两　粳米六合

上四味㕮咀，以水一斗煮米熟，去滓，分服一升，日三。诸亡血及虚家，不可与白虎汤。若立夏后至立秋前得用之，立秋后不可服，春三月尚凛冷，亦不可与之，与之则呕利腹痛。

伤寒无大热而口干渴，心烦，背微恶寒，宜服白虎汤。

伤寒脉浮，发热无汗，其表不解，不可与白虎汤。渴欲饮水，无表证，宜白虎汤。

若渴欲饮水，口燥舌干者，亦宜白虎汤。

青葙子圆　治伤寒后结热在内，烦渴者方。

青葙子五两　黄芩　栝楼根　苦参各一两　黄柏二两　龙胆栀子仁　黄连各三两

上八味为末，蜜丸，如梧桐子大先食后服七丸，日。不知，稍加。一本云饧和为丸。

大青汤　治伤寒热病十日已上，发汗不解，及吐下后诸热不除,及下利不止,斑出,皆治之方。

大青四两　甘草　阿胶各二两　豆豉一升

上四味㕮咀,以水八升煮取三升,去滓,煮三沸,去豉,内阿胶令烊,顿服一升,日三服。欲尽复作,常使有余,渴者当饮。但除热,止吐下,无毒。《深师》治劳复。《肘后》有赤石脂三两,《胡洽》《集验》同。

治伤寒后不了了,朝夕有热如疟状方。

知母二两　麻黄　甘草　芍药　黄芩　桂心各一两

上六味㕮咀,以水七升煮取二升半,服五合,日三,温覆令微汗。若心烦不得眠,其人欲饮水,当稍稍饮之,令胃中和则愈。

江南诸师秘仲景要方不传。

灸法

初得病,或先头痛,身寒热,或涩涩欲守火,或腰背强直,面目如饮酒状,此伤寒初得一二日,但烈火灸心下三处:第一处去心下一寸名巨阙,第二处去心下二寸名上脘,第三处去心下三寸名胃脘,各灸五十壮。然或人形大小不同,恐寸数有异,可绳度,随其长短寸数最佳。取绳,从心头骨名鸠尾头度取脐孔,中屈绳取半,当绳头名胃脘。又中屈半绳,更分为二分,从胃脘向上度一分,即是上脘。又上度取一分,即是巨阙。大人可灸五十壮,小儿可三壮,亦随其年灸之,大小以意酌量也。若病者三四日以上,宜先灸胸上二十壮。以绳度鼻正上尽发际,中屈绳断去半,便从发际入发中,灸绳头,名曰天聪。又灸两颞颥,又灸两风池,又灸肝腧百壮,余处各二十壮,又灸太冲三十壮,神验。

卷之三十二　伤寒方

伤寒杂治第一 论一首　方五十一首　灸法一首

论曰：凡除热解毒，无过苦醋等物，故多用苦参、青葙、艾、栀子、葶苈、苦酒、乌梅之属，是其要也。夫热盛，非苦醋物不解也。热在身中，既不时治，治之又不用苦醋等药，此如救火不以水也，必不可得脱免也。

又曰：今诸疗多用辛甘，姜桂、人参之属，此皆贵价，难得常有，比行求之，转以失时。而苦参、青葙、葶苈、艾之属，所在尽有，除热解毒最良，胜于向贵价药也。前后数参，并用之。得病内热者，不必按药次也，便以青葙、苦参、艾、苦酒疗之，但稍与促其间，无不解也。

扁鹊曰：病在腠理，汤熨之所及；病在血脉，针石之所及；病在骨髓，无可奈何。而凡医治病，或言且待，使病成乃顿去之，此为妄矣。当预约束家中及所部曲，具语解此意，使有病者知之为要。

治温气病欲死方。

苦参一两，以酒二升煮取一升，尽饮之，当吐则除诸毒病，服之，覆取汗，皆愈。《张文仲》及《肘后》云：治热毒气垂死，破棺千金汤。

苦参汤　治热病五六日已上方。

苦参三两　黄芩二两　生地黄八两

上三味㕮咀，以水八升煎取二升，适寒温，服一升，日再。

凝雪汤　治时行毒病七八日，热积聚胸中，烦乱欲死，起死人，搨汤方。

芫花一升,以水三升煮取一升半,渍故布,薄胸上,不过三薄,热即除。当温暖四肢,护厥逆也。

栝蒌汤　治伤寒中风五六日已上,但胸中烦,干呕方。

栝蒌　黄芩　甘草各三两　生姜四两　大枣十二枚　柴胡半斤

上六味㕮咀,以水一斗二升煮取五升,绞去滓,适寒温,服一升,日三。

芦根饮子　治伤寒后呕哕反胃及干呕,不下食方。

生芦根切　青竹茹各一升　粳米三合　生姜三两

上四味,以水七升先煮千里鞋底一只,取五升澄清,下药煮取二升半,随便饮。不瘥重作,取瘥。

治伤寒后呕哕方

通草三两　生芦根切,一升　橘皮一两　粳米三合

上四味㕮咀,以水五升煮取一升,随便稍饮。不瘥更作,取瘥止。

治伤寒后虚羸少气,呕吐方

石膏　麦门冬　半夏各一升　竹叶一把　人参一两

上五味㕮咀,以水一斗煮取六升,去滓,内粳米一升,米熟汤成,饮一升,日三服。一方加生姜五两。此方正是仲景竹叶汤方,前卷汗后门中已有此方,仍少甘草,分两小别。

治热毒攻手足,赤肿焮热,疼肿痛欲脱方。

煮马屎与羊屎汁,渍之,日三度。

又方　浓煮虎杖根,适寒温,以渍手足,令至踝上一尺止。

又方　稻穰灰汁渍之。

又方　取好酒煮苦参,以渍之。

又方　猪膏和羊屎,涂之,亦佳。

又方　取常思草绞取汁,以渍之。一名苍耳。

漏芦连翘汤　治时行热毒,变作赤色痈疽,丹疹毒热,赤肿赤

痛,生䐃黳方。

漏芦　连翘　黄芩　麻黄　白术　升麻　甘草各一两　枳实
大黄各三两

上九味㕮咀,以水九升煮取三升,分三服,相去如人行五里久
更服。热盛者,可加芒硝二两。

猪胆汤　治伤寒五六日斑出方。

猪胆　苦酒各三合　鸡子一枚

上三味合煎三沸,强者尽服之,羸者须煎六七沸,分为二服,汗
出即愈。

治人及六畜时气热病,豌豆疮方。

浓煮黍穰汁,洗之。一茎是稷穰,即不瘥。疮若黑者,捣蒜封之。

又方　煮芸苔,洗之。

治热病后豌豆疮方。

黄连三两,以水二升煮取八合,顿服之。

又方　真波斯青黛大如枣,水服之,瘥。

又方　青木香二两,以水三升煮取一升,顿服之,愈。

又方　若赤黑发如疥大一作痰火者,煎羊脂,摩傅之。

又方　小豆屑,鸡子白和傅之。

又方　以妇人月水帛以拭之。

又方　小儿尿,取月水汁,和水浴之。

又方　灸两手腕脶子骨尖上三壮,男左女右。

木香汤　治疮烦疼者方。

青木香二两　薰陆香　矾石　丁香各一两　麝香半两

上五味㕮咀,以水四升煮取一升半,再服。热毒盛者,加犀角
一两,无犀角以升麻代之;病轻者,去矾石。神验。

又方　芒硝和猪胆涂上,勿动,痂落无痕,仍卧黄土末上,良。

此病小便涩有血者,内坏,疮皆黑靥,不出脓者,死不治也。

治内发疮盛方。

醋四合　大猪胆一具

上二味合煎三沸,服一合,日五服之,良。

治豌豆疮初发,觉欲作者方

煮大黄五两,服之,愈。

治时行病发疮方

取好蜜,遍身摩疮上。亦可以蜜煎升麻摩之,并数数食之。

治伤寒鼻衄,肺间有余热故也,热因血自上不止,用此方。

牡蛎二两半　石膏一两六铢

上二味治下筛,酒服方寸匕,日三四。亦可蜜丸,如梧子大,用治大病瘥后,小劳便鼻衄者。

治伤寒热病,喉中痛,闭塞不通方

生乌扇一斤,切　猪脂一斤

上二味合煎,药成去滓,取如半鸡子大,薄绵裹之,内喉中,稍稍咽之,取瘥。

又方　升麻　芍药　羚羊角各三两　通草四两　射干二两　生芦根切,一升

上六味㕮咀,以水七升煮取二升半,分作三服。

治热病,口中苦,下气除热,喉中鸣,煎方。

石膏半升　蜜一升

上二味,以水三升先煮石膏,取二升,乃内蜜,复煎取如饧,含如枣核,尽复含之,大良。

治伤寒热病后口干,喜唾咽痛方。

大枣二十枚　乌梅十枚

上二味合捣,蜜和,含如杏核大,咽其汁,甚验矣。

禹余粮汤 伤寒服汤药而下利不止,心下痞坚,服泻心汤竟,复以他药下之,利不止,医以理中与之而利益甚,理中治中焦,此利在下焦治之方。

禹余粮 赤石脂各一斤,碎

上二味,以水六升煮取二升,分三服。若不止,当利小便。

治伤寒后下利脓血方。

阿胶一两 黄柏二两 黄连四两 栀子十四枚

上四味㕮咀,以水六升煮取二升,去滓,内阿胶更煎令消,分为三服。《甲乙方》无黄柏,有黄芩。

治赤白下脓,小儿得之,三日皆死,此有䘌虫在下部方。

麝香 矾石 巴豆 附子 珍珠 雄黄各等分

上六味,治合,取桑条如箭簳,长三寸,以绵缠头二寸,唾濡绵,展取药着绵上,内谷道中,半日复易之,日再,神效。

麻黄升麻汤 治伤寒六七日,其人大下后,脉沉迟,手足厥逆,下部脉不至,咽喉不利,唾脓血,泄利不止,为难治者方。

麻黄 知母 萎蕤亦作菖蒲 黄芩各三两 升麻 芍药 当归 干姜 石膏 茯苓 白术 桂心 甘草 麦门冬各一两

上十四味㕮咀,以水一斗先煮麻黄,减二升,去上沫,次内诸药煮取三升,分服一升,微取汗,愈。

治温毒及伤寒,内虚外热攻胃,下黄赤汁及烂肉汁,赤滞下,伏气腹痛,诸热毒方。

栀子二十枚 豉二升 薤白一握

上三味,以水四升先煮栀子薤白令熟,次内豉煮取二升半,分三服,频服取瘥。

治病后虚肿方。

豉五升 醇酒一斗

上二味,煮三沸,及热顿服。不耐酒者随性,覆取汗。

治汗不止方。

地黄三斤切,以水一斗煮取三升,分三服。

又方　白术叶作饮,饮之。

又方　白术方寸匕,以饮服之。

治卒得汗不止方。

以温酒服牛羊脂,愈。

又方　服尿,亦止。

治盗汗及汗无时方。

以韭根四十九枚,水二升煮一升,顿服之为度。

又方　豉一升,以酒二升渍三日,服。不瘥,更合服,不过三剂即止。

又方　死人席缘烧灰煮汁,洗身,瘥。

止汗方。

杜仲　牡蛎各等分

上二味治下筛,临夜卧以水服五钱匕。

又方　牡蛎　雷丸　麻黄根各三两　干姜　甘草各二两　米粉二升

上六味治下筛,随汗处粉之。

牡蛎散　治卧即出盗汗,风虚头痛方。

牡蛎　白术　防风各三两

上三味治下筛,酒服方寸匕,日二。止汗,无出此方,一切泄汗服之,三日皆愈。

卷之三十三　伤寒方

劳复第二论二首　方二十一首　食忌九条

论曰:凡热病新瘥及大病之后,食猪肉及羊血、肥鱼、油腻等,必当大下利,医所不能治也,必至于死。若食饼饵、粢黍、饴、晡、鲙炙、枣栗诸果物脯修及坚实难消之物,胃气尚虚弱,不能消化,必更结热,适以药下之,则胃气虚冷,大利难禁,不下之必死,下之复危,皆难救也。热病及大病之后,多坐此死,不可不慎也。

病新瘥后,但得食糜粥,宁少食令饥,慎勿饱,不得他有所食,虽思之,勿与之也。引日转久,可渐食羊肉白糜,若羹汁、雉兔、鹿肉,不可食猪狗肉也。

新瘥后当静卧,慎勿早起,梳头洗面,非但体劳,亦不可多言语用心,使意劳烦,凡此皆令人劳复。故督邮顾子献得病,已瘥未健,请华敷视脉,曰:虽瘥尚虚,未得复,阳气不足,慎勿劳事,余劳尚可,女劳则死,当吐舌数寸。其妇闻其夫瘥,从百余里来省之,经宿交接,中间三日,发热口噤,临死舌出数寸而死。病新瘥未满百日,气力未平复而以房室者,略无不死。有士盖正者,疾愈后六十日,已能行射猎,以房室则吐涎而死。及热病房室,名为阴阳易之病,皆难治多死。近者有一士大夫,小得伤寒,瘥已十余日,能乘马行来,自谓平复,以房室,即小腹急痛,手足拘挛而死。

时病瘥后未满五日,食一切肉面者,病更发,大困;

时病瘥后新起,饮酒及韭菜,病更发;

时病新瘥,食生鱼鲊,下利必不止;

时病新瘥,食生菜,令颜色终身不平复;

时病新汗解,饮冷水者,损心胞,令人虚补乃不复;

时病新瘥,食生枣及羊肉者,必膈上作热蒸;

时病新瘥,食犬羊等肉者,必作骨中蒸热;

时病新瘥,食鱼肉与瓜生菜,令人身热一本作肿;

时病新瘥,食蒜鲙者,病发,必致大困。

黄龙汤　治伤寒瘥后更头痛,壮热烦闷方仲景名小柴胡汤方。

柴胡半斤　半夏半斤　黄芩三两　人参二两　甘草二两　生姜四两　大枣十二枚

上七味㕮咀,以水一斗煮取五升,去滓,服五合,日三。不呕而渴者,去半夏,加栝楼根四两。

补大病后不足虚劳方万病虚劳同用

取七岁已下五岁已上,黄牛新生者乳一升,以水四升煎取一升,如人体温,稍稍饮之。不得过多,十日服不绝为佳。

治伤寒温病后劳复,或食或饮,或动作方

栀子仁三七枚　石膏五两　香豉一升　鼠屎尖头大者,二十枚

上四味㕮咀,以水七升煮取三升,分三服。

治病后劳复,或因洗手足,或梳头,或食等劳复之方

取洗手足汁,饮一合,取头中垢如枣核大,吞一枚。

枳实栀子汤　治大病已后劳复者方。

枳实三枚　栀子十四枚　豉一斗,绵裹

上三味㕮咀,以醋浆七升先煎减三升,次内枳实、栀子,煮取二

升,次内豉煮五六沸,去滓,分再服,覆取汗。如有宿食者,内大黄如博棋子五六枚。

治病新瘥,遇美饮食食过多,食复者方。

取所食余烧为末,饮调服二钱匕,日以三服。

治新瘥早起及食多劳复方。

豉五合　鼠屎二十一枚,尖头者

上二味,以水二升煮取一升,尽服之,温卧令小汗,愈。《崔氏》加栀子七枚,尤良。《肘后》有麻子仁内一升,加水一升,亦可内枳实三枚,葱白一虎口。

治重病新瘥,早起劳及饮食多,致发欲死方。

烧鳖甲末,饮服方寸匕。

治食大饱不消,劳复脉实者方。

豉一升　鼠屎二十枚　栀子七枚　大黄三两

上四味㕮咀,以水六升煮取二升,分二服,微取汗。应小鸭溏者止,不溏者复作。

治劳复垂死方

暖汤三合,洗四五岁女子阴,取汁,内口中服,即愈。小男儿亦得。

麦门冬汤　治劳复气欲绝,起死人方。

麦门冬一两　甘草二两　京枣二十枚　竹叶切,一升

上四味㕮咀,以水七升煮粳米一升令熟,去米,内诸药煎取三升,分三服。不能服者,绵滴汤内口中,用之有效。

治食劳方。

曲二升,煮取汁服之。

又方　杏仁五十枚,以醋二升煎取一升,服之取汗。

又方　烧人屎灰,水服方寸匕为度。

欲令病人不复方。

烧头垢如梧桐子大,吞服之。

治伤寒瘥后一年,心下停水,不能食者方。

生地黄五斤　白术一斤　好曲二斤

上三味合捣令相得,曝干下筛,酒服方寸匕,日三,加至二匕。

论曰:妇人温病虽瘥,未苦平复,血脉未和,尚有热毒,而与之交接得病者,名为阴阳之病。其人身体重,热上冲胸,头重不能举,眼中生眵眯一作膜胅,四肢一云膝胫拘急,小腹绞痛,手足拳,皆即死。其亦有不即死者,病苦小腹里急,热上冲胸,头重不欲举,百节解离,经脉缓弱,血气虚,骨髓竭,便嘘嘘吸吸,气力转少,着床不能动摇,起止仰人,或引岁月方死。医者张苗说:有婢得病瘥后数日,有六人犯之,皆死。

治妇人得病易丈夫,丈夫得病亦易妇人方。

取女人中裈近隐处烧,服方寸匕,三日,小便即利,阴头微肿,此为愈矣。女人病,可取男裈,一如此法。

治交接劳复,阴卵肿缩,腹中绞痛,便欲死方。

取所交接妇人衣服,以覆男子,立愈。

令病人不复方。

取女人手足爪二十枚,女人中衣带一尺,烧,以酒若米饮汁服之。

治男子新病起,房内复者方。

取女人月经赤帛烧,服方寸匕。亦治阴卵肿缩入腹,绞痛欲死。

治病后发乱,不可理,通头法。

生麻油二斤,将头发解开,安铜沙罗中,用油淹渍之,细将钗子领发,斯须并自通矣。

百合第三_{论二首　方十首}

论曰:百合病者,谓无经络,百脉一宗,悉致病也。皆因伤寒虚劳大病已后不平复,变成斯病。其状恶寒而呕者,病在上焦也,二十三日当愈;其状腹满微喘,大便坚,三四日一大便,时复小溏者,病在中焦也,六十三日当愈;其状小便淋沥难者,病在下焦也,三十三日当愈。各随其证以治之。百合之为病,令人意欲食,复不能食,或有美时,或有不用闻饮食臭时,如有寒,其实无寒,如有热,其实无热,常默默欲卧,复不得眠,至朝口苦,小便赤涩,欲行复不能行,诸药不能治,治之即剧吐利,如有神灵所为也。百合病,身形如和,其脉微数,其候每溺时即头觉痛者,六十日乃愈;百合病,候之溺时头不觉痛,淅淅然寒者,四十日愈;百合病,候之溺时觉快然,但觉头眩者,二十日愈。百合病证,其人或未病而豫见其候者,或已病四五日而出,或一月二十日后见其候者,治之喜误也,依证治之。

论曰:百合病,见在于阴而攻其阳,则阴不得解也,复发其汗,为逆也;见在于阳而攻其阴,则阳不得解也,复下之,其病不愈。《要略》云:见于阴者,以阳法救之;见于阳者,以阴法解之。见阳攻阴,复发其汗,此为逆,其病难治;见阴攻阳,乃复下之,此亦为逆,其病难治。

百合知母汤　治百合病,已经发汗之后更发者之方。

百合七枚,擘　知母三两

上二味,以泉水洗渍百合一宿,当沫出水中,明旦去水,取百合,更以泉水二升煮,取一升汁置之,复取知母,切,以泉水二升煮取一升汁,合和百合汁中,复煮取一升半,再服。不瘥,更依法合用服。

百合滑石代赭汤　治百合病,已经下之后更发者方。

百合七枚,擘　　滑石三两　　代赭一两

上三味,先以泉水渍百合一宿,明旦去水,更以泉水二升煮百合,取一升,去滓,又以水二升煮余二味,取一升,内百合汁,如前法复煎取一升半,分再服。

百合鸡子汤　治百合病,已经吐之后更发者方。

以百合七枚擘,浸一宿,去汁,以泉水二升煮取一升,取鸡子黄一枚,内汁中,搅令调,分再服。

百合地黄汤　治百合病,始不经发汗吐下,其病如初者方。

以百合七枚擘,浸一宿,去汁,以泉水二升煮取一升半,内生地黄汁一升,复煎取一升半,分再服,大便当去恶沫为验也。

治百合病,经月不解,变成渴者方。

百合根一升,以水一斗渍一宿,以汁先洗病人身,洗身后食白汤饼,勿与盐豉也。渴不瘥,可用栝楼根并牡蛎等分为散,饮服方寸匕,日三。

治百合病,变而发热者方。

百合根一两,干　　滑石三两

上二味治下筛,饮服方寸匕,日三。当微利,利者止,勿复服,热即除。一本云治百合病,小便赤涩,脐下坚急。

治百合病,变腹中满痛者方。

但取百合根随多少,熬令黄色,捣筛为散,饮服方寸匕,日三,满消痛止。

卷之三十四　伤寒方

伤寒不发汗变成狐惑病第四论一首　方三首

论曰：狐惑之病，其气如伤寒，嘿嘿欲眠，目不得闭，起卧不安。其毒在喉咽为惑病，在阴肛者为狐病。狐惑之病，并恶食饮，不欲食，闻食臭，其面目翕赤翕白翕黑，毒食于上者则声喝也喝，一作嗄，毒食下部者则干咽也，此由温毒气所为。食于上者泻心汤主之，食于下者苦参汤淹洗之，食于肛外者熏之，并用雄黄三片，稍置瓦瓶中，炭火烧，向肛熏之，并服汤也。

治狐惑，汤方。

黄连四两　薰草四两

上二味㕮咀，白醋浆一斗渍之一宿，煮取二升，分为三服。

赤小豆当归散　其人脉数无热，微烦默默，但欲卧，汗出，初得之三四日，眼赤如鸠眼，得之七八日，其四眦皆黄，能食者脓已成也，治之之方。

以赤小豆三升渍之，令生芽足，乃复干之，加当归三两为末，浆水服方寸匕，日三，即愈。

泻心汤　其病形不可攻，不可灸，因火为邪，血散脉中，伤脉尚可，伤脏则剧，并输益肿，黄汁出，经合外烂肉腐，为痈脓，此为火疽，医所伤也。夫脉数者不可灸，因火为邪，即为烦，因虚逐实，血走脉中，火气虽微，内攻有力，焦骨伤筋，血难复也。应在泻心，泻心汤,兼治下痢不止,腹中愊坚,而呕哕肠鸣者方。仲景名半夏泻心,《要略》名甘草泻心。

半夏半升　黄芩　人参　干姜　甘草各三两　黄连一两　大枣十二枚

上七味㕮咀,以水一斗煮取六升,分服一升,日三。

伤寒发黄第五论　证　方　针灸图

论曰:黄有五种,有黄汗、黄疸、谷疸、酒疸、女劳疸。黄汗者,身体四肢微肿,胸满不渴,汗出如黄柏汁,由大汗出,卒入水中所致;黄疸者,一身面目悉黄如橘,由暴得热,以冷水洗之,热因留胃中,食生黄瓜熏上所致,若成黑疸者多死;谷疸者,食毕头眩心松,怫郁不安面发黄,由失饥大食,胃气冲熏所致;酒疸者,心中懊恼,足胫满,小便黄,面发赤斑黄黑,由大醉当风入水所致;女劳疸者,身目皆黄,发热恶寒,小腹满急,小便难,由大劳大热而交接竟入水所致。但依后方治之。

黄汗之为病,身体洪肿,发热汗出,不渴,状如风水,汗染衣,色正黄如檗汁,其脉自沉。从何得之?此病以汗出入水中浴,水从汗孔入因而得之。

黄芪芍药桂酒汤　治黄汗方。

黄芪五两　芍药二两　桂心三两

上三味㕮咀,以苦酒一升、水七升合煎取三升,饮一升,当心烦也,至六七日稍稍自除。心烦者,苦酒阻故也。

黄疸之病,疸而渴者,其病难治,疸而不渴,其病可治,发于阴部,其人必呕,发于阳部,其人振寒而微热。

桂枝黄芪汤　治诸病黄疸,宜利其小便,假令脉浮,当以汗解方。

桂枝　芍药　生姜各三两　甘草二两　黄芪五两　大枣十二枚

上六味㕮咀,以水八升微火煎取三升,去滓,温服一升,发微汗。须臾不汗者,饮稀热粥以助汤。若不汗,更服汤。

麻黄醇酒汤　治伤寒热出表,发黄疸方。

麻黄三两,以醇酒五升煮取一升半,尽服之,温覆汗出,即愈。冬月寒时用清酒,春月宜用水。

治黄疸方

瓜蒂　赤小豆　秫米各二七枚

上三味治下筛,病重者取如大豆二枚,内着鼻孔中,痛缩鼻,须臾当出黄汁,或从口中出汁升余,则愈,病轻者如一豆。不瘥,间日复用。又,下里间以筒使人极吹鼻中,无不死,大慎之。《删繁》疗天行毒热通贯脏腑,沉伏骨髓之间,或为黄疸、黑疸、赤疸、白疸、谷疸、马黄等病,喘息须臾不绝。

治黄疸,大黄丸方。

大黄　葶苈子各二两

上二味为末,蜜和,丸如梧子大,每食服十丸,日三,病瘥止。

又方　大黄二两　黄连三两　黄柏一两　黄芩一两　曲衣五合

上五味为末,蜜和,丸如梧子大,先食服三丸,日三。不知,加至五丸。

茵陈汤　主黄疸,身体面目尽黄方。

茵陈　黄连各三两　黄芩二两　大黄　甘草　人参各一两　栀子二七枚

上七味㕮咀,以水一斗煮取三升,分三服,日三。亦治酒疸酒癖。

三黄散　治同前。

大黄　黄连　黄芩各四两

上三味治下筛,先食服方寸匕,日三。亦可为丸。

五苓散　治黄疸,利小便方。

猪苓　茯苓　泽泻　白术　桂心各三十铢

上五味捣筛为散,渴时水服方寸匕,极饮水,即利小便及汗出,愈。此方与第九卷方相重,以分两不同,故重出。

秦椒散　主黄疸,饮少溺多方。

秦椒六铢　瓜蒂半两

上二味治下筛,水服方寸匕,日三。

小半夏汤　治黄疸,小便色不异,欲自利,腹满而喘者,不可除热,热除必哕方。

半夏　生姜各半斤

上二味㕮咀,以水七升煮取一升五合,分再服。有人常积气结而死,其心上暖,以此汤少许汁入口,遂活。

治黄疸方。

取生小麦苗,捣绞取汁,饮六七合,昼夜二四饮,三四日便愈。无小麦,穬麦亦得用之。

治黄疸,变成黑疸,医所不能治者方。

土瓜根捣汁一小升,顿服,日一。平旦服,至食时病从小便出。先须量病人力,不得多服,力衰则起不得。

治发黄,身面目悉黄如金色,小便如浓煮蘖汁,众医不能疗者方

茵陈　栀子各四两　黄芩　大黄　龙胆二两　柴胡　升麻各三两

上七味㕮咀,以水八升煮取二升七合,分三服。若身体羸,去大黄,加栀子五六两,生地黄一升。《延年录》无茵陈,有栀子四两,栝蒌三两,芒硝二两。《近效方》加枳实二两。夫黄发已久,变作桃皮色,心下有坚,呕逆,不下饮食,小便极赤色少,四肢逆冷,脉深沉极微细迟者,不宜服此方,得下必变哕也。宜与大茵陈汤,除大黄,与生地黄五两。服汤尽,消息看脉小浮出,形小见,不甚沉微,便可治也。脉浮见者,黄当明,不复作桃皮色,心下自宽也。大茵陈汤,方次出后十一味者是。

苦参散 治人无惭忽然振寒发黄,皮肤黄曲尘出,小便赤少,大便时闭,气力无异,食饮不妨,已服诸汤散,余热不除,久黄者,宜吐下方。

苦参 黄连 瓜蒂 黄柏 大黄各一两 葶苈二两

上六味治下筛,饮服方寸匕,当大吐,吐者日一服,不吐日再,亦得下。服五日知,可消息,不觉退更服之,小折便消息之。

治发黄方。

茵陈 黄柏 栀子 大黄各三两 黄连

上五味㕮咀,以水九升煮取三升,分三服。先服汤,后服丸方。

大黄五两 茵陈 栀子各三两 黄芩 黄柏 黄连各二两

上六味为末,以蜜丸,如梧子大白饮服二十丸,令微利。

麻黄连翘赤小豆汤 治伤寒,瘀热在里,身体必发黄方。

麻黄 连翘 甘草各一两 生姜三两 大枣十二枚 杏仁三十枚 赤小豆一升 生梓白皮切,二升

上八味㕮咀,以劳水一斗先煮麻黄,去沫,次内诸药煎取三升,分三服。

茵陈汤　治伤寒七八日,内实瘀热结,身黄如橘,小便不利,腹微胀满,宜下之方。

茵陈六两　大黄二两　栀子四十枚

上三味㕮咀,以水一斗二升先煮茵陈,得五升,去滓,次内栀子、大黄,煎取三升,分服一升,日三,小便当利如皂荚沫状,色正赤,当腹减,黄悉随小便去也。《范汪》用疗谷疸。《小品方》用石膏一斤。

大黄黄蘗汤　治发黄腹满,小便不利而赤,自汗出,此为表和里实,当下之方。

大黄三两　黄柏　芒硝各四两　栀子十五枚

上四味㕮咀,以水六升煮取二升,去滓,内芒硝,复煎取一升,先食顿饮之。

茵陈丸　治时行病急黄,并瘴疠疫气及痎疟之方。

茵陈　栀子　芒硝　杏仁各三两　巴豆一两　恒山　鳖甲各二两　豉五两　大黄五两

上九味为末,以饧为丸,如梧子大饮服三丸,以吐利为佳。不知,加一丸。初觉体气有异,急服之,即瘥神效。

治急黄,热气骨蒸,两目赤脉方。

芒硝一两　大黄一两半,末　生地黄汁八合

上三味合和,一服五合,日二。以利为度,不须二服。

治风疸,小便或黄或白,洒洒寒热,好卧不欲动方。

三月生艾一束,捣取汁,铜器中煎如漆,密封之　苦参　大黄　黄连　凝水石　栝楼根　葶苈各六铢

上七味为末,以艾煎和,丸如梧子大,先食服五丸,日二,可至二十丸。有热,加苦参;渴,加栝蒌;小便涩,加葶苈;小便多,加凝

水石;小便白,加黄连;大便难,加大黄。

湿疸之为病,始得之一身尽疼,发热,面色黑黄,七八日后壮热,热在里,有血当下,去之如豚肝状,其小腹满者,急下之,亦治一身尽黄,目黄腹满,小便不利方

矾石　滑石各五两

上二味治下筛,以大麦粥汁服方寸匕,日三,先食服之。便利如血者已,当汗出瘥。

寸口脉浮而缓,浮则为风,缓则为痹,痹非中风,四肢苦烦,脾色必黄,瘀热以行。趺阳脉紧而数,数则为热,热则消谷,紧则为寒,食则满也。尺脉浮为伤肾,趺阳脉紧为伤脾,风寒相薄,食谷即眩,谷气不消,胃中苦浊,浊气下流,小便不通,阴被其塞,热流膀胱,身故尽黄,名曰谷疸。

治劳疸谷疸,丸方

苦参三两　龙胆一两

上二味为末,牛胆和为丸,如梧子大,先食以麦粥饮服五丸,日三。不知,稍加之。《删繁方》加栀子仁三七枚,以猪胆和为丸。

夫酒疸,其脉浮者先吐之,沉弦者先下之。夫人病酒疸者,或无热,靖言了了,腹满,欲吐呕者,宜吐之,方煎苦参散七味者。是酒疸,必小便不利,其候当心中热,足下热,是其证也。夫酒疸下之,久久为黑疸,目青面黑,心中如啖蒜齑状,大便正黑,皮肤爪之不仁,其脉浮弱,虽黑微黄,故之。

枳实大黄汤　治伤寒饮酒,食少饮多,痰结发黄,酒疸,心中懊恢而不甚热,或干呕方。

枳实五枚　大黄三两　豆豉半升　栀子七枚

上四味㕮咀，以水六升煮取二升，分三服。心中热疼懊恼，皆主之。

凝水石散　治肉疽，饮少，小便多，如白泔色，此病得之从酒方。

凝水石　白石脂　栝楼根　桂心各三十铢　菟丝子　知母各十八铢

上六味治下筛，麦粥饮服五分匕，日三服，五日知，十日瘥。

茯苓丸　治心下纵横坚而小便赤，是酒疸者之方。

茯苓　茵陈　干姜各一两　白术熬　枳实各三十铢　半夏　杏仁各十八铢　甘遂六铢　蜀椒　当归各十二铢

上十味为末，蜜和，丸如梧子大，空腹服三丸，日三，稍稍加，以小便利为度。《千金翼》加黄连二两，大黄十八铢，名茵陈丸，治黑疸，身体暗黑，小便涩。

半夏汤　治酒癖菇，胸心胀满，骨肉沉重，逆害饮食，乃至小便赤黄，此根本虚劳风冷，饮食冲心，由脾胃内痰所致方。

半夏一升　生姜　黄芩　茵陈　当归各二两　前胡　枳实　甘草　大戟各二两　茯苓　白术各三两

上十一味㕮咀，以水一斗煮取三升，分作三服。

牛胆丸　治酒疸，身黄曲尘出方。

牛胆一枚　芫花一升　荛花半升　瓜蒂三两　大黄八两

上五味，四味㕮咀，以清酒一斗渍一宿，煮减半，去滓，内牛胆，微火煎令可丸，如大豆服一丸。日移六七尺不知，复服一丸，至八丸，膈上吐，膈下下，或不吐而自愈。

大茵陈汤　治内实热盛发黄，黄如金色，脉浮大滑实紧数者，夫发黄多是酒客，劳热食少，胃中热，或温毒内热者，故黄如金色方。

茵陈　黄柏　大黄　白术_{各三两}　黄芩　甘草　茯苓　栝楼根　前胡　枳实_{各一两}　栀子二十枚

上十一味㕮咀,以水九升煮取三升,分三服。得快下,消息三四日,更治之。

茵陈丸　治气淋,胪胀腹大,身体面目悉黄,及酒疸,短气不得息方。

茵陈　天门冬　栀子_{各四两}　大黄　桂心_{各三两}　通草　石膏_{各二两}　半夏半升

上八味,蒸大黄、通草、天门冬、半夏、栀子,曝令干,合捣筛,蜜丸,如大豆服三丸,日三。忌生鱼。以豆羹服,不得用酒。一方去石膏,内滑石二两。不知,加至十丸。

黄家,至日晡所发热而反恶寒,此为女劳得之,当膀胱急,小腹满,体尽黄,额上黑,足下热,因作黑疸,其腹胪胀而满,如饮作水状,大便必黑,时溏泄,此女劳疸,非水也。腹满者难治。

硝石矾石散　治女劳疸方。

硝石　矾石_{各半两}

上二味治下筛,大麦粥汁服方寸匕,日三,重衣覆取汗。病随大小便出,小便正黄,大便正黑。

黄疸之为病,日晡所发热恶寒,小腹急,身体黄,额黑,大便溏黑,足下热,此为女劳,腹满者难治,治之方

滑石　石膏_{各等分}

上二味治下筛,大麦粥汁服方寸匕,日三,小便极利则瘥。

针灸黄疸法

正面图第一<small>寅门、上龂里、上腭、侠人中、侠承浆、舌下、唇里、颞颥、巨阙、上脘、阴缝</small>

寅门穴　从鼻头直入发际,度取通绳,分为三断,绳取一分,入发际,当绳头针,是穴治马黄、黄疸等病。

上龂里穴　正当人中及唇,针三锃,治马黄、黄疸等病。

上腭穴　入口里边,在上缝赤白脉是,针三锃,治马黄、黄疸、四时等病。

舌下穴　侠舌两边,针,治黄疸等病。

唇里穴　正当承浆里边,逼齿龂,针三锃,治马黄、黄疸、寒暑温疫等病。

颞颥穴　在眉眼尾中间,上下有来去络脉是,针灸之,治四时寒暑所苦,疸气、温病等。

侠人中穴　火针,治马黄、黄疸,疫通身并黄,语音已不转者。

侠承浆穴　去承浆两边各一寸,治马黄、急疫等病。

巨阙穴　在心下一寸,灸七壮,治马黄、黄疸急疫等病。

上脘穴　在心下二寸,灸七壮,治马黄、黄疸等病。

男阴缝穴　挟阴反向上,灸,治马黄、黄疸等病。若女人,玉门头是穴。男女针灸无在。

覆面图第二<small>风府、热府、肺腧、心腧、脾腧、肾腧、脚后跟</small>

风府穴　在项后入发际一寸,去上骨一寸,针之,治头中百病,马黄、黄疸等病。

热府穴　在第二节下两傍相去各一寸五分,针灸无在,治马黄、黄疸等病。

肺腧穴　从大椎数,第三椎两傍,相去各一寸五分,灸,主黄疸,通治百毒病。

心腧穴　从肺腧数,第二椎两傍,相去各一寸五分。

肝腧穴　从心腧数,第四椎两傍,相去各一寸五分。

脾腧穴　从肝腧数,第二椎两傍,相去各一寸五分。

肾腧穴　从脾腧数,第三椎两傍,相去各一寸五分。

脚后跟穴　在白肉后际,针灸随便,治马黄、黄疸,寒暑诸毒等病。

侧面图第三 耳中、颊里、手太阳、臂石子头、钱孔、太冲

耳中穴　在耳门孔上横梁是,针灸之,治马黄、黄疸,寒暑疫毒等病。

颊里穴　从口吻边入往对颊里,去口一寸,针,主治马黄、黄疸,寒暑温疫等病。颊两边同法。

手太阳穴　手小指端,灸,随年壮,治黄疸。

臂石子头穴　还取病人手,自捉臂,从腕中太泽泽当作渊文向上一大,接白肉际,灸七壮,治马黄、黄疸等病。

钱孔穴　度乳至脐中,屈肋头骨是,灸百壮,治黄疸。

太冲穴　针灸随便,治马黄、温疫毒等病。

卷之三十五　伤寒方

温疟第六论一首　方三十四首　灸刺法十九首　禳疟法一首　符二首

论曰：夫疟者，皆生于风。夏伤于暑，秋为痎疟也。问曰：疟先寒而后热者，何也？对曰：夫寒者阴气也，风者阳气也。先伤于寒，而后伤于风，故先寒而后热也。病以时作，名曰寒疟。问曰：先热而后寒者，何也？对曰：先伤于风，而后伤于寒，故先热而后寒也。亦以时作，名曰温疟。其但热而不寒者，阴气先绝，阳气独发，则少气烦闷，手足热而欲呕，名曰瘅疟。问曰：夫病温疟与寒疟而皆安舍？舍于何藏？对曰：温疟者，得之冬中于风，寒气藏于骨髓之中，至春则阳气大发，邪气不能自出，因遇大暑，脑髓铄，肌肉消，腠理发泄，因有所用力，邪气与汗皆出。此病邪气先藏于肾，其气先从内出之于外也，如是则阴虚而阳盛，盛则病矣，衰则气复反入，入则阳虚，虚则寒矣。故先热而后寒，名曰温疟。问曰：瘅疟何如？对曰：瘅疟者，肺素有热，气盛于身，厥逆上冲，中气实而不外泄。因有所用力，腠理开，风寒舍于皮肤之内，分肉之间，发则阳气盛，阳气盛而不衰则病矣，其气不及于阴，故但热而不寒。气内藏于心，而外舍于分肉之间，令人消烁脱肉，故名曰瘅疟。夫疟之且发也，阴阳之且移也，必从四末始也。阳已伤，阴从之，故气未并。先其时一食顷，用细左索紧束其手足十指，令邪气不得入，阴气不得出，过时乃解。

夫疟脉，自弦也。弦数者多热，弦迟者多寒。弦小紧者可下之,弦迟者可温之,若脉紧数者,可发汗针灸之,脉浮大者吐之瘥,脉弦数者,风发也,以饮食消息止之。

疟岁岁发,至三岁或连月发不解者,以胁下有痞也。治之不得攻其痞,但得虚其津液,先其时发其汗。服汤已,先小寒者,引衣自覆,汗出,小便利即愈。疟者,病人形瘦,皮上必粟起也。

病疟,以月一日发,当以十五日愈。设不瘥,当月尽解也。今不愈,当云何？师曰:此病结为癥瘕,名曰疟母,急当治之。

鳖甲煎圆　主之方。

成死鳖十二斤,治如食法,《要略》作鳖甲三两　半夏　人参　大戟各六两　瞿麦　阿胶　紫葳一作紫菀　牡丹皮　石韦　干姜　大黄　厚朴　桂心　海藻《要略》作赤消　葶苈　蜣螂各十二铢　蜂窠　桃仁　芍药　柴胡一两半　乌羽烧,一作乌扇　黄芩各十八铢　䗪虫　虻虫各三十铢,《要略》作鼠妇

上二十四味为末,取锻灶下灰一斗,清酒一斛五斗,以酒渍灰,去灰取酒,着鳖尽烂,泯泯如漆,绞去滓,下诸药煎,为丸如梧桐子大,未食服七丸,日三。仲景方无大戟、海藻。

柴胡栝蒌根汤　治疟而发渴者方。

柴胡　黄芩　人参　甘草　生姜各三两　大枣二十枚　栝楼根四两

上七味㕮咀,以水一斗二升煮取六升,去滓,煎取三升,温服一升,日三。

牡蛎汤　牡疟者,多寒治之方作牡疟,一作扗疟。

牡蛎　麻黄各四两　甘草二两　蜀漆三两,无,以恒山代之

上四味,先洗蜀漆三过去腥,㕮咀,以水八升煮蜀漆麻黄,得六

升,去沫,乃内余药,煮取二升,饮一升,即吐出,复饮之。

蜀椒散　多寒者,牡疟也,治之方。

蜀椒　云母　龙骨各等分

上三味,治下筛,先末发一炊顷,以醋浆服半钱,临发服一钱。温疟者,加蜀漆半分。云母取火烧之三日三夜。《要略》不用云母,用云实。

有瘅疟者,阴气孤绝,阳气独发而脉微,其候必少气烦满,手足热,欲呕,但热而不寒,邪气内藏于心,外舍于分肉之间,令人消烁脱肉也。

有温疟者,其脉平,无寒,时病六七日,但见热也,其候骨节疼烦,时呕,朝发暮解,暮发朝解,名温疟。

白虎加桂汤　治之方。

石膏一斤　知母二两　甘草二两　粳米六合

上四味㕮咀,以水一斗二升煮米烂,去滓,加桂心三两,煎取三升,分三服,覆令汗,先寒发热汗出者愈。

麻黄汤　治疟须发汗方。

麻黄　栝楼根　大黄各四两　甘草一两

上四味㕮咀,以水七升煮取二升半,分三服,未发前食顷一服,临发一服,服后皆厚覆服汗。

治疟,或间日发者,或夜发者方。

恒山　竹叶各三两　秫米一百粒　石膏

上四味㕮咀,以水八升,铜器中渍药,露置星月下高净处,横刀其上,明日取药,于病人房中以铜器缓火煎取三升,分三服,清旦一服,未发前一食顷一服,临发一服。三服讫,静室中卧,莫共人语,当一日勿洗手面及漱口，勿进食，取过时不发，乃澡洗进食。并用药汁涂五心、胸前、头面，药滓置头边。曾用神验。《救急方》用乌梅二七枚。

又方　先作羊肉臛面饼，饱食之，并进少酒，随所能，其令欣欣有酒气，入密室里，燃炭火，厚覆取大汗，即瘥。

又方　烧黑牛尾头毛作灰，酒服方寸匕，日三。

恒山丸　治痎疟，说不可具方。

恒山　知母　甘草　大黄各十八铢　麻黄一两

上五味为末，蜜和丸，如梧桐子大未食服五丸，日二。不知，渐增，以瘥为度。《肘后》无大黄。

又方　恒山三两为末，以鸡子白和，并手丸如梧子大，置铜碗中，于汤中煮令熟，杀腥气则止，以竹叶饮服二十丸。欲吐但吐，至发令得三服，时早可断食，时晚不可断食，可竹叶汁煮糜，少食之。

栀子汤　治疟，经数年不瘥者两剂瘥，一月已来一剂瘥方。

栀子十四枚　秫米十四粒　恒山三两　车前叶二七枚,炙干

上四味㕮咀，以水九升煮取三升，分三服，未发一服，发时一服，发后一服。以吐利四五行为瘥，不止，冷饭止之。

治老疟久不断者方

恒山三两　乌贼骨　升麻　鳖甲　附子各一两

上五味㕮咀，绢袋盛，以酒六升渍之，小令近火，转之一宿成，一服一合，比发可数服，或吐下。

治疟无问新久者方。

小便一升半　蜜三匕

上二味煮三沸，顿服，每发日平旦时服。自至发勿食，重者渐退，不过三服瘥。

又方　车前子　鼠尾草各一虎口

上二味㕮咀,以水五升煮取二升,未发前服尽。

又方　马鞭草汁五合,酒三合,分三服。

又方　捣莨菪根,烧为灰,和水服一合。量人大小强弱用之。

又方　瓜蒂二七枚捣,水渍一宿,服之。

又方　常以七月上寅日采麻花,为末酒服方寸匕。

又方　故鞋底去两头,烧作灰,井花水服之。

又方　服翘摇汁。

又方　桃花末水服方寸匕。

治疟方。

鳖甲方寸炙　乌贼骨方二寸　附子炮　甘草各一两　恒山二两

上五味㕮咀,以酒二升半渍之,露一宿,明日涂五心手足。过发时疟断,若不断,可饮一合许,瘥。

蜀漆丸　治劳疟,并治积劳,寒热发有时,似疟者方。

蜀漆　麦门冬　知母　白薇　地骨皮　升麻各三十铢　甘草　鳖甲　乌梅肉　萎蕤各一两　恒山一两半　石膏二两　豉一合

上十三味为末,蜜和,丸如梧桐子大,饮服十丸,日再服之,稍稍加至二三十丸。此神验,无不瘥也。加光明砂一两。

乌梅丸　治寒热劳疟久不瘥,形体羸瘦,痰结胸膛,食饮减少,或因行远久经劳役患之,积年不瘥,服之神效方。

乌梅肉　豆豉各一合　升麻　地骨皮　柴胡　鳖甲　恒山　前胡各一两　肉苁蓉　玄参　百合　蜀漆　桂心　人参　知母各半两　桃仁八十一枚

上十六味为末,蜜丸,空心煎细茶下三十丸,二服。老少孩童,量力通用,无所忌。

治劳疟积时不断,众治无效者方。

生长大牛膝一握,切,以水六升煮取二升,分再服,第一服取未发前食顷,第二服取临发时。

大五补汤　治时行后变成瘴疟方。

桂心三十铢　远志　桔梗　芎䓖各二两　茯苓　干地黄　芍药　人参　白术　当归　黄芪　甘草各三两　竹叶五两　大枣二十枚　生枸杞根　生姜各一斤　半夏　麦门冬各一升

上十八味㕮咀,以水三斗煮竹叶、枸杞,取二斗,次内诸药,煎取六升,分六服,一日二夜令尽。

鲮鲤汤　治乍寒乍热,乍有乍无,山瘴疟方。

鲮鲤甲十四枚　鳖甲　乌贼骨各一两　恒山三两　附子一枚

上五味㕮咀,以酒三升渍一夕,发前稍稍啜饮勿绝,吐之,兼以涂身。断食,过时乃食饮。

乌梅丸　治肝邪热为疟,令人颜色苍苍,气息喘闷,战掉,状如死者,或久热劳微动如疟,积年不瘥方。

乌梅肉　蜀漆　鳖甲　葳蕤　知母　苦参各一两　恒山一两半　石膏二两　甘草　细辛各十八铢　香豉一合

上十一味为末,蜜丸如梧子大,酒服十丸,日再,饮服亦得。

治心热为疟不止,或止后热不歇,乍来乍去,令人烦心甚,欲饮清水,反寒多,不甚热者方。

甘草一两　蜀漆三两　恒山　鳖甲各四两　石膏五两　香豉一合　栀子　乌梅各三十枚　淡竹叶切,二升

上九味㕮咀,以水九升煮取三升,分三服。

恒山丸　治脾热为疟,或渴或不渴,热气内伤不泄,令人病寒,腹中痛,肠中鸣,汗出方。

恒山三两　甘草半两　知母　鳖甲各一两

上四味为末,蜜丸如梧子大,未发前酒服十丸,临发时一服,正发时一服。

恒山汤　治肺热,痰聚胸中,来去不定,转而为疟,其状令人心寒,寒甚则发热,热间则善惊,如有所见者方。

恒山三两　甘草半两　秫米三百二十粒

上三味咬咀,以水七升煮取三升,分三服,至发时令三服尽。

又方　治肾热发为疟,令人凄凄然,腰脊痛,不能宛转,大便难,目眴眴然,身掉不定,手足寒方。

恒山三两　乌梅三七枚　竹叶切,一升　香豉八合　葱白一握

上五味咬咀,以水九升煮取三升,分三服,至发令尽。

藜芦丸　五脏并有疟候,六腑则无,独胃腑有之。胃腑疟者,令人且病也,善饥而不能食,食而支满腹大,治之方。

藜芦　恒山　皂荚　牛膝各一两　巴豆三枚

上五味,先熬藜芦、皂荚色黄,合捣为末,蜜丸如小豆大,旦服一丸,正发时一丸。日勿饱食。《肘后》无恒山及牛膝。

刺灸法

肝疟　刺足厥阴见血。

心疟　刺手少阴。

脾疟　刺足太阴。

肺疟　刺手太阴阳明。

肾疟　刺足少阴太阳。

胃疟　刺足太阴阳明横脉出血。

凡灸疟者,必先问其病之所先发者,先灸之。从头项发者,于未发前预灸大椎尖头,渐灸,过时止;从腰脊发者,灸肾腧百壮;从手臂发者,灸三间。

疟　灸上星及大椎,至发时令满百壮,灸艾炷如黍米粒。俗人不解取穴,务大炷也。

觉小异　即灸百会七壮。若后更发,又七壮。极难愈者,不过三灸。以足踏地,以线围足一匝,中折,从大椎向百会,灸线头三七壮。炷如小豆状。

又　灸风池二穴三壮。

凡一切疟,无问远近　正仰卧,以线量两乳间,中屈,从乳向下灸度头,随年壮,男左女右。

五脏一切诸疟　灸尺泽七壮。穴在肘中约上动脉是也。

诸疟血脉不见者　刺十指间出血,血去必已。先视身之赤如小豆者,尽取之。

疟　刺足少阴血出,愈。

痎疟　上星主之,穴在鼻中央直发际一寸陷容豆是也,灸七壮。先取噫嘻,后取天牖风池。

疟,日西而发者,临泣主之,穴在目眦上入发际五分陷者,灸七壮。

疟,实则腰背痛,虚则鼽衄,飞扬主之,穴在外踝上七寸,灸七壮。

疟,多汗,腰痛不能俯仰,目如脱,项如拔　昆仑主之,穴在足外踝后跟骨上陷中,灸三壮。

禳疟法　未发前把大雄鸡一头着怀中,时时惊动,令鸡作大声,立瘥。

治疟符凡用二符。

疟小儿,父字石拔,母字石锤,某甲着患人姓名患疟,人窃读之曰:一切天地山水城隍日月五星皆敬灶君。今有一疟鬼小儿骂灶君作黑面奴,若当不信,看文书,急急如律令。

此符必须真书,前后各留白纸一行,拟着灶君额上,瓦石压之。不得压字上,勿令人近符。若得专遣一人看符,大好。亦勿令灰土傅符上,致使字不分明出见。着符次第如后。若明日日出后发,须令人夜扫灶君前及额上令净,至发日旦,令患人整衣,朝立灶前读符,使人自读,必须分明,读符勿错一字。每一遍,若别人读一遍,患人跪一拜,又以手捉患人一度。若患人自读,自捉衣振云:人姓某甲如此。是凡三遍读,三拜了,以净瓦石压两角,字向上,着灶额上,勿令压字上。若疟日西发,具如上法三遍读符,至午时更三遍读如上法。如夜发,日暮更三遍读,并如上法。其灶作食亦得,勿使动此符。若有两灶,大灶上着符。若有露地灶,屋里灶上着。止有露灶,依法着之。仍须手捉符,其符法如后。若有客患,会须客经停过三度,发三度,委曲着符如上法,符亦云客姓名患疟,乞拘录疟鬼小儿如下。凡治久患者,一着符一渐瘥,亦可五度着符如始,可全瘥。又须手把符如下。

王良符 张季伯书之,急急如律令。

此王良符,依法长卷,两手握,念佛端坐。如须行动,检校插着胸前,字头向上。

上二符各依法一时用,不得阙一符。万一不瘥,但得一发轻,后发日更读,即瘥。一一仔细依法,若字参差,即不瘥。

诊溪毒证第七

江东江南诸溪源间,有虫名短狐溪毒,亦名射工。其虫无目而利耳能听,在山源溪水中闻人声,便以口中毒射人,故谓射工也。其虫小毒轻者及相逐者,射着人影者,皆不即作疮,先病寒热,身不喜冷,体强筋急,头痛目疼,张口欠咳嗽,呼吸闷乱,朝旦少苏醒,晡夕辄复寒热,或似伤寒,发石散动,亦如中尸,便不能语。病候如此,自非其土地人不常数行山水中,不知其证,便谓是伤寒,发石散动,作治乖僻,毒盛发疮,复疑是瘭疽,乃至吐下去血,复恐疑蛊毒,是以致祸耳。今说其状类,以明其证与伤寒别也。方见别卷中。

卷之三十六　肝脏方

肝脏脉论第一

论曰:夫人禀天地而生,故内有五脏、六腑、精气、骨髓、筋脉,外有四肢、九窍、皮毛、爪齿、咽喉、唇舌、肛门、胞囊,以此总而成躯。故将息得理,则百脉安和;役用非宜,即为五劳七伤六极之患。有方可救,虽病无他;无法可凭,奄然永往。所以此之中秩,卷卷备述五脏六腑等血脉根源,循环流注,与九窍应会处所,并论五脏六腑等轻重大小,长短阔狭,受盛多少。仍列对治方法,丸散酒煎,汤膏摩熨,及灸针孔穴,并穷于此矣。其能留心于医术者,可考而行之。其冷热虚实风气,准药性而用之,则内外百疴无所逃矣。凡五脏,在天为五星,在地为五岳,约时为五行,在人为五脏。五脏者,精神魂魄意也。论阴阳,察虚实,知病源,用补泻,应禀三百六十骨节,终会通十二经焉。

论曰:肝主魂,为郎官。随神往来谓之魂,魂者,肝之藏也。目者,肝之官。肝气通于目,目和则能辨五色矣。左目甲,右目乙,循环紫宫,荣华于爪,外主筋,内主血。肝重四斤四两,左三叶,右四叶,凡七叶,有六童子三玉女守之。神名蓝蓝,主藏魂,号为魂藏,随节应会,故云肝藏血,血舍魂。在气为语,在液为泪。

肝气虚则恐,实则怒。肝气虚,则梦见园花生草,得其时,梦伏树下不敢起;肝气盛,则梦怒。厥气客于肝,则梦山林树木。

凡人寝卧,血归于肝。肝受血而能视,足受血而能步,掌受血而能握,指受血而能摄。

凡肝脏象木,与胆合为腑,其经足厥阴,与少阳为表里。其脉弦,相于冬,王于春。春时万物始生,其气来濡而弱,宽而虚,故脉为弦。濡即不可发汗,弱则不可下。宽者开,开者通,通者利,故名曰宽而虚。

春脉如弦。春脉,肝也,东方木也,万物之所以始生也,故其气来濡弱轻虚而滑,端直以长,故曰弦。反此者病。何如而反?其气来实而弦,此谓太过,病在外;其气来不实而微,此谓不及,病在内。太过则令人善忘忘会怒矣,忽忽眩冒而癫疾;不及则令人胸痛引背,两胁胠满。

肝脉来濡弱,招招如揭竿末梢,曰平。《巢源》作绰绰如按琴瑟之弦,如揭长竿乎。

春以胃气为本。肝脉来盈实而滑,如循长竿,曰肝病;肝脉来急而益劲,如新张弓弦,曰肝死。

真肝脉至,内外急,如循刀刃责责然《巢源》作晴晴然,如按琴瑟弦《巢源》作如新张弓弦,色青白不泽,毛折乃死。

春胃微弦曰平,弦多胃少曰肝病,但弦无胃曰死,胃而有毛曰秋病,毛甚曰金病。

肝藏血,血舍魂。悲哀动中则伤魂,魂伤则狂妄,其精不守一作狂忘不精,不敢正当人,令人阴缩而挛筋,两胁肋骨举一作不举。毛悴色夭,死于秋。

足厥阴气绝则筋缩,引卵与舌。厥阴者肝脉也,肝者筋之合也,筋者聚于阴器,而脉络于舌本,故脉弗营则筋缩急,筋缩急则引卵与舌,故唇青舌卷卵缩则筋先死,庚笃辛死,金胜木也。此为死藏,浮之弱,按之中如索不来,或曲如蛇行者,死。

春肝木王,其脉弦细而长,曰平。反得沉濡而滑者,是肾之乘肝,母之归子,为虚邪,虽病易治;反得浮大而洪者,是心之乘肝,子之乘母,为实邪,虽病自愈;反得微涩而短《千金翼》云微浮而短涩者,是肺之乘肝,金之克木,为贼邪,大逆,十死不治;反得大而缓者,是脾之乘肝,土之陵木,为微邪,虽病即瘥。心乘肝,必吐利;肺乘肝,即为痈肿。

左手关上阴绝者,无肝脉也,苦癃,遗溺难言,胁下有邪气,善吐,刺足少阳治阳;

左手关上阴实者,肝实也,苦肉中痛,动善转筋,吐,刺足厥阴治阴。

肝脉来,濯濯如倚竿,如琴瑟弦,再至曰平,三至曰离经病,四至脱精,五至死,六至命尽,足厥阴脉也。

肝脉急甚为恶言一作妄言,微急为肥气在胁下如覆杯;缓甚为呕,微缓为水瘕痹;大甚为内痈,善呕衄;微大为肝痹缩,咳引小腹;小甚为多饮,微小为消瘅;滑甚为㿉疝,微滑为遗溺;涩甚为淡饮,微涩为瘛疭筋挛。

肝脉搏坚而长,色不青,当病坠若搏,因血在胁下,令人喘逆。其濡而散,色泽者,当病溢饮。溢饮者,渴,暴多饮而溢入肌肤肠胃之外也。《素问》溢入作易入。

青脉之至也,长而左右弹,有积气在心下支胠,名曰肝痹,得之寒湿,与疝同法,腰痛足令头痛。

扁鹊云:肝有病,则目夺精。虚则寒,寒则阴气壮,壮则梦山树等;实则热,热则阳气壮,壮则梦怒。

肝在声为呼,在变动为握,在志为怒。怒伤肝,精气并于肝则忧,肝虚则恐,实则怒,怒而不已,亦生忧矣。

色主春病,变于色者,取之荣。

病先发于肝者,头目眩,胁痛支满。一日之脾,闭塞不通,身病体重,二日之胃而腹胀,三日之肾,小腹腰脊痛,胫酸。十日不已,死,冬日入,夏早食。

病在肝,平旦慧,下晡甚,夜半静。

假令肝病,西行若食鸡肉得之,当以秋时发病,以庚辛日也。家有血腥,死。女子见之,以明要为灾,不者,若感金银物得之。

凡肝病之状,必两胁下痛引小腹,令人善怒。虚则目䀮䀮无所见,耳无所闻,善恐,如人将捕之,若欲治之,当取其经足厥阴与少阳。气逆则头目痛,耳聋不聪,颊肿,取血者。

肝脉沉之而急,浮之亦然,苦胁痛,有气支满,引小腹痛,时小便难,苦目眩头痛,腰背痛,足为寒,时癃,女人月事不来,时无时有,得之少时有所堕坠。

肝病,其色青,手足拘急,胁下苦满,或时眩冒,其脉弦长,此为可治,宜服防风竹沥汤、秦艽散。春当刺大敦,夏刺行间,冬刺曲泉,皆补之;季夏刺太冲,秋刺中郄,皆泻之。又当灸期门百壮,背第九椎五十壮。

邪在肝,则两胁中痛,寒中,恶血在内,胻善瘛,节时肿,取之行间以引胁下,补三里以温胃中,取血脉以散恶血,取耳间青脉以去其瘛。

凡有所堕坠,恶血留内,若有所大怒,气上而不能下,积于左胁下,则伤肝。

肝中风者,头目瞤,两胁痛,行常伛,令人嗜甘如阻妇状。

肝中寒者,其人洗洗恶寒,翕翕发热,面翕然赤,漐漐有汗,胸中烦热。

肝中寒者,其人两臂不举,舌本又作舌大燥,善太息,胸中痛,不得转侧,时盗汗,咳,食已吐其汁。肝主胸中喘,怒骂,其脉沉,胸中又窒,欲令人推按之,有热鼻窒。

肝伤,其人脱肉,又卧口欲得张,时时手足青,目瞑,瞳人痛,此为肝脏伤所致也。

肝水者,其人腹大,不能自转侧,而胁下腹中痛,时时津液微生,小便续通。

肝胀者,胁下满而痛引小腹不宁。

肝着,其病人常欲蹈其胸上,先未苦时但欲饮热。

诊得肝积,脉弦而细,两胁下痛,邪气走心下,足胫寒,胁痛引小腹,男子积疝,女子瘕淋,身无膏泽,善转筋,爪甲枯焦青黑,春瘥而秋剧,色青也。

肝之积名曰肥气,在左胁下如覆杯,有头足如龟鳖状,久久不愈,发咳逆痎疟,连岁月不已。以季夏戊己日得之,何也?肺病传肝,肝当传脾,脾适以季夏王,王者不受邪,肝复欲还肺,肺不肯受,因留结为积,故知肥气以季夏得之。

肝病,胸满胁胀,善恚怒叫呼,身体有热而复恶寒,四肢不举,面白,身体滑,其脉当弦长而急,今反短涩,其色当青而反白者,此是金之克木,为大逆,十死不治。

襄公问扁鹊曰:吾欲不诊脉,察其音,观其色,知其病生死,可得闻乎?答曰:乃圣道之大要,师所不传,黄帝贵之,过于金玉。入门见病,观其色,闻其呼吸,则知往来出入吉凶之相。角音人者,主肝声也,肝声呼,其音琴,其志怒,其经足厥阴。厥逆少阳则荣卫不通,阴阳交杂,阴气外伤,阳气内击,击则寒,寒则虚,虚则卒然喑哑不声,此为厉风入肝,续命汤主之方见别卷中,但踞坐,不得低头,面目青黑,四肢缓弱,遗失便利,甚则不可治,余则旬月之内,桂枝汤主之方见别卷中。又呼而哭,哭而反吟,此为金克木,阴击阳,阴气起而阳气伏,伏则实,实则热,热则喘,喘则逆,逆则闷,闷则恐畏,目视不明,语声切急,谬说有人,此为邪热伤肝,甚则不可治,若唇色虽青,向眼不应,可治,地黄煎主之方在下肝虚实篇中。

肝病为疟者,令人色苍苍然,太息,其状若死者,乌梅丸主之方见别卷中。若其人本来少于悲恚,忽尔嗔怒,出言反常,乍宽乍急,言未竟,以手向眼,如有所畏,若不即病,祸必至矣。此肝病声之候也。若其人虚,则为寒风所伤;若实,则为热气所损。阳则泻之,阴则补之。

青为肝,肝合筋。青如翠羽者吉。肝主目,目是肝之余。其人木形相,比于上角,苍色小头,长面大肩,平背直身,小手足,有材,好劳心,少力,多忧劳于事,耐春夏,不耐秋冬。秋冬感而生病,足厥阴他他然。胁广合坚脆倾正,则肝应之,正青色。小理者则肝小,小则脏安,无胁下之病;粗理者则肝大,大则虚,虚则寒,逼胃迫咽,善膈中,且胁下痛。广胁反骹者则肝高,高则实,实则肝热,上支贲,加胁下急,为息贲;合胁危一作兔骹者则肝下,下则逼胃,胁下空,空则易受邪。胁骨坚者则肝坚,则脏安难伤;胁骨弱者则肝脆,脆则善病消瘅易伤。胁腹好相者则肝端正,端正则和利难伤;胁骨偏举者则肝偏倾,偏倾则胁下偏痛。

凡人分部陷起者,必有病生。胆少阳为肝之部,而藏气通于内外,部亦随而应之。沉浊为内,浮清为外。若色从外走内者,病从外生,部处起;若色从内出外者,病从内生,部处陷。内病,前治阴,后治阳;外病,前治阳,后治阴。阳主外,阴主内。

　　凡人死生休否,则藏神前变形于外。人肝前病,目则为之无色;若肝前死,目则为之脱精。若天中等分,墓色应之,必死不治。看应增损,斟酌赊促,赊则不出四百日内,促则不延旬月之间。肝病少愈而卒死,何以知之?曰:青白色如拇指大黡点,见颜颊上,此必卒死。肝绝八日死,何以知之?面青目赤,但欲伏眠,目视而不见人,汗出如水不止,一日二日死。面黑目青者不死,青如草滋死。吉凶之色,在于分部顺顺而见,青白人目必病,不出其年。若年上不应,三年之中祸必应也。

　　春木肝脉色青,主足少阳脉也。春取络脉分肉。春者木始治,肝气始生,肝气急,其风疾,经脉常深,其气少不能深入,故取络脉分肉之间。其脉根本并在窍阴之间,应在窗笼之前,窗笼者,耳前上下脉,以手按之动者是也。

　　其筋起于小指次指之上,结外踝,上循胻外廉,结于膝外廉。其支者别起于外辅骨,上走髀,前者结伏兔之上,后者结于尻。其直者上眇,乘季胁,上走腋前廉,侠于膺乳,结于缺盆。直者上出掖,贯缺盆,出太阳之前,循耳后上额角,交巅上,下走颔,上结于𬌗。其支者结于目外眦,为外维。

　　其脉起于目兑眦,上抵头角,下耳后,循颈行手少阳之前,至肩上却交,出手少阳之后,入缺盆。其支者从耳后入耳中,出走耳前,至兑眦后。其支者别兑眦,下大迎,合手少阳于顀下,加颊车,下颈,合缺盆,以下胸中,贯膈络肝属胆,循胁里,出气街,绕毛际,横入髀厌中。其直者从缺盆下腋循胸,过季胁,下合髀厌中,以下循髀阳,出膝外廉,下外辅骨之前,直下抵绝骨之端,下出外踝之前,循足跗上,出小指次指之端。其支者别跗上,入大指之间,循大指歧内出其端,还贯入爪甲,出三毛。合足厥阴为表里。厥阴之本在行间上五寸,应在背腧,同会于手太阴。

其足少阳之别名曰光明,去踝半寸是也。别走厥阴,下络足跗。主肝生病,病实则胆热,热则厥,厥则阳病,阳脉反逆大于寸口一倍,病则胸中有热,心胁头颔痛,缺盆腋下肿;虚则胆寒,寒则痿蹩,则阴病,阴脉反小于寸口,病则胸中有寒,少气口苦,身体无膏泽,外至胻绝骨外踝前及诸节皆痛。若阴阳俱静与其俱动,如引绳俱顿者,病也。此尽是足少阳胆经筋脉支别为病,今取足厥阴肝经附于后。

足厥阴之脉,起于大指聚毛之际,上循足跗上廉,去内踝一寸,上踝八寸,交出太阴之后,上腘内廉,循股阴入毛中,环阴器,抵小腹,侠胃属肝络胆,上贯膈,布胁肋,循喉咙之后,上入颃颡,连目系,上出额,与督脉会于巅。一本云其支者从小腹与太阴少阳结于腰髀下第三第四骨空中。其支者从目系下颊里,环唇内。其支者复从肝别贯膈上,注肺中。是动则病腰痛不可以俯仰,丈夫㿉疝,妇人小腹肿,甚则嗌干,面尘脱色。是主肝所生病者,胸满呕逆,洞泄狐疝,遗溺闭癃。盛者则寸口大一倍于人迎,虚者则寸口反小于人迎也。

足厥阴之别,名曰蠡沟,去内踝上五寸,别走少阳。其别者循经上睾,结于茎。其病气逆则睾肿卒疝,实则挺长热,虚则暴痒。取之所别。足厥阴之筋,起于大指之上,上结于内踝之前,上循胻上,结内辅之上,下循阴股,结于阴器,结络诸筋。

春三月者,主肝胆青筋牵病也,其源从少阴而涉足少阳。少阳之气始发,少阴之气始衰,阴阳怫郁于腠理,皮毛之病俱生,表里之痾因起。从少阳发动,反少阴气,则脏腑受疠而生,其病相反。若腑虚则为阴邪所伤,腰背强急,脚缩不伸,胻中欲折,目中生花;若脏实则为阳毒所损,涩涩前寒而后热,颈外双筋牵,不得屈伸,颈直背强,眼赤黄,若欲转动,合身回侧,故曰青筋牵病方见别卷。

灸法

扁鹊曰:灸肝肺二腧,主治丹毒牵病。当依源处治,调其阳,理其阴,脏腑之疾不生矣。

肝虚实第二脉四条　方十一首　灸法一首

肝实热

左手关上脉阴实者,足厥阴经也,病苦心下坚满,常两胁痛,息忿忿如怒状,名曰肝实热也。

竹沥泄热汤　治肝实热,阳气伏,邪热喘逆闷恐,目视物无明,狂悖,非意而言者方。

竹沥十升　麻黄　大青　栀子仁　升麻　茯苓　玄参　知母各三分　生葛　石膏各八分　生姜　芍药各四分

上十二味㕮咀,以水九升煮取二升半,去滓,下竹沥煮两三沸,分三服。须利,下芒硝三分,去芍药,加生地黄五分。《删繁方》无石膏、生姜、芍药、生葛,用人参三分。

前胡汤　治肝实热,目痛胸满,气急塞泻肝方。

前胡　芒硝　秦皮　栀子仁　决明子　黄芩　升麻　蕤仁细辛各三两　苦竹叶　车前叶各切,一升

上十一味㕮咀,以水九升煮取三升,去滓,下芒硝,分三服。又一方有柴胡三两,共十二味。

防风散 治肝实热,梦怒虚惊方。

防风 茯苓 萎蕤 白术 橘皮 丹参各一两三分 细辛二两 甘草 射干各一两 升麻 黄芩各一两半 大枣二七枚 酸枣仁三分

上十三味治下筛,为粗散,以两方寸匕帛裹,以井花水二升煮,时时动上裹子,煎取一升,分服,日二。

远志散 治肝邪热,出言反常,乍宽乍急方。

远志 射干 杏仁 大青各一两半 茯神 麦门冬 葛根 甘草各一两 芍药一两三分 桂心三分 知母 升麻各五分 石膏二两

上十三味治下筛,为粗散,以水二升五合煮竹叶一升,取汁,内药一匕半,煎取八合,为一服,日一,以绵裹散煮之。

地黄煎 治邪热伤肝,好生悲怒,所作不定,自惊恐方。

生地黄 淡竹叶 生姜 车前草 干蓝各切,一升 赤蜜一升 丹参 玄参各四两 茯苓二两 石膏五两

上十味㕮咀,以水九升煮取三升,去滓,停冷下蜜,更煎三两沸,分三服。

肝胆俱实

左手关上脉阴阳俱实者,足厥阴与少阳经俱实也,病苦胃胀呕逆,食不消,名曰肝胆俱实也。

肝虚寒

左手关上脉阴虚者,足厥阴经也,病苦胁下坚,寒热腹满,不欲饮食,腹胀,悒悒不乐,妇人月经不利,腰腹痛,名曰肝虚寒也。

补肝汤 治肝气不足,两胁下满,筋急,不得大息,四肢厥冷,发抢

心腹痛,目不明了,及妇人心痛乳痈,膝热消渴,爪甲枯,口面青者方。

山茱萸《翼》作乌头　甘草　桂心各三两　桃仁《翼》作蕤仁　柏子仁　细辛　茯苓　防风各二两　大枣二十四枚

上九味㕮咀,以水九升煮取五升,去滓,分三服。

补肝散　治左胁偏痛,久宿食不消,并目晾晾昏,风泪出,见物不审,而逆风寒偏甚,消食破气止泪方。

山茱萸　桂心　薯蓣　天雄　茯苓　人参各五分　芎䓖　白术　独活　五加皮　大黄各七分　橘皮三分　防风　干姜　丹参　厚朴　细辛　桔梗各一两半　甘草　甘菊花一两　贯众半两　陈麦曲　大麦蘖各一升

上二十三味治下筛,酒下方寸匕,日二。若食不消,食后服;若止痛,食前服之。

松膏酒　补肝治肝虚寒,或高风眼泪等杂病方。

以松脂十斤细剉,以水淹浸一周日,煮之,细细接取上膏,水竭更添之,脂尽,更水煮如前,烟尽去火停冷,脂当沉下,取一斤,酿米一石,水七斗,好曲末二斗,如家常酿酒法,仍冷下饭,封一百日,脂米曲并消,酒香满室,细细饮之。此酒须一倍加曲。

枸杞酒　治同前。

捣碎枸杞子一斗,先内绢袋中,酒二斗渍,讫,密封泥瓮勿泄,曝干,天阴勿出,三七日满,旦温酒,任性饮之。忌醋。

防风煎　治肝虚寒,目晾晾,视物不明,谛视生花,补方

防风　细辛　芎䓖　独活　白鲜　甘草各三两　橘皮二两　大枣三七枚　蜜五合　甘竹叶切,一升

上十味㕮咀,以水一斗六升先煮九味,取四升,去滓,下蜜更煎

两沸,分四服,日三夜一。若五六月,以燥器贮,冷水藏之。

槟榔汤 治肝虚寒,胁下痛,胀满气急,目昏浊,视物不明方。

槟榔二十四枚 附子七枚 母姜七两 茯苓 橘皮 桂心各三两 桔梗 白术各四两 吴茱萸五两

上九味㕮咀,以水九升煮取三升,去滓,温服,每服一升。若气喘者,加芎䓖三两,半夏四两,甘草二两。

治肝虚,目不明方 灸肝腧二百壮。小儿斟酌,可灸三七壮。

肝胆俱虚

左手关上脉阴阳俱虚者,足厥阴与少阳经俱虚也,病若恍惚,尸厥不知人,妄见,少气不能言,时时自惊,名曰肝胆俱虚也。

肝劳第三论一首　方二首

论曰:肝劳病者,补心气以益之,心旺则感于肝矣。人逆春气,则足少阳不生,而肝气内变。顺之则生,逆之则死;顺之则治,逆之则乱。反顺为逆,是谓关格,病则生矣。

猪膏酒 治肝劳虚寒,关格劳涩,闭塞不通,毛悴色夭方。

猪膏 姜汁各三升

上二味,以微火煎取三升,下酒五合和煎,分为三服。

虎骨酒 治肝虚寒劳损,口苦,关节骨疼痛,筋挛缩,烦闷方。

虎骨一升,炙焦,碎如雀头 丹参八两 干地黄七两 地骨皮 干姜 芎䓖各四两 猪椒根 五加皮 白术 枳实各五两

上十味㕮咀,绢袋盛,以酒四斗浸四日,初服六七合,渐加至一升,日再。

卷之三十七　肝脏方

筋极第四论三首　方七首　灸法七首

论曰：夫六极者，天气通于肺，地气通于液，风气应于肝，雷气动于心，谷气感于脾《素问》穀作谷也，雨气润于肾。六经为川，肠胃为海，九窍为水注之气，所以窍应于五脏。五脏邪伤，则六腑生极，故曰五脏六极也。

论曰：凡筋极者，主肝也。肝应筋，筋与肝合，肝有病，从筋生。又曰：以春遇病为筋痹，筋痹不已，复感于邪，内舍于肝，则阳气入于内，阴气出于外。若阴气外出，出则虚，虚则筋虚，筋虚则善悲，色青苍白，见于目下，若伤寒则筋不能动，十指爪皆痛，数好转筋，其源以春甲乙日得之伤风，风在筋，为肝虚风也；若阳气内发，发则实，实则筋实，筋实则善怒嗌干，伤热则咳，咳则胁下痛，不能转侧，又脚下满痛，故曰肝实风也。然则因其轻而扬之，因其重而减之，因其衰而彰之，审其阴阳，以别柔刚，阳病治阴，阴病治阳。善治病者，病在皮毛肌肤筋脉而治之，次治六腑。若至五脏，则半死矣。

扁鹊云：筋绝不治，九日死，何以知之？手足爪甲青黑，呼骂口不息。筋应足厥阴，足厥阴气绝则筋缩，引卵与舌，筋先死矣。

橘皮通气汤　治筋实极则咳，咳则两胁下缩痛，痛甚则不可转动方。

橘皮四两　白术　石膏各五两　细辛　当归　桂心　茯苓各三

两 香豉一升

上八味㕮咀,以水九升煮取三升,去滓,分三服。

丹参散 治筋实极则两脚下满,满而痛,不得远行,脚心如割筋断折,痛不可忍者方。

丹参二两 芎䓖 杜仲 续断 地骨皮二两 干地黄 当归 通草 升麻 麦门冬 禹余粮 麻黄各一两十八铢 牛膝二两六铢 甘草 桂心一两六铢 生姜切,炒取焦干 牡蛎各二两半

上十七味治下筛,为粗散,以绢袋子盛散二方寸匕,以井花水二升煮,数动袋子,煮取一升,顿服,日二。

地黄煎 治筋实极,手足爪甲或青或黄,或黑乌黯,四肢筋急,烦满方。

生地黄汁三升 生葛汁 生玄参汁各一升 大黄 升麻各二两 麻黄 栀子仁 犀角各三两 石膏五两 芍药四两

上十味㕮咀,以水七升先煮七物,取二升,去滓,次下地黄汁,煎一两沸,次下葛汁,煎取三升,分三服,日再。

五加酒 治筋虚极,筋痹,好悲思,颜色苍白,四肢嘘吸,脚手拘挛,伸动缩急,腹中转痛方。

五加皮一升 薏苡仁半升 枳刺二升 大麻仁二升 猪椒根皮 丹参八两 干姜 芎䓖五两 桂心 当归 甘草三两 天雄 秦椒 白鲜 通草四两

上十五味㕮咀,以绢袋盛,清酒四斗渍,春夏四日,秋冬六七日,初服六七合,稍稍加,以知为度。

人参酒 治筋虚极则筋不能转,十指爪皆痛,数转筋,或交接过度,或病未平复,交接伤气,内筋绝,舌卷唇青,引卵缩,胁脉疼急,腹中绞痛,或便欲绝,不能饮食方。

人参　防风　茯苓　细辛　秦椒　黄芪　当归　牛膝　桔梗
各一两半　干地黄　丹参　薯蓣　钟乳　矾石各二两　山茱萸　芎
劳各二两　白术　麻黄各二两半　大枣三十枚　五加皮一升　生姜
切,炒干　乌麻碎,各一升

上二十二味㕮咀,钟乳别以小袋子盛,以清酒二斗半浸五宿,
温服三合,日再。不知,随意增进。一本无乌麻,用杜仲一两半。

治交接损,卵缩筋挛方。

烧妇人月经衣灰,服方寸匕。

治筋绝方。

熬蟹脑足髓,内疮中,筋即续。

灸法治

劳冷气逆,腰髋冷痹,脚屈伸难灸阳跷一百壮。在外踝下容爪。

腰背不便,转筋急痹,筋挛,灸第二十一椎,随年壮。

转筋,十指筋挛急,不得屈伸,灸脚外踝骨上七壮。

失精筋挛,阴缩入腹,相引痛,灸中封五十壮。在内踝前筋里
宛宛中。

又云　灸下满各五十壮,老人加之,小儿随年壮法。

又云:此二穴,喉肿厥逆,五脏所苦,鼓胀,悉以主之。

转筋,胫骨痛不可忍,灸屈膝下廉横筋上三壮。

腹胀转筋,灸脐上一寸二七壮。

坚癥积聚第五论一首　方四十四首　灸法六首

论曰:病有积有聚,何以别之? 答曰:积者,阴气也;聚者,阳气
也。故阴沉而伏,阳浮而动,气之所积名曰积,气之所聚名曰聚。
故积者,五脏之所生;聚者,六腑之所成。故积者,阴气也,其始发

有常处,其痛一作病也不离其部,上下有所终始,左右有所穷处也;聚者,阳气也,其始发无根本,上下无所留止,其痛无常处,谓之聚也。故以是别知积聚也。

经络受病,入于肠胃,五脏积聚,发伏梁息贲肥气否气奔豚。积聚之始生,至其已成,奈何?曰:积之始生,得寒乃生,厥止乃成积。人之善病肠中积者,何以候之?曰:皮薄而不泽,肉不坚而淖泽,如此则肠胃伤恶,恶则邪气留止,积聚乃作。肠胃之积,寒温不次,邪气稍止,至其畜积留止,大聚乃起。病有身体腰髀股胻皆肿,环脐而痛,是谓何病?曰:病名伏梁,此风根也,不可动,动之为水溺涩之病。小腹盛,左右上下皆有根者,伏梁也。裹脓血,居肠胃之外,不可治,治之每切按之致死。此下则因阴,必下脓血,上则迫胃管生王冰云当作出膈,挟胃脘内痛,此久病也,难疗。居脐上为逆,慎勿动,亟夺其气,溢于大肠而着于肓,肓之原在脐下,故环脐而痛。

三台丸 治五脏寒热,积聚胪胀,肠鸣而噫,食不生肌肤,甚者呕逆,若伤寒疟已愈,令不复发,食后服五丸,饮多者十丸,常服令人大小便调和,长肌肉方。

大黄熬 前胡各二两 硝石 葶苈 杏仁各一升 厚朴 附子 细辛 半夏各一两 茯苓半两

上十味为末,蜜和,捣五千杵,丸如梧子大服五丸,稍加至十丸,以知为度。

五石乌头丸 治男子女人百病,虚弱劳冷,宿寒久癖,及癥瘕积聚,或呕逆不下食,并风湿诸病,无不治之方。

钟乳炼 硫黄 矾石 紫石英 赤石脂 枳实 甘草 白术 紫菀 山茱萸 防风 白薇 桔梗 天雄 皂荚 细辛 苁蓉 人参 附子 藜芦各一两六铢 麦门冬 干姜 蜀椒 吴茱萸

桂心各二两半　乌头二两　厚朴　远志　茯苓各一两半　当归二两
枣膏五合　干地黄一两十八铢

上三十二味为末,蜜和,捣五千杵,丸如梧子大酒服十丸,日三,稍加之。

乌头丸　治男子女人寒冷,腹内积聚,邪气往来,厥逆抢心,心痛痹闷,吐下不止,妇人产后羸瘦方。

乌头十五枚　吴茱萸　蜀椒　干姜　桂心各二两半　干地黄一两半　前胡　细辛　人参　芎䓖　白术各一两六铢　皂荚　紫菀　白薇　芍药各十八铢

上十五味为末,蜜丸,如梧子大酒下十丸,日三,稍加之,以知为度。

治心腹疝瘕,胁下及小腹满,坚痛有积,寒气入腹,使人腹中冷,发甚则上抢心,气满,饮食喜呕方。

大黄　茯苓各一两半　桂心　黄芩　吴茱萸　细辛　人参　蜀椒　干姜各一两六铢　男发灰半两　牡丹　甘草　芎䓖　苁蓉　䗪虫各十八铢　芍药　防葵　虻虫　厚朴　半夏各一两

上二十味为末,蜜丸,如梧子大服五丸,日再,渐加之。

恒山丸　治胁下邪气积聚,往来寒热如温疟方。

恒山　蜀膝　白薇　桂心　鮀甲　白术　附子　鳖甲　䗪虫　贝齿各一两半　蜚虻六铢

上十一味为末,蜜丸如梧子大,以米汁清服五丸,日三。

又方　蒸鼠壤土,熨之,冷即易。腹中切痛,炒盐半升令焦,内汤中饮之,大吐瘥;若手足痛者,烧青布,内小口器中,熏痛处。

神明度命丸　治久患腹内积聚,大小便不通,气上抢心,腹中胀满,逆害饮食方。

大黄　芍药各二两

上二味为末,蜜丸,如梧子大服四丸,日三。不知,可加至六七丸,以知为度。

治万病积聚方。

七八月收蒺藜子,不限多少,以水煮过熟,取滓曝令干,捣筛,蜜丸,如梧子大酒服七丸,以知为度。其汁煎如饴服之。

陷胸汤　治胸中心下结积,饮食不消方。

栝蒌实　大黄　黄连各二两　甘草一两

上四味㕮咀,以水五升煮取二升五合,分三服。

太乙神明陷冰丸　治诸疾,破积聚,心下支满,寒热鬼注,长病咳逆唾噫,辟除众恶,杀鬼,逐邪气恶,胸中结气,咽中闭塞,有进有退,绕脐恻恻,随上下按之跳手,心中愠愠,如有虫状,毒注相染灭门。

雄黄油煮一日　丹砂　礜石　当归　大黄各二两　巴豆一两　犀角　鬼臼　射罔　黎芦各一两　珍珠　附子各一两半　麝香　牛黄　人参各半两　蜈蚣　蜥蜴各一枚　芫青五枚　乌头八枚　杏仁四十枚　斑蝥七枚　樗鸡　地胆各二四枚　桂心三两

上二十四味为末,蜜和,捣三万杵,丸如小豆大,先食饮服二丸,日二。不知,稍加。仍以药二丸安门户上,令众恶不敢近。家及视病人,夜行独宿,服二丸,令众恶不敢近。伤寒服之,无不即瘥。此方与尸疰篇方重。

蜥蜴丸　治癥坚水肿,蜚尸,百注遁注尸注,骨血相注,恶气鬼忤,虫毒邪气往来,梦寤存亡,留饮结积,虎狼所啮,猘犬所咋,鸩毒入人五脏,服药以消杀其毒,食不消,妇人邪鬼忤,亦能遣鬼之方。

蜥蜴　蜈蚣各二枚　地胆五十枚　蟅虫　虻虫　杏仁各三十枚　蜣螂十四枚　朴硝　巴豆各一两十八铢　款冬花　犀角　桃奴

泽漆　桑赤鸡　鬼督邮各十八铢　芍药　虎骨各一两半　甘草　干
姜各一两　甘遂一两六铢

上二十味为末，别治巴豆杏仁如膏，内药末研调，下蜜，捣二万
杵，丸如麻子，先食饮服三丸，日一。不知加之。不敢吐下者一丸。
有人风冷注癖坚二十年者，得瘥。此方与前尸疰篇重。

大五明狼毒丸　治坚癖痞在人胸胁，或在心腹方。

狼毒　干地黄各四两　附子　大黄　苁蓉　人参　当归　细
辛　蜀椒　五味子　菌茹熬令烟尽息，各一两　半夏二两　干姜　桂
心各一两半　芫花　莽草　厚朴　防己　旋覆花各半两　杏仁三十
枚　巴豆二十四枚

上二十一味为末，蜜和丸，如梧子大服二丸，日二夜一，以知
为度。

小狼毒丸　治同前。

狼毒三两　附子　旋覆花　半夏　菌茹　白附子各二两

上六味为末，蜜和，捣五千杵，丸如梧子大饮服三丸，加至十
丸，日三。《肘后方》无半夏、有白附子、菌茹，五味。

狼毒丸　治坚癖方。

狼毒五两　半夏　杏仁各三两　桂心四两　附子　蜀椒　细辛
各二两

上七味为末，别捣杏仁，蜜和丸，如大豆饮服二丸。

甘遂汤　治暴坚久痞，腹有坚方。

甘遂　黄芩　芒硝　桂心　细辛各一两　大黄三两

上六味㕮咀，以水八升煮取二升半，分三服。

治卒暴癥，腹中有物坚如石，痛如矵刺，昼夜啼呼，不治百日必
死方。

牛膝二斤㕮咀,曝令干,以酒一斗浸之,密塞器口,煎取半,服半升,一服便吐去宿食,神效。

治卒暴癥方。

捣碎商陆根,蒸之,以新布籍腹,以药铺着其上,以衣物覆其上,冷易之,数日用之,旦夕勿息。

又方　蒜十片,取五月五日户上者,去皮　桂一尺二寸　灶中黄土如鸡子大一枚

上三味合捣,以淳苦酒和,涂布上,以掩病处,不过三日消。凡蒜亦佳。《肘后方》不用桂。

野葛膏　治卒暴癥方。

野葛一尺　当归　附子　雄黄油煮一日　细辛各一两　蜀椒半两　乌头二两　巴豆一百枚

上八味㕮咀,以大醋浸一宿,猪膏二斤煎附子色黄,去滓,内雄黄粉,搅至凝,傅布上,掩癥处,复以油重布,上复着十重纸,以熨斗盛火着其上,常令热,日三夜二。须膏干,为度。

硝石大丸　治十二癥瘕,及妇人带下,绝产无子,并欲服寒食散而腹中有癥瘕实者,当先服大丸下之,后与寒食散,大丸不下水谷,但下病耳,不令人困方。

硝石六两,朴硝亦得　大黄八两　人参　甘草各二两　当归一两

上四味为末,以三年苦酒三升置铜器中,以竹箸挂器中,一升作一刻,凡三升作三刻,以置火上,先内大黄,常搅不息,手使微沸,尽一刻,乃内余药,又尽一刻,有余一刻,极微大使可丸如鸡子中黄。凡合药,当先斋戒一宿,勿令小儿女人奴婢等见之。欲下病者,用二丸。若不能服大丸者,可分作小丸,然亦不可过四丸也。丸欲令大,不欲令细,能不分为善。若不赢者可少与,强者可二十

日五服,和调半日乃不。若妇人服之下者,或如鸡肝,或如米汁或正赤黑,或一升或三升。下后慎风冷,作一杯粥食之,然后作羹臛,自养如产妇法,六月则有子。禁生鱼猪肉辛菜。果寒食散者,自如药法,不与此同,日一服。

土瓜丸　治诸藏寒气积聚,烦满热,饮食中蛊毒,或食生物,及水中虫卵生入腹而成虫蛇,若为鱼鳖,留饮宿食,妇人产瘕,带下百病,阴阳不通利,大小便不节,绝伤堕落,寒热交结,唇口焦黑,身体消瘦,嗜卧少食,多魇,产乳胞中余疾,股里热,少腹中急结,痛引阴中方。

土瓜根末　桔梗各半升,末　杏仁一升　大黄一斤,蒸二斗米下,曝干

上四味为末,蜜丸如梧子大,空腹饮服三丸,日三。不知加之,以知为度。

治凡所食不消方。

取其余类烧作末,酒服方寸匕,便吐其宿食,即瘥。有食桃不消作病者,以时无桃,就树间得槁桃烧服之,登时吐病出,甚良。

治卒食不消,欲成癥积方。

煎艾汁如饴,取半升作一服,便刺吐去宿食,神良。《古今录验方》:用艾五尺围一束,薏苡根一大把,二味同煎。

治食鱼肉等成癥结在腹内,并诸毒气方。

狗屎五升烧末,绵裹,以酒一斗浸再宿,滤取清,分十服,日三,三日令尽,随所食癥结即出。

治杂食瘀实不消,心腹坚痛方。

以水三升煮白盐一升令消,分三服,刺吐去所食。并治暴癥。

治癥坚,心下有物大如杯,不得食,食则腹满,心腹绞痛方。

葶苈子　大黄各二两　泽漆四两

上三味,别研葶苈为膏,下二味,捣五百杵,入蜜更捣千杵,和丸如梧子大服五丸,不知加之,日三。

治小腹坚大如盘,胸中满胀,食不消化,妇人瘦瘠方。

以暖水服发灰一方寸匕,日再,并灸肋端。

又方　饮服上好曲末方寸匕,日三,又灸三焦腧,随年壮,瘥。

治伏梁气方。

白马尿,铜器中盛取,每旦服一升。

治癥瘕方。

槲树白皮煎令可丸,服之取知。病动若下,减之。

椒熨方　治患癥结病及爪病,似爪形日月形,或在脐左右,或在脐上下,或若鳖在左右肋下,或当心如合子大,法先针其足,以椒熨之。

取一新盆子受一斗者,底钻一百二十孔,孔上着椒三合,上着一重纸,纸上着冷灰一升,冷灰上着热灰半升,上着刚炭火一斤,经一食顷,盆底热彻,当病上初安毡一重,即安火盆,火盆大热,以渐更加一重,若火更热不可忍,加至三重,暂歇,进一口冷饮,还上火,消二分许即停,止经三日勿着,及至七日,决得顿瘥,然后食美食自补。若小不瘥,作露宿丸服之方见别卷。

治腹中积癥方。

葶苈子一升熬,以酒五升浸七日,每服三合,日三。

治蛇瘕方。

白马尾切长五分,以酒服方寸匕,大者自出;更服二分者一方寸匕,中者亦出;更服三分者一方寸匕,小者复出。不可顿作一服,杀人。马尾一本作牛尾。

大黄汤　治蛇瘕方。

大黄　茯苓各半两，一本作黄芩　乌贼骨二枚　皂荚六枚，如猪牙者　甘草如指大者一尺　芒硝如鸡子大一枚

上六味㕮咀，以水六升煮三五沸，去滓内消，适寒温，尽服之。十日一剂，作如上法。宿勿食，平旦空腹服，病根当下也。

治鳖瘕，腹坚硬肿起，大如盆眠卧不得方。食中得病为鳖瘕在您下坚强。

取蓝一斤捣，水三升绞去汁，每服一升，日二。

又方　蒴藋根白皮一握，研取汁，以水和，顿服之。

又方　白马尿一升，鸡子三枚取白，合煎取二合，空腹顿服，不移时当吐病出。

又方　鸡屎一升，炒令黄，取五合，以酒一升浸，取半捣为末，以所浸酒服方寸匕，日二服，三日中作一剂。

治蛟龙病　开皇六年三月八日，有人食芹得之，其人病发似癫痫，面色青黄，因食寒食饧过多，便吐出状似蛟龙，有头而有尾，服寒食饧三斗，大验。

山野人有啮虱，在腹上生长，为虱瘕病，治之方。

故败篦子　故败梳各一枚

上二件，各破为两分，各取一分烧为末，又取一分，以水五升煮取一升，服上件烧末，顿服，即出。

常欲食米，若不得米则胸中清水出为米瘕治之方。

鸡屎一升　白米五合

上二味合炒令米焦，捣末，以水二升顿服取尽，须臾吐出病如研米，若无米当出痰，自此永憎米，不复食之矣。

人有思肉不已，食讫复思者为肉瘕治之方。

空腹饮白马尿三升,吐有肉出,不出必死。

食中有发不觉因食而入,久即胸间如有虫,状上下去来,惟欲饮油,一日之中乃至三二升,不欲饮食者为发瘕方。

以油一升,以香泽煎之,大锤劳贮之,安病人头边,令口鼻临油上,勿令得饮,傅鼻而令有香气,当叫唤取饮,不得与之,必当疲极大睡,其发瘕当从口出令一人专守视之,并备石灰一裹,见瘕出,以灰粉手捉瘕抽出,及尽,即是发也。初从腹中出,形如不流水中浓菜,随发长短,形亦如之。

又方 酒三升,煮猪脂二升,三沸,服一升,日二。白马尿服之亦佳。无白马尿,白牛尿亦得。

灸法

瘕癖 灸内踝后宛宛中,随年壮。

又 灸气海百壮。

久冷及妇人瘕癖,肠鸣泄利,绕脐绞痛,灸天枢百壮,三报。穴在侠脐两边各方寸,勿针。

积聚坚满,灸脾募百壮。穴在章门季肋端。

心下坚,积聚冷胀,灸上脘百壮,三报。穴在巨阙下一寸。

积聚坚大如盘,冷胀,灸胃脘二百壮,三报。穴在巨阙下二寸。

卷之三十八　胆腑方

胆腑脉论第一

论曰：胆腑者，主肝也，肝合气于胆。胆者，中清之腑也《难经》云：胆者，清净之腑。《甲乙》云：中精之腑也，号将军决曹吏，重三两三铢，长三寸三分，在肝短叶间下，贮水精汁二合《难经》作三合，能怒能喜，能刚能柔。目下果大，其胆乃横。凡胆、脑、髓、骨、脉、女子胞，此六者，地气之所生也，皆藏于阴而象于地，故藏而不泻，名曰奇恒之腑。若胃、大肠、小肠、三焦、膀胱，此五者，天气之所生也，其气象天，故泻而不藏，此受五脏浊气，名曰传化之腑，此不能久留，输泻者也。所谓五脏者，藏精气《甲乙》作神而不泻，故满而不能实；六腑者，传化物而不藏，故实而不能满。所以然者，水谷入口则胃实而肠虚，食下则肠实而胃虚，故曰实而不满、满而不实也。

左手关上阳绝者，无胆脉也。苦膝疼，口中苦，眯目，善畏如见鬼，多惊少力，刺足厥阴治阴，在足大趾间，或刺三毛中。

左手关上阳实者，胆实也。苦腹中不安，身躯习习也，刺足少阳治阳，在足上第二趾本节后一寸是也。

胆病者，善太息，口苦，呕宿汁，心澹澹恐，如人将捕之，咽中介介然，数唾，候在足少阳之本末，亦见其脉之陷下者，灸之。其寒热，刺阳陵泉。若善呕有苦，长太息，心中澹澹，善悲恐，如人将捕之，邪在胆，逆在胃。胆液泄则口苦，胃气逆则呕苦汁，故曰呕胆，刺三里以下。胃气逆,刺足少阳血络以闭胆,却调其虚实,以去其邪也。

胆胀者,胁下痛胀,口苦太息。

肝前受病,移于胆,肝咳不已,则呕胆汁。

厥气客于胆,则梦斗讼。《甲乙》云:梦斗讼自刿。

肝应筋,爪厚色黄者胆厚,爪薄色红者胆薄,爪坚色青者胆急,爪软色赤者胆缓,爪直色白无约者胆直,爪恶色黑多败者胆结。

扁鹊云:足厥阴与少阳为表里,表清里浊。其病若实极则伤热,热则惊动精神而不守,卧起不定;若虚则伤寒,寒则恐畏头眩,不能独卧。发于玄水,其根在胆,先从头面起,肿至足。方见治水篇中。

胆有病,则眉为之倾。病人眉系倾者,七日内必死。

足少阳之脉,是动则病口苦,善太息,心胁痛,不能反侧,甚则面微尘,身无膏泽,足外反热,是为阳厥。是主骨所生病者,头痛,角颔痛,目兑眦痛,缺盆中肿痛,腋下肿,马刀挟瘿,汗出振寒,疟,胸中胁肋髀膝外至胻绝骨外踝前及诸节皆痛,小趾次趾不用。盛者则人迎大一倍于寸口,虚者则人迎反小于寸口也。其经脉、经筋、支别具肝脏部中。

胆虚实第二脉　方　灸法

胆实热

左手关上脉阳实者,足少阳经也。病苦腹中气满,饮食不下,咽干头痛,洒洒恶寒,胁痛,名曰胆实热也。

半夏汤　治胆腑实热,精神不守,泻热方。

半夏　宿姜各三两　黄芩一两　生地黄五两　远志　茯苓各二

两　秫米一斗　酸枣仁五合

上八味㕮咀，以千里长流水五斗煮秫米，令蟹目沸，扬一千余遍，澄清，取九升煮药，取三升半，分三服。《集验方》治虚烦闷不得眠，无地黄、远志，有麦门冬、桂心各三两，甘草、人参各二两。

治胸中胆病方　灸浊浴，随年壮。穴在侠胆腧傍行相去五寸。

胆虚寒

左手关上脉阳虚者，足少阳经也。病苦眩厥痿，足趾不能摇，躄不能起，僵仆目黄，失精䀮䀮，名曰胆虚寒也。

温胆汤　治大病后虚烦不得眠，此胆寒故也，宜服此方。

半夏　竹茹　枳实各二两　橘皮三两　生姜四两　甘草一两

上六味㕮咀，以水八升煮取二升，分三服。

治胆虚方　灸三阴交各二十壮。穴在内踝上一夫。

千里流水汤　治虚烦不得眠方。

麦门冬　半夏各三两　茯苓四两　酸枣仁二升　甘草　桂心　黄芩　远志　萆薢　人参　生姜各二两　秫米一斗

上十二味㕮咀，以千里流水一斛煮米，令蟹目沸，扬万遍，澄清，取一斗煮，取二升半，分三服。

酸枣汤　治虚劳烦扰，奔气在胸中，不得眠方。

酸枣仁五升　人参　桂心　生姜各二两　石膏四两　茯苓　知母各三两　甘草一两半

上八味㕮咀，以水一斗先煮酸枣仁，取七升，去滓，下药煮取三升，分三服，日三。

治虚劳烦闷,不得眠方。

大枣二七枚　葱白七茎

上二味,以水三升煮取一升,去滓,顿服。

栀子汤　治大下后虚劳不得眠,剧者颠倒懊恼欲死方。仲景云:发汗吐下后,虚烦不得眠,若剧者,必反覆颠倒,心中懊恼,栀子汤主之。

大栀子十四枚　豉七合

上二味,以水四升先煮栀子,取二升半,内豉,更煮三沸,去滓。每服一升。安者勿更服。若上气呕逆,加橘皮二两,亦可加生姜二两。

治烦闷不得眠方。

枸杞白皮,五两　生地黄　麦门冬　甘草　前胡各三两　茯苓知母各四两　人参二两　粟米　豉各五合

上十味㕮咀,以水八升煮取三升七合,分四服。

治虚劳不得眠方

酸枣　榆叶各等分

上二味为末,蜜丸,如梧子每服十五丸,日再。

又方　干姜四两为末,汤和,顿服,覆取汗,病愈。

咽门论第三

论曰:夫咽门者,应五脏六腑,往还神气,阴阳通塞之道也。喉咙胞囊舌者,并津液,调五味之气本也,不可不研乎?咽门者,肝胆之候也,其重十两,广二寸五分,至胃脘长一尺六寸,主通五脏六腑津液神气,应十二时。若脏热,则咽门闭而气塞;若腑寒,则咽门破而声嘶,母姜酒主之。方见别卷。热则通之,寒则补之,若寒热调和,病不生矣。

髓虚实第四论 方

论曰:髓虚者脑痛不安,髓实者勇悍。凡髓虚实之应,主于肝胆。若其腑脏有病从髓生,热则应脏,寒则应腑。

羌活补髓丸 治髓虚,脑病不安,胆腑中寒方。

羌活 芎藭 当归各二两 桂心二两 人参四两 枣肉研如脂 羊髓 酥各一升 牛髓 大麻仁各二升,熬,研如脂

上十味,先捣五种干药为末,下枣膏、麻仁又捣,相濡为一家,下二髓并酥,内铜钵中,重汤煎之,取好为丸如梧子,酒服三十丸,日二服,稍加至四十丸。

柴胡发泄汤 治髓实,勇悍惊热,主肝热方。

柴胡 升麻 黄芩 细辛 枳实 栀子仁 芒硝三两 淡竹叶 生地黄一升 泽泻四两

上十味㕮咀,以水九升煮取三升,去滓,下硝,分三服。

风虚杂补酒煎第五方

巴戟天酒 治虚羸,阳道不举,五劳七伤,百病,能食下气方。

巴戟天 牛膝各三斤 枸杞根白皮 麦门冬 地黄 防风各二斤

上六味并生用,卒无生者,用干者,亦得。㕮咀,以酒一石四斗浸七日,去滓,温服。常令酒气相续,勿至醉吐。慎生冷猪鱼油蒜。春七日,秋冬二七日,夏勿服。先患冷者,加干姜、桂心各一斤;好忘,加远志一斤;大虚劳,加五味子、苁蓉各一斤;阴下湿,加五加根皮一斤。有石斛,加一斤佳。每加一斤药,则加酒七升。此酒每年

入九月中旬即合,入十月上旬即服。设服余药,以此酒下之,大妙。滓曝干捣为末,以此酒服方寸匕,日三,益佳。常服加甘草十两,佳。虚劳,加黄芪一斤。

又方 巴戟天 生牛膝各三斤

上二味㕮咀,以酒五斗淹浸,服如前法。

五加酒 治虚劳不足方。

五加皮 枸杞根白皮,各一斗

上二味㕮咀,以水一石五斗煮,取汁七斗,分取四斗,浸曲一斗,余三斗用拌饭,下米多少如常酿法,熟,压取服之,多少任性。禁如药法,倍日将息。

天门冬大煎 治男子五劳七伤,八风十二痹,伤中六极:一气极则多寒痹,腹痛喘息,惊恐头痛;二肺极则寒痹腰痛,心下坚,有积聚,小便不利,手足不仁;三脉极则颜色苦青逆,意喜恍惚,失气,状似悲泣之后。苦舌强,咽喉干,寒热恶风,不可动,不嗜食,苦眩,喜怒妄言;四筋极则拘挛,小腹胀,心痛,膝寒冷,四肢骨节皆痛疼;五骨极则肢节厥逆,黄疸消渴,痈疽妄发,重病浮肿,如水病状;六肉极则发疮,如得击不复言,甚者至死复生,众医所不能治。此皆六极七伤所致,非独房室之为也。忧恚积思,喜怒悲欢,复随风温结气,咳时呕吐,食已变,大小便不利,时泄利重下,溺血,上气吐下,乍寒乍热,卧不安席,小便赤黄,时时恶梦,梦与死人共饮食,入冢神室,魂飞魄散。筋极则伤肝,伤肝则腰背相引,难可俯仰;气极则伤肺,伤肺则小便有血,目不明;髓极则阴痿不起,住而不交;骨极则伤肾,伤肾则短气,不可久立,阴疼恶寒,甚者卵缩,阴下生疮湿痒,手搔不欲住,汁出,此皆为肾病。甚者多遭风毒,四肢顽痹,手足浮肿，名曰脚弱，一名脚气，医所不治，此悉主之方。

天门冬　生地黄各切，三斗半，捣压尽取汁　白蜜三升，炼　酥三升，炼　枸杞根切，三斗，净洗，以水二石五斗煮取一斗三升，澄清　獐骨一具，捣碎，以水一石煮取五斗，澄清

上六味并大斗，铜器中微火先煎门冬地黄汁减半，乃合煎，取大斗二斗，下后件散药，煎取一斗，内铜器重釜煎，令隐掌可丸，如梧子大平旦空腹酒服二十丸，日二，加至五十丸。慎生冷、醋滑、猪鸡、鱼蒜、油面等。须择四时王相日修合。其合和一如第一卷和合篇说。散药如下：

茯苓　桂心　白术　萎蕤　五加皮　菖蒲　远志　泽泻　薯蓣　柏子仁　人参　石斛　牛膝　杜仲　覆盆子　细辛　独活　枳实　芎䓖　大豆黄卷　黄芪　苁蓉　续断　狗脊　胡麻子　草薢　白芷　橘皮　茯神　巴戟天　石南各二两　阿胶七两　甘草六两　蜀椒　薏苡仁一升　大枣一百枚，煮作膏　鹿角胶五两　蔓荆子三两

上三十八味治下筛，内煎中，有牛髓、鹿髓，各加三升，大佳。小便涩，去柏子仁，加秦艽二两，干地黄六两；阴痿失精，去萎蕤，加五味子二两；头风，去柏子仁，加菊花、防风各二两；小便利，阴气弱，去细辛、防风，加山茱萸二两；腹中冷，去防风，加干姜二两。无他疾，依方修合。凡此煎，九月下旬采药，立冬日合服，至五月上旬止。若十二月腊日合者，经夏至七月下旬止。若停留经夏不坏，当于舍北阴处入地深六尺，填沙，置药中，上加沙覆之，则经夏不损也。女人先患热者得服，患冷者勿服。

填骨万金煎　治内劳少气，寒疝里急，腹中喘逆，腰脊痛方。

生地黄三十斤，取汁　肉苁蓉　甘草　阿胶各一斤　麦门冬　干

地黄二斤 干姜 茯苓 桑根白皮 桂心各八两 人参 桔梗 五

味子 附子各五两 石斛一斤五两 牛髓一斤 白蜜十斤 清酒四斗

麻子仁三升 大枣一百五十枚 当归十四两 干漆二十两 蜀椒四两

上二十三味,先以清酒二斗六升,内桑根白皮、麻子人、枣、胶,为刻识之,又加酒一斗四升,煮取至刻,绞去滓,内蜜、髓、地黄汁,汤上铜器煎,内诸药末,半日许使令可丸,止,大瓮盛。饮吞如弹丸一枚,日三。若夏月暑热,煮煎转味,可以蜜、地黄汁和诸药成末,为丸如梧子,服十五丸,不知,稍加至三十丸。

治男子风虚劳损,兼时气方。

甘草一斤 石斛 防风 苁蓉 山茱萸 茯苓 人参 薯蓣

各四两 桂心 牛膝 五味子 菟丝子 巴戟天 芎䓖各三两,并为

末 生地骨皮切碎 生地黄汁各一升 丹参二两 生姜汁 胡麻以

水二斗煮取四升,去滓,各二升 牛髓 白蜜 生麦门冬汁各三升

上二十二味,先煮地黄、地骨皮、胡麻汁减半,内牛髓、蜜、姜门冬各等汁,微火煎,余八升,下诸药散,和令调,内铜钵中,汤上煎令可丸,如梧子大酒服三十丸,日二,加至五十丸。

小鹿骨煎一云獐骨 治一切虚羸,皆服之方。

鹿骨一具,碎 枸杞根切,二升

上二味,各以水一斗别器各煎汁五升,去滓澄清,乃合一器,共煎取五升,日二服尽。好将慎。皆用大斗。

地黄小煎 治五劳七伤,羸瘦干削方。

干地黄末,一升 胡麻油半升 蜜二升 猪脂一斤

上四味,铜器中煎令可丸,如梧子大饮服三丸,日三,稍加十丸。久久常服,大有所益,瘦黑者肥充。

陆抗膏　治虚冷枯瘦,身无精光,虚损,诸不足方。

牛髓　羊脂二升　酥《经心录》用猪脂　生姜汁　白蜜各三升

上五味,先煎酥令熟,次内姜汁,次内蜜,次内羊脂、牛髓,后微火煎,三上三下,令姜汁水气尽即膏成,搅令凝止,温酒服,随人能否,不限多少,令人肥健、发热也。《经心录》云:治百病劳损,风湿,补益神效,男女通可服之良。。

枸杞煎　补虚羸,久服轻身不老,神验方。

九月十日取生湿枸杞子一升,清酒六升煮五六沸,出取熟研,滤取汁。令其子极净,曝令干,捣末,和前汁微火煎令可丸,酒服二方寸匕,日二,加至三匕。亦可丸,服三十丸。

夏姬杏仁煎方　杏仁三升内汤中,去皮尖两仁,熟捣,盆中水研,取七八升汁,以铁釜置煻火上,取羊脂四斤,就釜内磨消,内杏仁汁温之,四五日色如金状,饵如弹子,日三服,百日肥白,易容,人不能识也。

又方　杏仁熬黄,去皮尖,捣,服如梧子,日三,治枯瘦令人润泽。无所禁。咳逆上气,喉中百病,心下烦,不得咽者,得茯苓、款冬、紫菀并力,大良。其药生热熟冷,喉中如有息肉者亦服之。

桃仁煎方。

桃仁为末　蜜各一斤　酥半斤　胡麻一升,末　牛乳五升　地黄十斤,取汁

上六味合煎如饧,旋服之。

治五劳七伤方

白羊头蹄一具,净治,更以草火烧令黄赤,以净绵急塞鼻及脑孔　胡椒　荜茇　干姜各一两　葱白一升　豉二升

上七味,先以水煮头及蹄半熟,即内药,煮令极烂,去药,冷暖任性食之,日一具,七日凡七具。忌生冷、醋滑、五辛、陈臭等物。

治虚劳补方。

羊肚一具,切　白术一升

上二味,以水二斗煮取六升,每服二升,日三为度。

又方　豉一升,蒸三遍　薤白一斤,切

上二味,以水七升煮取三升,分三服,小取汗。

膏煎治虚羸瘦方。

不中水猪肪,煎取一升,内葱白一握,煎令黄,出内盆中,平旦空腹服讫,暖覆卧,至晡时食白粥,粥不得稀,过三日服补药。方如下:

羊肝一具　羊脊膂肉一条　曲末半斤　枸杞根十斤

上四味,以水三斗煮枸杞,取一斗,去滓,细切肝等,内汁中煮,着葱、豉、盐如羹法,合煎,看如稠糖即好,食之七日。禁如药法。

补虚方。

猪肚一具　人参五两　蜀椒　干姜二两半　葱白七两　白粱米半斤,《千金翼》用粳米

上六味㕮咀,诸药令相得,和米内肚中,缝合勿令泄气,取四斗半水,缓火烂煮,空腹食之,大佳,兼下少饭。

吐血第六论　方　灸法

论曰:廪丘云:吐血有三种,有内衄,有肺疽,有伤胃。内衄者,出血如鼻衄,但不从鼻孔出,是近从心肺间津液出,还流入胃中,或如豆羹汁,或如切䐗,血凝停胃中,因即满闷便吐,或去数斗至于一石者是也,得之于劳倦,饮食过常所为也;肺疽者,或饮酒之后毒满

闷,吐之时,血从吐后出,或一合、半升、一升是也;伤胃者,因饮食太饱之后,胃中冷则不能消化,不能消化便烦闷,强呕吐,使所食之物与气共上冲蹙,因伤裂胃口,吐血色鲜正赤,腹绞痛,白汗出,其脉紧而数者为难治也。

问曰:病胸胁支满,妨于食,病至则先闻腥臊臭,出清液,先唾血,四肢清,目眩,时时前后血,病名为何,何以得之? 对曰:病名血枯。此得之年少时有所大夺血,若醉入房中,气竭而肝伤,故使月事衰少不来也。治以乌贼骨、藘茹二物,并合丸以雀卵,大如小豆,以五丸为后饭,饮以鲍鱼汁,利肠中及伤肝也。凡吐血后,体中但自俺俺然,心中不闷者,辄自愈。假令烦躁,心中闷乱纷纷,呕吐,颠倒不安,医工又与黄土汤、阿胶散,益加闷乱,卒致不济。如此闷者,当急吐之方

瓜蒂二分　杜衡　人参各一分

上三味治下筛,服一钱匕,或无水浆,但得下即可,羸人小减之,吐去青黄,或吐血一二升,无苦。

黄土汤　治吐血方。

伏龙肝鸡子大一枚　桂心　干姜　当归　芍药　白芷　甘草　阿胶　芎藭　生地黄八两　细辛半两　吴茱萸二升

上十二味㕮咀,以酒七升、水三升合煮,取三升半,去滓内胶,煮取三升,分三服。亦治衄血。

又方　治卒吐血及衄血方。

伏龙肝半斤　甘草　干姜仲景作地黄　白术　阿胶　黄芩各三两

上六味㕮咀,以水一斗煮取三升,去滓下胶,分三服。仲景有附

子三两,为七味。

生地黄汤 治忧恚呕血,烦满少气,胸中痛方。

生地黄一斤 大枣五十枚 阿胶 甘草各三两

上四味㕮咀,以水一斗煮取四升,分四服,日三夜一。

坚中汤 治虚劳内伤,寒热呕逆,吐血方。

糖三斤 芍药 半夏 生姜 甘草各三两 桂心二两 大枣五十枚

上七味㕮咀,以水二斗煮取七升,分七服,日五夜二。《千金翼》无甘草、桂心,有生地黄。

治噫,止唾血方。

石膏四两 厚朴三两 麻黄 生姜 五味子 半夏 杏仁各二两 小麦一升

上八味㕮咀,以水一斗煮麻黄,去沫,澄取七升,内药,煮取二升半,分再服。

治吐血,胸中塞痛方。

芍药 干姜 茯苓 桂心 当归 大黄 芒硝各三两 阿胶 甘草 人参各一两 麻黄一两 干地黄四两 虻虫 水蛭各八十枚 大枣二十枚 桃仁一百枚

上十六味㕮咀,以水一斗七升煮取四升,分五服,日三夜二。

治吐血内崩,上气,面色如土方

干姜 阿胶 柏叶各二两 艾一把

上四味㕮咀,以水五升煮取一升,内马通汁一升,煮取一升,顿服。仲景名柏叶汤,不用阿胶。《小品》不用柏叶,与《肘后》同。

治吐血,酒客温疫,中热毒,干呕心烦方。

蒲黄　犀角　栝楼根　甘草各二两　葛根　桑寄生各三两

上六味咬咀，以水七升煮取三升，分三服。

泽兰汤　治伤中里急，胸胁挛痛，欲呕血，时寒时热，小便赤黄，此皆伤于房劳故也。

泽兰　糖各一斤　桂心　桑根白皮　人参各二两　远志二两　生姜五两　麻仁一升

上八味咬咀，以醇酒一斗五升煮取七升，去滓内糖，食前服一升，日三夜一。勿劳动。

治忽吐血一两口，或是心衄，或是内崩方。

蛴螬五枚　牛膝　牡丹　王不留行　麦门冬二两　萆薢　芍药　干地黄四两　续断　阿胶各三两

上十味咬咀，以生地黄汁五升、赤马通汁三升煮取三升，分三服。不瘥，更合数剂，取瘥止。

又方　熟艾三鸡子许，水五升煮取二升，顿服。

又方　烧乱发灰，水服方寸匕，日三服。《集验》云：治舌上忽出血如簪孔者，亦治小便出血者。

治虚劳吐血方

生地黄肥者五升捣，以酒一升煮沸，三上三下，去滓，顿服。

又方　凡止血，服桂心末方寸匕，日夜可二十服。《肘后》云：亦疗下血，良。

又方　生地黄五斤绞取汁，微火煎之三沸，投白蜜一升，又煎取三升，每服半升，日三。主胸痛百病，久服佳。

又方　柏叶一升，以水六升煮取三升，分三服。

又方　生地黄汁半升　川大黄末一方寸匕

上二味，先温地黄汁一沸，次内大黄搅和，空腹顿服，日三，瘥。

犀角地黄汤　治伤寒及温病，应发汗而不汗之，内畜血者，及鼻衄吐血不尽，内余瘀血，大便黑面黄，消瘀血方。

犀角一两　生地黄八两　芍药三两　牡丹皮二两

上四味㕮咀，以水九升煮取三升，分三服。喜妄如狂者，加大黄二两，黄芩三两。其人脉大来迟，腹不满自言满者，为无热，但依方，不须有所增加。

治五脏热结，吐血衄血方。

伏龙肝鸡子一枚　生竹茹一升　芍药　当归　黄芩　芎䓖　甘草各二两　生地黄一斤

上八味㕮咀，以水一斗三升先煮竹茹，减三升，下药取二升，分三服。《千金翼》有桂心。

当归汤　治衄血吐血方。

当归　干姜　芍药　阿胶各二两　黄芩三两

上五味㕮咀，以水六升煮取二升，分三服。

治上焦热膈伤，吐血衄血，或下血连日不止，欲死，并主之。

艾叶　竹茹各一升　阿胶如手掌大　干姜二两

上四味㕮咀，以水三升煮取一升，去滓，内马通汁半升，煮取一升，顿服。

又方　取新马屎，与少水和，绞取汁。一方不用竹茹，加干姜作七两。

治虚劳崩中，吐血下血，上气短气欲绝，面黑如漆方。

黄芪　芍药　芎䓖　甘草各四两　生姜一斤

上五味㕮咀，以酒五升浸一宿，明旦更以水五升煮取四升，分四服,日三夜一。下阴中毒,如汤沃雪。凡夏月不得宿浸药。酒客劳热,发痔下血,其谷道热者,去生姜,用生地黄代之,凡进三两剂。

竹茹汤　治吐血汗血,大小便下血方。

竹茹二升　甘草　芎蒡　黄芩　当归各六分　芍药　白术　人参　桂心各一两

上九味㕮咀,以水一斗煮取三升,分四服,日三夜一。

治九孔出血方　捣荆叶汁,酒服二合一本作荆芥。

治吐血,虫毒痔血,女子腰腹痛,大便后出清血者方。

取东向蘘荷根,捣绞取汁二升,顿服,立瘥。

赤小豆散

诸下血,先见血后见便,此为远血,宜服黄土汤。方见前七味仲景方是;先见便后见血,此近血,宜服赤小豆散方。

赤小豆三升,熬令折　当归三两

上二味治下筛,每服方寸匕,日三。

干地黄丸　治血虚劳,胸腹烦满疼痛,瘀血往来,脏虚不受谷,气逆,不得食,补中理血方。

干地黄三两　当归　干姜　麦门冬　甘草　黄芩各二两　厚朴　干漆　枳实　防风　大黄　细辛　白术各一两　茯苓五两　前胡六分　人参五分　虻虫　䗪虫各五十枚

上十八味为末,蜜丸,如梧子大先食服十丸,日三,稍加。

麦门冬汤　治凡下血虚极方。

麦门冬　白术各四两　甘草一两　牡砺　芍药　阿胶各三两大枣二十枚

上七味㕮咀,以水八升煮取二升,分再服。

胸中瘀血楷满,胁膈痛,不能久立,膝痿寒,三里主之。

呕血,肩胁痛,口干,心痛与背相引,不可咳,咳引肾痛,不容主之。一作扶容。

心膈下呕血,上管主之。

唾血,振寒嗌干,大渊主之。

呕血,太陵及郄门主之。

呕血上气,神门主之。

内伤唾血不足,外无膏泽,刺地五会。

灸法

治虚劳吐血,灸胃管三百壮。亦主劳,呕逆吐血,少食多饱,多唾百病。多唾一作多睡。

吐血唾血,灸胸堂百壮。不可针。

吐血酸削,灸肝腧百壮。

吐血,腹痛雷鸣,灸天枢百壮。

吐血唾血,上气咳逆,灸肺腧,随年壮。

吐血呕逆,灸手心主五十壮。《千金翼》云太陵是。

凡口鼻出血不止,名脑衄,灸上星五十壮。入发际一寸是。

大便下血,灸第二十椎,随年壮。

卷之三十九　胆腑方

万病丸散第七_{论述三首　方十三首}

论曰:圣人之道,以慈济物,博求众药,以戒不虞,仓卒之际,应手皆得,故有万病方焉。余以此方散在群典,乃令学者难用讨寻,遂鸠撮要妙,以为斯品,庶使造次可得。好事君子,安不忘危,无事之暇,可预和合,以备疴瘵也。

芫花散　治一切风冷痰饮,癥癖痃疟,万医所不治者,皆治之。一各登仙酒,一名三建散。

芫花　桔梗　紫菀　大戟　王不留行　乌头　附子　天雄

白术　五加皮　荛花　狼毒　莽草　栾荆　栝楼根　蹢躅　麻黄

　白芷　荆芥　茵芋各十两　车前子　石斛　人参　石南　石长

生各七分　蛇床子　草薢　牛膝　狗脊　菟丝子　苁蓉　秦艽各五

分　藜芦　薯蓣　薏苡仁　巴戟天　细辛　当归　芎䓖　干地黄

　食茱萸　杜仲　厚朴　黄芪　山茱萸　干姜　芍药　桂心　黄

芩　吴茱萸　防己　远志　蜀椒　独活　五味子　牡丹　橘皮

通草　柴胡　柏子仁　藁本　菖蒲　茯苓　续断各二分

上六十四味《千金翼》有麻黄、半夏、赤车使者、高良姜、紫葳,无白术、食茱萸等七味,并不治不择,不炙不熬,但振去尘土,捣,以粗罗下之,即与服。凡是猪鸡五辛生冷醋滑,任意食之无所忌,惟诸豆,皆杀药,不得食。

药散二两　细曲末二升　糯米三升　真酒五升

先以三大斗水,煮米作粥须极熟,冬月扬去火气,春月稍凉,夏月扬绝火气令极冷,秋稍温,次下曲末,搦使和柔相得,重下药末,搦使突突然好熟,乃下真酒,重搦使散,盛不津器中,以净杖搅散,经宿即饮。直以布盖,不须密封。

凡服药,平旦空心服之,以知为度,微觉发动,流入四肢,头面习习然为定,勿更加之。如法服之,常常内消;非理加增,必大吐利。

服散者,细下筛,服一方寸匕,和水酒浆饮无在,稍增,以知为度;服丸者,细下筛,蜜丸如梧子,每服七丸。但此药或丸或散皆可,惟不得作汤。若欲得补,不令吐泻,但取内消,大益,胜于五石,兼逐诸病,功效一等。然作酒服,佳于丸散,美而易服,流行迅疾。

若有患人,抱病多时,积癖宿食,大块久气,癥瘕积聚,一切癥结者,即须一两度增,加令吐下,泄去恶物,尽后少服,内消便为补益。

凡服药,慎勿早食,早食触药,必当大吐,吐亦无损,须臾还定,但令人咽喉痛,三两日后始瘥,服者宜知之。平旦服药,至午时待药势定,宜先食冷饭菹,饮冷浆水,及午后药势一定,任意热食无忌。若药势未定,不得强起行,行即运闷旋倒,眼花,暗然迷绝,此是逐风所致,不须疑怪,风尽之后,纵令多服更佳,不然闷时但坐但卧,须臾醒然,不异于常,若定多任意所之。若必便旋,当策杖如厕,少觉闷乱,即须坐定,坐定即醒,醒乃可行。

病在膈上,久冷痰癖,积聚癥结,疝瘕,宿食坚块,咳逆上气等一切痼结重病,终日吐唾,逆气上冲胸喉,此皆胃口积冷所致,三焦肠间宿冷以成诸疾,如此例,便当吐却此等恶物,轻者一度下,转药令吐却,若重者三五度下之令尽。其吐状法,初吐冷气沫,次吐醋水,须臾吐黄汁浓,甚者苦似牛延。病若更多者,当吐出紫痰,似紫草汁,非常齿龈,有此者例入死道,不久定死。若有疰者吐血,陈久黑血,新者鲜血,吐罢永瘥,一世不发。下此吐药,当吐时大闷,须臾自定,即不虚慑,得冷饮食已,耳不虚聋,手足不痹。若胃口有前件等病势久成者,正当吐时,有一块物塞胸喉,吐复不出,咽复不入,当有异种大闷,更加一二合药,酒重投,药下少时,即当吐出块物如拳大,真似䵃鸡子中黄,着地,以刀斫碎,重者十块,轻者三五枚。凡人有上件等病,若服药时不吐却者,当时虽得渐损,一二年后还发,为此故须下吐药。欲服取吐者,当以春三月服之,春宜吐故也。

凡膈上冷,小腹满,肠鸣,膀胱有气冷,利多者,须加利药于此酒内服之,便去恶物。利法,出泔淀如清水,如黄汁,如青泥,轻者一两度下利药,得利以尽病源,重者五度下利药,令频数得大利,以尽病根。利法,旦起服药,比至脯时,可得两三行,即断后服。

凡长病人,瘦弱虚损者又贵人,此等人但令少服,积日渐渐加,增令多内消,瘥。除久病,不加吐利也。药若伤多,吐利困极不止者,水服生大豆末方寸匕,即定,及蓝菜、乌豆叶嚼以咽之,登时即定。此据大困时用之,小小时不须也。

凡在世人,有虚损阳衰,消瘦骨立者,服之非常补益,旬月之间,肌肤充悦,颜色光泽,髓溢精满,与少壮一等,凡众疴万病皆除之。

治一切风病:疠节风,二十两和酒五斗;贼风、热风、大风、上同;偏风、瘾瘰风、瘫缓风,十二两和酒三斗。此七种并带热,须加冷药押,使常数便利。贼风掣疭,八两和酒二斗;湿风周痹,上同;腰挛痛,十二两和酒三斗;筋节拘急,八两和酒二斗;重病后汗不流,初觉三服,一服一盏,年久服一升;食热食如锥刀刺者,八两和酒二斗;口㖞面戾,一眼不合者,初得四两和酒一斗,年久十二两和酒三斗;头面风似虫行,又似毛发在面上者,八两和酒二斗;起即头旋,良久始定者,四两和酒一斗;心闷呕逆,项强者,风在心藏,欲风欲雨便即先发者,八两和酒二斗;因疮得风,口强,脊脉急者,五服即定,一服一盏。

治一切冷病,积冷癥瘦者,四两和酒一斗,强者六两和酒一斗半;痰饮疝瘕,上同;宿食呕吐,四两和酒一斗;癥瘕肠鸣,噫,八两和酒二斗;父痊及久劳,上同;癥痔块坚,冷嗽上气,二十两和酒五斗;奔豚冷气,六两和酒一斗半;噎,及冷痢上同;卒中恶注忤,心腹胀,气急欲死者,三服定,一服一盏,大吐出鲜血;瘴气,上同;蛊毒,五服定,一服一盏;湿痓瘃,并上同,可永瘥,二服一盏。

治妇人诸风诸病等,并依前件。带下,十二两和酒三斗;崩中,六两和酒一斗半;月闭不通,及冷病不产,并上同;断绪不产,八两和酒二斗;月水前后不调,乍多乍少,亦令人绝产,四两和酒一斗;产后风冷不产,六两和酒二斗,若重者八两和酒二斗,甚者十六两和酒三斗;大重者子宫下垂,十六两和酒四斗。

论曰:远揽前古,莫睹此方。有高人季孝隆者,自云隋初受之于定州山僧惠通道人,此后用之,大有效验,秘而不传。但得其药,其方不可得而闻。始吾得之于静智道人,将三纪于兹矣。时俗名医,未之许也,然比行之,极有神验。其用药殊不伦次,将服节度,大不近人情,至于救急,其验特异,方知神物效灵,不拘常制,至理关感,智不能知,亦犹龙吟云起,虎啸风生,此其不知所以然而然,虽圣人莫之辨也。故述之篇末,以贻后嗣,好学君子详之,非止救物兼深,亦庶几于博见矣。

耆婆万病丸 治七种痞块,五种癫病,十种痓忤,七种飞尸,十二种蛊毒,五种黄病,十二时疟疾,十种水病,八种大风,十二种癖痹,并风入头,眼暗漠漠,及上气咳嗽,喉中如水鸡声,不得眠卧,饮食不作肌肤,五脏滞气,积聚不消,拥闭不通,心腹胀满,及连胸背鼓气坚结,流入四肢,或复又心膈气满,时定时发,十年二十年不瘥,五种下痢,疳虫、寸白诸虫,上下冷热,久积痰饮,令人多睡,消瘦无力,荫入骨髓,便成滞患,身体气肿,饮食呕逆,腰脚酸疼,四肢沉重,行立不能久;妇人因产冷入子脏,脏中不净,或闭塞不通,胞中瘀血,冷滞出流不尽,时时疼痛为患,或因此断产。并小儿赤白下痢;及猢臭耳聋鼻塞等病。此药以三丸为一剂,服药不过三剂,万病悉除,说无穷尽,故称万病丸;以其用牛黄为主,故一名牛黄丸;以耆婆良医,故名耆婆丸方。

牛黄　麝香　犀角各一分　桑白皮　茯苓　干姜　桂心　当归　芎藭　芍药　甘遂　黄芩　蜀椒　细辛　桔梗　巴豆　前胡　紫菀　蒲黄　葶苈　防风各一分　蜈蚣三节　石蜥蜴　人参一寸　朱砂　雄黄　黄连　大戟　禹余粮　芫花　芫青七枚

上三十一味《崔氏》无黄芩、桑白皮、桔梗、防风,为二十七味并令精细,牛黄、麝香、犀角、朱砂、雄黄、禹余粮、巴豆别研,余者合捣,重绢下筛,以白蜜和,更捣三千杵,密封下,破除日平旦,空腹酒服三丸如梧子大,取微下三升恶水为良。若卒暴病,不拘平旦,早晚皆可服,但以吐利为度。若不吐利,更加一丸,或至三丸五丸,须吐利为度,不得限以丸数。病强药少,即不吐利,更非他故。若其发迟,以热饮汁投之。若吐利不止,即以醋饭两三口止之。服药忌陈臭、生冷、醋滑、粘食、大蒜、猪鸡、鱼狗、牛马、驴肉、白酒、行房,七日外始得。一日服,二日补之,得食新米,韭骨汁作羹粥臛饮食之,三四顿,大良,亦不得全饱。产妇勿服。吐利以后,常须闭口少语,于无风处温床暖室将息。若旅行卒暴,无饮,以小便送之,为佳。若一岁以下小儿有疾者,令乳母服两小豆,亦以吐利为度。近病及卒病皆用多,积久疾病即少服,常取微溏利为度。

卒病欲死,服三丸如小豆,取吐利即瘥;

卒得中恶口噤,服二丸如小豆,暖水一合灌口令下,微利即瘥;

诸有痰饮者服三丸如小豆;

五疰鬼刺客忤,服二丸如小豆,不瘥,后日更服三丸;

男女邪病,歌哭无时,腹大如妊娠,服二丸如小豆,日三夜一,间食服之;

大痢服一丸如小豆,日三;

猫鬼病,服三丸如小豆,未瘥更服;

蛊毒吐血,腹痛如刺,服二丸如小豆,不瘥更服;

疟病,未发前服一丸如小豆,不瘥,后日更服;

冷癖,服三丸如小豆,日三,皆间食,服之常令微溏利;

宿食不消,服二丸如小豆,取利;

癥瘕积聚,服二丸如小豆,日三,皆间食,服之以利瘥止;

拘急,心腹胀满,心痛,服三丸如小豆,不瘥更服;

上气喘逆,胸满不得卧,服二丸如小豆,不瘥更服;

疝湿,以一丸如杏仁,和醋二合,灌下部,亦服二丸如小豆;

鼻衄服二丸,如小豆即瘥。

水病,服三丸如小豆,日三,皆间食服之,瘥止,人弱隔日服之;

头痛恶寒,服二丸如小豆,覆取汗;

伤寒时行,服二丸如小豆,日三,间食服之;

小便不通,服二丸如小豆,不瘥,明日更服;

大便不通,服二丸如小豆,又内一丸下部中,即通;

耳聋聤耳,以绵裹一丸如小枣核,塞之,瘥;

痛肿丁肿破肿,内一丸如麻子大,日一傅,其根自出,瘥;

犯疔肿血出,以猪脂和傅,有孔内孔中,瘥止;

胸背腰胁肿,以醋和,傅肿上,日一易,又服二丸如小豆;

癞疮,先以醋泔洗,后取药和猪脂,傅之;

瘘疮有孔,以一丸如小豆内孔中,兼和猪脂,傅之;

痔疮,取药涂绵箸上,内孔中,日别易,瘥止;

瘰疬,以醋和,傅上,瘥;

恶刺以一丸内疮孔中，即瘥；

诸冷疮积年不瘥者，以醋和，涂疮上，作饼贴之瘥；

癣疮，先以布揩令汁出，取醋和，傅上，日一易，立瘥；

蝎螫，以少许傅螫处；

蜂螫，以少许傅螫处；

蝮蛇螫，取少许纳螫处，若毒入腹，心闷欲绝者，服三丸如小豆大；

妇人诸疾，胞衣不下，服二丸如小豆，取吐利，即出；

小儿客忤，服二丸如米粒，和乳汁傅乳头，令嗍之；

小儿惊痫，服二丸如米粒，涂乳头，令嗍之，随儿大小量与；

小儿乳不消，心腹胀满，服二丸如米粒，涂乳头，令嗍之，不瘥更服。

治一切蛊毒，妖邪鬼疰病者，有进有退，积聚坚结，心痛如啮，不得坐卧，及时行恶气，温病风热，瘴气相染灭门，或时热如痎疟，咽喉肿塞，不下饮食，或烦满短气，面目时赤，或目中赤黄，或干呕，或吐逆，或下赤白痢，或热气如云，或欲狂走自杀，或如见鬼，或手足清冷，或热饮冷水而不知足，或使手掇空，或面目痈肿生疮，或耳聋目暗，头项背脊强不得屈伸，或手足卒痒，或百鬼恶疰狐魅走入皮肤，痛无常处方。

麝香　丹砂　特生礜石　马目毒公　马齿矾　雄黄各一两
巴豆九十枚　青野葛一两，一本不用

上八味为末，别捣巴豆如膏，合捣五千杵，内蜜，更捣一万杵，丸如小豆。大强者服二丸，弱人一丸。入腹云行四布，通彻表里，从头下行，周遍五脏六腑，魂魄静定，情性得安。病在膈上吐，膈下利。或蛇虫诸毒，五色热水，或不吐下，便微渐除瘥，万蛊妖精，狐狸鬼魅，诸久痼癖块，皆消散。在表汗出，在里直下。忌名其药，故此方无名也。

仙人玉壶丸方。

雄黄　藜芦　丹砂　礜石—作矾石　巴豆　八角附子各二两

上六味,先捣巴豆三千杵,次内礜石,又捣三千杵,次内藜芦,三千杵,次内附子,三千杵,次内雄黄,三千杵,次内丹砂,三千杵,内蜜又捣万杵,佳。若不用丹砂者,内真朱四两。无在每内药,辄治五百杵。内少蜜,恐药飞扬。治药用王相吉日良时,童子斋戒,为良。天晴明日无云雾,白昼药成,封密器中勿泄气,着清洁处。大人服丸如小豆。欲下病者,宿勿食,平旦服二丸。不知者,以暖粥饮发之令下。下不止,饮冷水以止之。病在膈上吐,膈下利,或但噫气即已。若欲渐除及将服消病者,服如麻子大二丸。卒中恶欲死,不知人,以酒若汤和二丸,强开口灌喉中;鬼疰病,百种不可名,浆水服二丸,日再;

男女与鬼交通,歌哭无常,或腹大经绝,状如妊娠,浆水服二丸如胡豆大,日三夜一。又苦酒和令如饧,每旦傅手间使、心主,心主在手腕后第一约横文当中指,至暮又傅足三阴、三阳及鼻孔,七日愈,又浆服麻子大一丸,日三服,三十日止;恶风逆心,不得气息,服一丸;若腹中如有虫欲钻胁出状,急痛一止一作,是恶风,二丸;忧恚气结在胸心,苦连噫及咳,胸中刺痛,服如麻子大三丸,日三;腹痛,胀满不食,服一丸;心腹切痛及心中热,服一丸如麻子大,日三服,五日瘥;风疝寒疝,心疝弦疝,每发腹中急痛,服二丸;卒上气,气但出不入,并逆气冲喉,胃中暴积聚者,服二丸,日再;癖饮痰饮,平旦服一丸;腹中三虫,宿勿食,明旦炙牛羊炙三脔,食之须臾进三丸如胡豆大,日中当下,过日中不下,更二丸,烂虫必下;卒关格,不得大小便欲死,服二丸;卒霍乱心腹痛,烦满吐下,手足逆冷,服二丸;伤寒敕涩,时气热病,温酒服一丸,厚覆取汗,不汗更服,寒热往来,服一丸;疟未发,一丸,已发二丸便断;积寒热老疟,服二丸;癥结坚痞一丸,日三,取愈;下痢重下者,一丸取断;食肉不消腹坚胀一丸立愈;若淋漓瘦瘠,百节酸疼,服一丸,日三;头卒风肿,以苦酒若膏和,傅之,絮裹之;痈疽痤疖瘰疬及欲作痿,以苦酒和,傅之;若恶疮不可名,瘑疥疸,以膏若苦酒和,先以盐汤洗疮去痂,拭干傅之;齿痛绵裹塞孔中;鼠瘘,以猪脂和,傅疮,取驳舌狗子舐之;中水毒,服二丸,若已有疮,苦酒和三丸,傅之;耳聋,脓血汁出及卒聋,以赤穀皮裹二丸,内之;风目赤或痒,视物漠漠,泪出烂眦,蜜解如饴,涂注目眦;若为蛊毒所中,吐血,腹内如刺,服一丸如麻子,稍加如胡豆,亦以涂鼻孔中,又以膏和,通涂腹背上,亦可烧之熏口及鼻;若为蛇蝮诸毒所中,及猘犬狂马所咋,苦酒和傅,又水服二丸;妇人产后余疾及月水不通,往来不时,服二丸,日再;妇人胸中苦滞气,气息不利,小腹坚急,绕脐绞痛,浆服如麻子一丸,稍加之如小豆大;小儿百病,惊痫痞塞及有热,百日半岁者以一丸如黍米大置乳头饮之,一岁以上如麻子一丸,日三,饮送下;小儿大腹及中热恶毒,食物不化,结成积聚,服一丸;小儿寒热,头痛身热及吐呃,服一丸如麻子大;小儿羸瘦丁奚,不能食,食不能化,浆水服二丸,日三,又黄酒和如梧子大,傅腹上,良。一切万病,量之不过一二丸,莫不立效。欲行问孝省病,服一丸,又一丸系颈上,行无所畏;至丧家,带一丸,辟百鬼;若独止宿山泽冢墓社庙丛林之中,烧一丸,百鬼,不敢近;以仍蜡和一丸如弹丸大,着绛囊中,系臂上,男左女右,山精鬼魅皆畏之。

张仲景三物备急丸　司空裴秀为散,用治心腹诸卒暴百病方。

大黄　干姜　巴豆各等分

上皆须精新。多少随意。先捣大黄、干姜,下筛为散,别研巴豆如脂,内散中,合捣千杵,即尔用之,为散亦好。下蜜为丸,贮密器中,莫令歇气。若中恶客忤,心腹胀满刺痛,口噤气急,停尸卒死者,以暖水若酒服大豆许三枚,老小量与,扶头起,令得下喉。须臾未醒,更与三枚,腹中鸣转,得吐利便愈。若口已噤,可先和成汁,倾口中,令从齿间得入,极良。

大理气丸 治万病方。

牛膝 甘草 人参 茯苓 远志 恒山 苦参 丹参 沙参 龙胆 龙骨 牡蒙 半夏 杏仁 紫菀 芍药 天雄 附子 葛根 橘皮 巴豆 狼牙各二两 大黄 牡蛎 白术各三两 生姜末,五两 白薇六分 玄参七分 蘿芦大者一枚

上二十九味,先捣筛二十七味令熟,次捣巴豆、杏仁如膏,然后和使相得,加白蜜,更捣五千余杵,丸如梧子大,空腹酒服七丸,日三。疝瘕癥结,五十日服,永瘥。吾常用理气,大觉有效。

大麝香丸 治鬼疰飞尸万病方。

麝香三分 礜石八分 牛黄 附子 鬼臼 珍珠 莽草 犀角 矾石 细辛 桂心 獭肝 藜芦各二分 雄黄一两 丹砂二两 蜈蚣 蜥蜴 巴豆 杏仁各五十枚 芫青 地胆《外台》作蚖蛇胆 亭长 斑蝥各七枚

上二十三味为末,蜜和合,更捣三千杵,丸如小豆大饮服一丸,日再,渐加至三丸。虫毒所螫,摩之,以知为度。若欲入毒疫坊乡死丧病处及恶鬼冢墓,盛绛袋中,男左女右,肘后系之,又以少许傅鼻下人中,及卧不魇。

小麝香丸 治同前。

麝香 莽草 犀角 栀子仁三分 雄黄 当归《外台》不用 丹砂各四分 干姜 桂心 芍药 细辛各五分 附子 乌头各五枚 蜈蚣一枚 巴豆五十枚

上十五味为末,蜜和,合捣千杵,又如小豆大服三丸,日三,可

加至五丸。一切尸疰痛，悉皆主之。

紫葛丸　治诸热不调方。

紫葛　石膏　人参　丹参　紫参　苦参　玄参　细辛　齐盐
代赭　苁蓉　巴豆　乌头各二分　干姜　桂心　独活各五分

上十六味为末，蜜和，更捣万余杵，丸如小豆服六丸，食前三丸，食后三丸。忌五辛、猪、鸡、鱼、蒜，余不在禁限。若觉体中大热，各减一丸。服之令人肥悦，好颜色，强阳道，能食。服药后十日得利黄白汁，大佳。妇人食前食后只服二丸。两岁以下小儿服丸如米粒大。令人能饮酒，除百病。药之功能损益备述如左：

腹中积聚，心腹满，心下坚，痰饮，宿食，食吐逆，上气，短气，咳嗽，咽喉鸣，黄疸，久疟，面肿，身浮肿，四肢烦重，坐起体重，热病，湿䘌下部痒，体疮痒，关格不通，大肠出，热淋，下利，颜色不定，羸瘦无力，弱房少精精冷，身体斑驳，从高堕下绝伤，堕胎后伤损血，皮肉焦烂，月水不定，或后或前，月水断，心下闷满，肩膊沉重，小儿百病，小儿癖气，乳不消，小儿身常壮热，腹内有病。所录诸病，皆紫葛丸治之。若积日服饵未愈，消息准方服之，取瘥止。药性冷，尤宜患热人服之。

太乙神精丹　主客忤霍乱，腹痛胀满，尸疰恶风，癫狂鬼语，蛊毒妖魅，温疟，但是一切恶毒，无所不治方。

丹砂　曾青　雌黄　雄黄　磁石各四两　金牙二两半

上六味各捣，绢下筛，惟丹砂、雌黄、雄黄三味以酽醋浸之，曾青丹好酒于铜器中渍，纸密封讫，日中曝百日，经忧急，五日亦得。无日，以火暖之。然后，各研令如细粉，以酽醋拌，使干湿得所，内土釜中，以六一泥固济，勿令泄气。干，后安铁环施，脚高一尺五寸，置釜上，以渐放火，无问软硬炭等皆得。初放火，取熟两秤炭各长四寸，置釜上，待三分二分尽即益。如此三度，尽用熟火，然后用益生炭,其过三,上熟火已外,皆须加火渐多,及至一伏时,其火已欲近釜,即便满就釜下益炭,经两度即罢。火尽极冷,然后出之。其药精飞化凝着釜上,五色者上,三色者次,一色者下。虽无五色,但色光明胶洁如雪最佳。若飞上不尽,更令与火如前。以雄鸡翼扫取,或多或少不定,研,和枣膏,丸如黍粒。一本云:丹砂、曾青、雄黄、雌黄各二斤,丹砂以大醋瓷器中渍,曾青美酒渍,纸密封闭,日曝一百日,雄黄、雌黄各油煎九日九夜,去油腻讫,更捣数千忤,皆勿研之,别以大醋拌,令泡泡然,内药土釜中,以雄黄在下,次下雌黄,次曾青,次丹砂,以甘土泥涂,勿令余毫毛许,干,以刚炭火烧之九日九夜,去釜五寸,九日九夜至釜底,九日九夜侵釜腹三寸,三九二十七日,冷之一日一夜,以刀子于釜际利着一分,开之取丹,丹成讫,细研如粉,以枣膏和。一切丹不得用蜜,皆用枣膏。学者宜知此术。旧不用磁石、金牙,今加而用之。

治偏风大风,恶疾癫痫,疠疥鬼打等,最良。服法,平旦空腹一丸如黍米为度。其疟病积久,百方不瘥,又加心腹胀满,上气,身面脚等并肿,垂死者,服一丸,吐即瘥,亦有不吐瘥者。若不吐复不瘥者,更服一丸半。仍不瘥者,后日增半丸,渐服,无有不瘥,气亦定,当吐出青黄白物,其因疟,两胁下有癖块者亦当清除。若心腹不胀满者,可与一丸,日日加之,以知为度,不必专须吐,亦可一丸即瘥。勿并与服,亦可三日一服,皆须以意斟酌,量得其宜。或腹内有水,便即下者,勿怪。若患疟日近,精神健,亦可斟酌病人药性,并与两丸,作一丸顿服之。皆至午后食,勿使冷,勿使热,豉浆粥任意食之。若病疟盗汗虚弱者,日服一丸,至三日吐即止。若患疟不汗,气复不流,脚冷者,服一丸。至三日若不汗,气复,脚即暖,有润汗,不至三日,吐即止。若患疟无颜色者,服药后三日即有颜色。亦有须吐瘥者,亦有服少许而瘥者,亦有杀药强人服三四丸始觉药行者。凡人禀性不同,不可一概与之。但作黍米大服之为始,渐加,以知为度。药力验壮，勿并多服。特慎油面、鱼肉、蒜，当清净服之。若有患久不瘥，在床羸瘦，并腹胀满及肿，或下痢者，多死，但与药救之，十人中或瘥三四人也。又一说，癥瘕积聚，服一刀圭，以饮浆水送下。

治诸卒死，中恶客忤，霍乱，腹满体滞，五尸疰，恶风痓忤，大病相易，死亡灭门，狂癫鬼语，已死气绝，心上微暖者，扶起其头，以物校开口，不可开，琢去两齿，以浆饮送药，药下即活。诸久病者，日服一刀圭，覆令汗，汗出即愈，不愈者不过再服。亦有不汗而瘥，复有不汗不愈者，服如上法，加半刀圭，以瘥为度。常以绛囊带九刀圭散，男左女右，小儿系头上，辟瘴毒、恶时气、射工。小儿患，可苦酒和之，涂方寸纸上，着儿心腹上，令药在上治之。亦有已死者，冬二日，夏一日，与此药服，得药下便活，若不得入腹不活。若加金牙磁石者，服至五服内，必令人吐逆下利，过此即自定。其药如小豆大为始，从此渐小，不得更大。大风恶癞，可二十服；偏风㖞疬，诸恶风癫病等，亦可二十服；自余诸恶者，皆止一二服。量人轻重弱强，不得多与。若欲解杀药，但烂煮食肥猪肉。服此药后，小应头痛身热，一二日来大不能得食味，后自渐渐得气味，五日后更能食。若贪食过多者，宜节之。若服药下闷乱，可煮木防己汤服之，即定。凡言刀圭者，以六粟为一刀圭。一说云三小豆为一刀圭。

作土釜法

其法取两个瓦盆，各受二大斗许，以甘土涂其内，令极干。又一法，作一瓦釜，作一热铁釜，各受九升，瓦在上，铁在下。其状大小随药多少，不必依此说。一本云：捣好甘土，绢筛，水和作泥，硬软如坯瓦泥，泥一升内细纸对捣，可受十斤，亦可随药多少作之，阴干三十日，置日中曝亦三十日，日夕翻转向日，干讫，以糠五石内釜，糠中四向土拦拥之，令糠遍釜周围，上下各厚七寸，以火从下放，五日五夜勿令人近之，待冷，一日一夜乃取,扫拭令净,以黄丹,醋和如稀粥,扫其中令厚一分,乃内药。凡合九丹、八石、招魂、太清、神仙诸大丹,皆用此釜,作之万成,终不落节。其古釜、六一泥及铁釜皆除去之,勿更用也。此釜一具,前后数十回用不动,久久转佳。此法师甚秘之,余欲令当来天下学士得解之,所以委曲具述之也。

作六一泥法

赤白脂　牡蛎　滑石　礜石　黄矾　卤土　蚯蚓屎各二两

上取酽醋,以足为度。若无卤土,以盐代之。先作甘土泥,以泥各别裹前黄矾等五种,作团裹之,勿令泄气,以火烧周三日最好,一日亦得。出火,破团取药,各捣碎绢筛,然后与蚯蚓屎、卤土等分以醋和之如稠粥。既得好醋,可用二分醋一分水和用。取前瓦盆,以此泥涂之。曾青如蚯蚓屎如黄连佳,世少此者。好昆仑碌亦得瘥病。丹砂亦鲜,粟砂亦得。旧不用磁石、金牙,今加之。

用治万种恶风,神良。凡有患连年积岁不可治,宜须合此一篇,皆王相日天晴明斋戒沐浴,如法合之。

述曰:古之仙者以此救俗,特为至秘。余以大业年中数以合和,而苦雄黄、曾青难得。后于蜀中遇雄黄大贱,又于飞乌玄武大获曾青。蜀人不识,今须识者。随其大小,但作蚯蚓屎者即是,如此千金可求。遂于蜀县魏家合成一釜,以之治病,神验不可论。宿癖风气,百日服者皆得痊愈,故序而述焉。

凡雄黄,皆以油煎九日九夜,乃可入丹,不尔有毒,慎勿生用,丹必热毒,不堪服,宜慎之。

仓公散　治卒鬼系鬼痱鬼刺,心腹痛如刺,下血便,死不知人,及卧魇啮脚肿不觉者,诸恶毒气病方。此是汉文帝时太仓令淳于意方故名。

特生礜石　皂荚　雄黄　藜芦各等分

上四味治下筛,取如大豆,许内管中,吹入病人鼻,得嚏则气通便活。若未嚏，复更吹之，以得嚏为度。此药起死回生。

小金牙散　治南方瘴疠疫气，脚弱，风邪鬼疰方。

金牙五分　雄黄　萆薢　黄芩　蜀椒　由跋　桂心　莽草
天雄　朱砂　麝香　乌头各二分　牛黄一分　蜈蚣一枚，六寸者　细
辛　蒌蕤　犀角　干姜各三分　黄连四分

上十九味治下筛，合牛黄、麝香，捣三千杵，温酒服钱五匕，日
三夜二，以知为度。绛囊盛带，男左女右，一寸匕，省病问孝不避。
夜行涂人中，晨昏雾露亦涂之。

大金牙散　主一切蛊毒，百疰不祥，医所不治方。

金牙　鹳骨　石膏各八分　斑蝥七分　活草子　胡燕屎　白术
雷丸　龙牙各六分　铜镜鼻　栀子仁　干漆　龟甲　鳖甲　鬼
督邮　桃白皮　大黄各四分　桂心　芍药　徐长卿　羚羊角　射
干　升麻　鸢尾　马目毒公　蜂房　细辛　干姜　芒硝　由跋
犀角　甘草　狼毒　蜣螂　龙胆　狼牙　雄黄　珍珠各三分　芫
花　莽草　射冈　乌梅各二分　蛇蜕皮一尺　铁精　赤小豆一合
地胆　樗鸡　芫青各七枚　桃奴　巴豆各二七枚

上五十味治下筛，服一刀圭，稍加至二刀圭。带之，辟百邪，治
九十九种疰。一本有麝香，无白术。